【传承中医——国家级名老中医临证精华】

XU ZHIHUA FUKE LINZHENG JINGHUA

徐志华

妇科临证精华

主　编　李伟莉

副主编　徐经凤

编　委　李大剑　徐云霞

　　　　储继军　余欣慧

时代出版传媒股份有限公司

安徽科学技术出版社

图书在版编目（CIP）数据

徐志华妇科临证精华/李伟莉主编.--合肥:安徽科学技术出版社,2014.1(2025.6重印)
（传承中医:国家级名老中医临证精华）
ISBN 978-7-5337-6143-1

Ⅰ.①徐…　Ⅱ.①李…　Ⅲ.①中医妇科学-经验-中国-现代　Ⅳ.①R271.1

中国版本图书馆 CIP 数据核字（2013）第 222025 号

徐志华妇科临证精华　　　　　　　　　　　主编　李伟莉

出 版 人：王筱文　　选题策划：吴　玲　　责任编辑：吴　玲
责任校对：盛　东　　责任印制：梁东兵　　封面设计：王　艳
出版发行：安徽科学技术出版社　　　　http://www.ahstp.net
　　　　　（合肥市政务文化新区翡翠路 1118 号出版传媒广场，邮编：230071）
　　　　　电话：（0551）63533330
印　　制：河北晔盛亚印刷有限公司　　电话:15811513201
（如发现印装质量问题,影响阅读,请与印刷厂商联系调换）

开本：880×1230　1/32　　印张：8　插页:4　　字数：218 千
版次：2014 年 1 月第 1 版　　2025 年 6 月第 2 次印刷

ISBN 978-7-5337-6143-1　　　　　　　　　定价：72.00 元

版权所有,侵权必究

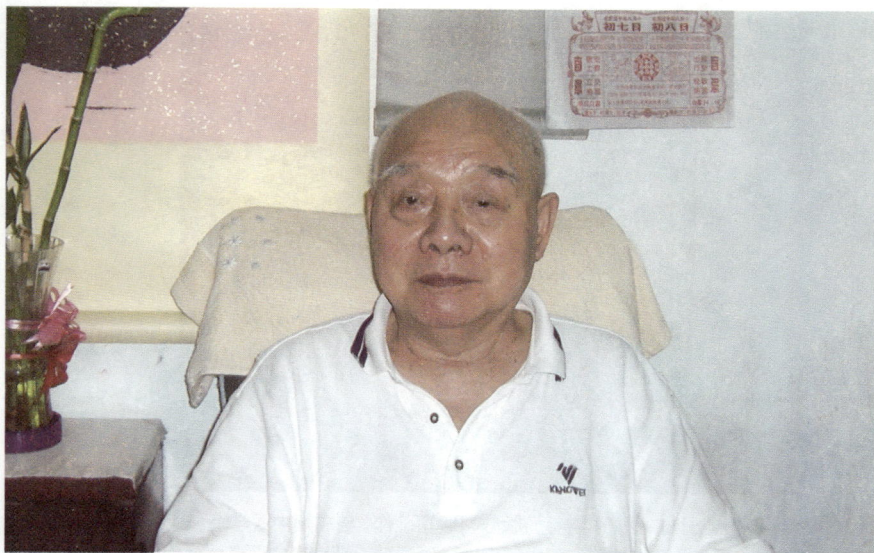

徐志华教授、主任医师（2008 年摄于住所）

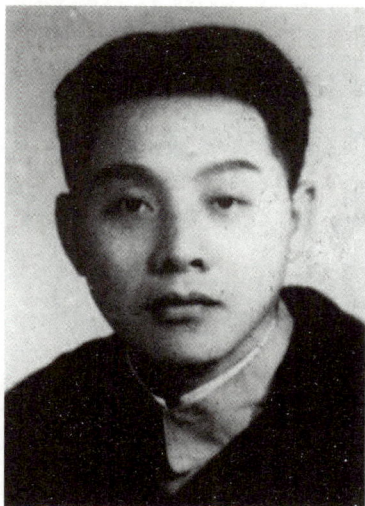

1959 年摄于合肥

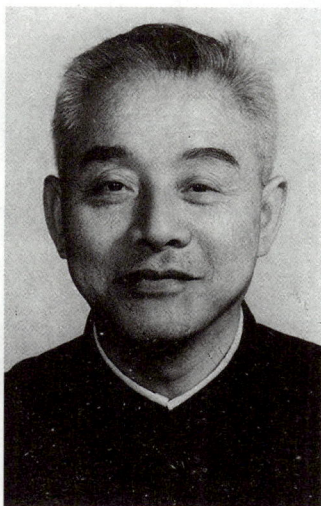

1985 年摄于合肥

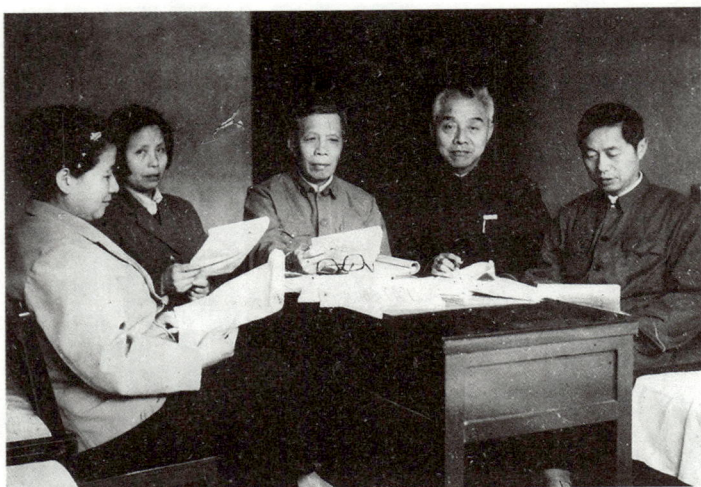

1986 年参加全国《中医妇科学》五版教材编写工作，与广州中医学院（现广州中医药大学）罗元恺教授（右三）、南京中医学院（现南京中医药大学）夏桂成教授（左一）合影

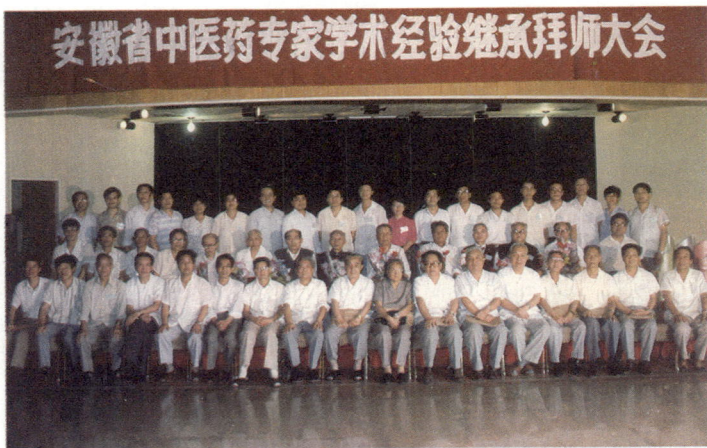

1991 年参加安徽省中医药专家学术经验继承拜师大会

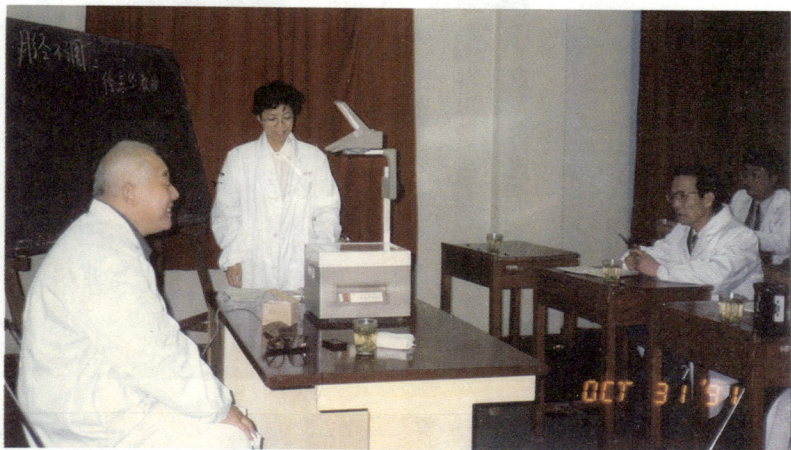

1991年给日本学者讲授月经不调专题

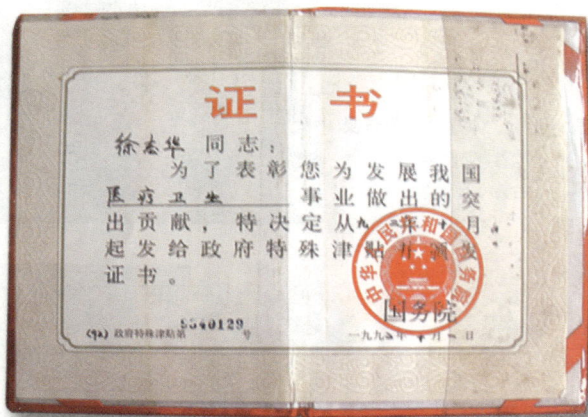

1992年徐老享受国务院政府特殊津贴

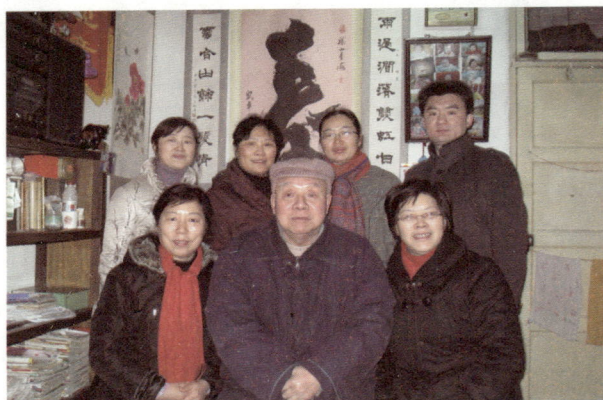

2009 年徐老不顾年迈，坚持为患者诊病

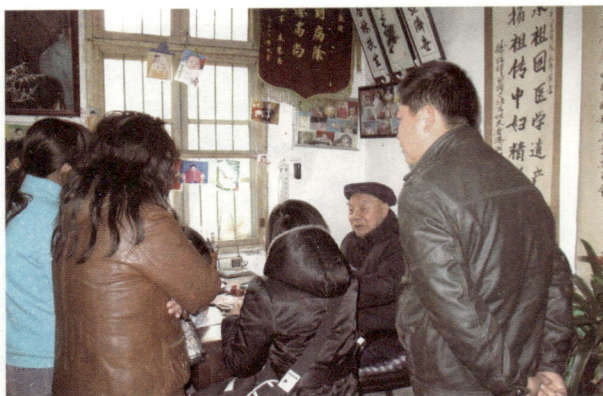

2011 年春节课题组成员看望徐老合影

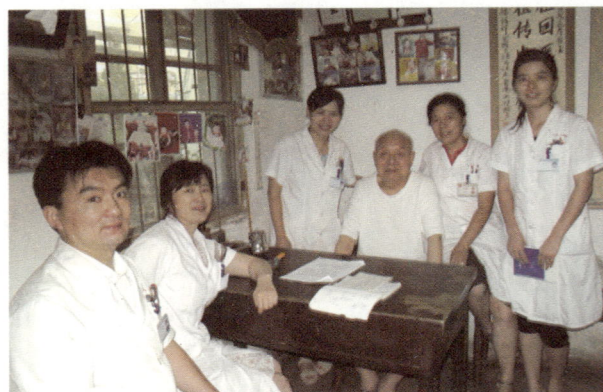

2010 年徐老为安徽中医学院（现安徽中医药大学）第一附属医院妇科弟子授课后合影

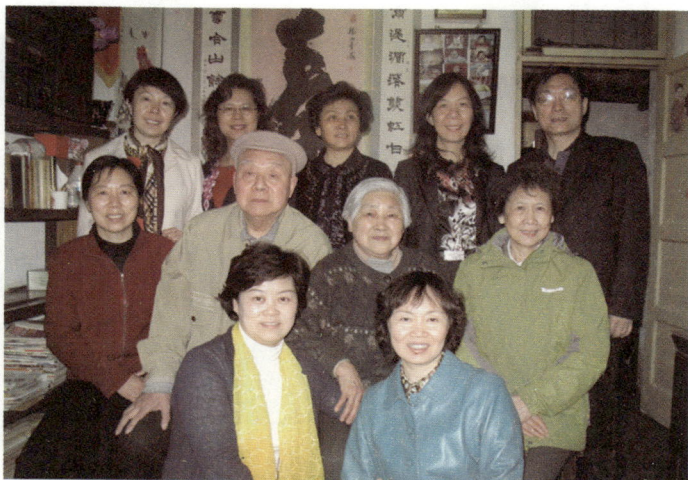

　　2011年4月，北京中医药大学东直门医院首席教授、博士生导师肖承悰（二排右一），广州中医药大学教授、博士生导师、珠江学者罗颂平（三排右二）等全国中医妇科知名专家前往家中看望徐老

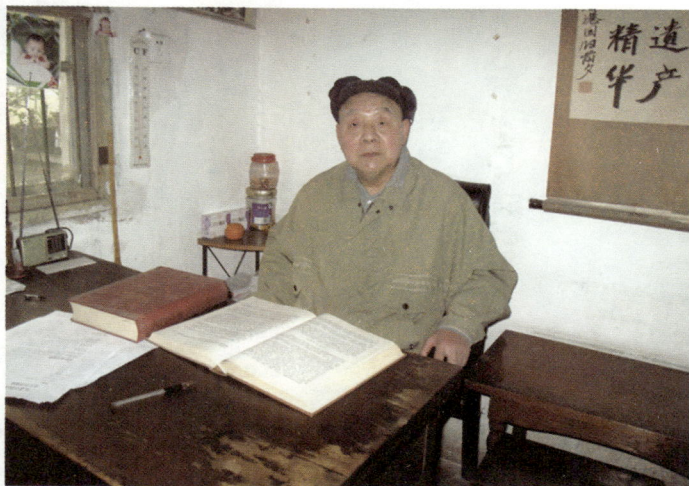

2009年3月19日摄于住所

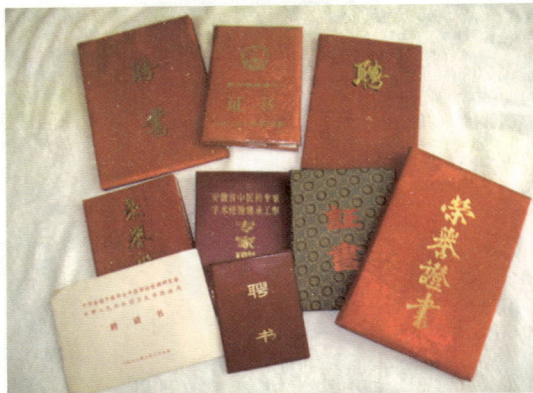

徐老亲笔书稿

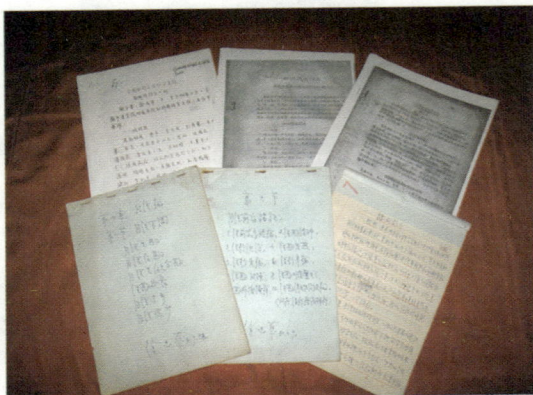

荣誉证书

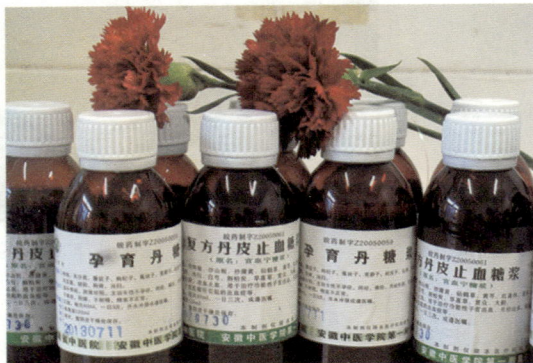

1992 年徐老经验方被
研制成院内制剂

徐志华教授简介

徐志华(1925—2012)，男，汉族，安徽省庐江人，主任医师，教授，获"全国百名名老中医""安徽省名中医"荣誉。曾任《长江医话》副主编、全国中等中医药学校教材《中医妇科学》主审、全国中医妇科学会理事、安徽省中医药学会妇科专业委员会主任委员、安徽省药品评审委员会委员、安徽省中医药学会常务理事。1992年享受国务院首批政府特殊津贴。

徐志华教授于1925年出生于安徽省庐江县徐氏中医妇科世家，徐氏中医妇科为安徽省中医妇科三大学术流派之一。祖父徐竹岩，晚清秀才，江南世传名医，以善疗妇科血证闻名，因避战乱由皖南青阳迁至皖中庐江，父亲徐焕章继承世传，精通妇科经、带病。先生自幼聪颖，酷爱读书，得道于家传庭训，立志"不为良相，愿为良医"，青年时医术就已声振乡里。1958年，先生以温故知新、博采众方之愿进入安徽中医学院前身——安徽中医进修学校师资温习班学习，以深厚的理论功底、丰富的临床经验在师资班170余人中脱颖而出并留校执教。1959年，安徽中医进修学校扩建为安徽中医学院，设立中医系，招收第一批学生，先生首任"伤寒论"和"中医妇科学"教师，并在附属医院妇科上门诊，一边教学、一边临床，为安徽中医学院妇科学科奠基人。"文革"期间，先生被打成"反动学术权威"随学院下放至皖南歙县北岸公社和凤台毛集公社，进行"斗、批、改"和"接受贫下中农再教育"，在此期间他不顾自己身处逆境，热情为当地农民防病治病，闲暇之余，承古辟今，将诊病所得整理成有效验方200余首。"文革"结束，先生恢复名誉重返校园，立志要在有生之年，为弘扬祖国医学鞠躬尽瘁。1972年，安徽医学院招收中医系学生，先生将自己几十年的临床经验,汇集成《中医妇科学》一书,作为院内妇科教材使用。1974 年,先生在《安医学报》上连续发表《妇科验方选按》,对自己临床应用疗效显著的 13 首经验方详加推介。1975 年,安徽中医学院及其附属医院恢复重建,先生任附属医院中医妇科主任和教研组长,并参与筹建了中西医结合妇科病房,亲临查房、会诊,与西医专家一起,开展中药保守治疗异位妊娠、滤泡破裂、黄体破裂等妇科急腹症并获得成功。因其对中医妇科卓越的贡献,1992 年享受国务院首批政府特殊津贴。1997 年,先生以 72 岁高龄退休后,仍以年迈之躯,行大医精诚之举。2008 年"徐志华临床经验及学术思想传承研究"荣获国家科技部"十一五"科技支撑项目,2010 年获批国家中医药管理局"徐志华名老中医传承工作室",徐志华教授为中医事业的传承和发展做出了巨大的贡献。

徐志华教授从事中医妇科临床教学 60 余年,学验俱丰,在数十年的临证实践中,逐渐形成自己独特的诊疗方法和思辨规律,形成了调气理血、攻补兼施治疗妇科疾病的独特思想,倡导"妇人多瘀"的学术观点。先生认为,妇女以血为本,血则以流畅为贵,举凡经、带、胎、产诸病,不论虚实、寒热,最后均可导致气血瘀结。如月经失调、闭经、崩漏、痛经、癥瘕、不孕等。先生应用活血化瘀法治疗妇科疾病得心应手、疗效显著,在吸收现代医学的同时不断创新,提出时下妇女实证多、虚证少的特点,认为"暴崩多热""久漏多瘀",自创桃红二丹四物汤和固冲汤治疗崩漏,采用三期调经助孕法和清利活血通络之法治疗不孕症,每获良效,被患者称为"神医"和"送子观音"。

先生临证重视临床,仰学前贤,师古不泥,勇于创新,对自己临床应用疗效显著的 13 首经验方详加推介,并研制成院内制剂孕育丹、宫血宁糖浆等,造福于百姓。先生任附属医院中医妇科主任和教研组长,培养了一大批中医妇科人才。先后参与撰写了《长江医话》《中医临床手册》等专著 10 余部,与罗元恺教授一起参加《中医妇科学》五版教材的编写工作。发表论文 30 余篇,1987 年参与研制的"妇科专家徐志华电脑诊疗软件系统"畅销国内,并远销日本等国家,享誉海内外。

编　者　的　话

徐志华教授系全国名老中医,知名中医妇科专家,安徽徐氏妇科第三代传人。他幼承庭训,研习岐黄,尽得家传,精通妇科。从医从教70余年,医德高尚,博学勤思,医术精湛,蜚声杏林,享誉海内外;教书育人,诲人不倦,桃李天下。徐志华教授的一生,积累了丰富的临床经验和独特的诊疗思想,不仅从理论和临证上进一步发展和充实了徐氏妇科学术体系,而且为安徽中医妇科的发展做出了重大的贡献。因其较高的学术地位、深厚的理论造诣和突出的临床疗效,在全国享有盛名,享受首批国务院政府特殊津贴,为中国 20 世纪百名临床大家之一。

国家高度重视名老中医药专家学术思想的传承工作,徐志华教授作为全国中医妇科知名专家,对其学术思想的挖掘和整理先后被列入国家“十一五”科技支撑计划“名老中医临床经验、学术思想研究”和“全国名老中医药专家传承工作室建设”等项目。

作为徐志华教授的弟子,我们通过跟师临证、文献整理及访谈等方式收集整理了教授的临证病案、文献资料,对其临床经验、诊疗特色及思辨特点等加以归纳和整理,编写成册。

本书分为上、下两篇。上篇为徐志华教授的临床医案,涉及经、带、胎、产、杂等诸病症,后附按语;下篇介绍徐志华教授的学术思想和诊疗特色,重点对崩漏、不孕症及先兆流产进行了总结,包括他的治学方法、常用经验方分析等,其中内容是根据徐老访谈记录和所发表的学术论文等编辑而成。

徐氏妇科特别是徐志华教授的学术思想博大精深,编者恐难全面、深度反映,不足之处敬请读者批评指正。

目　　录

目

录

上篇 临床医案

一、月 经 先 期

病例1 吕某,女,26岁,工人,已婚。初诊日期:1996年4月6日。

月经周期提前半年。

初诊 近半年月经先期而至,周期3~6/20~21天。曾服用知柏地黄丸未效。现月经来潮第一天,量多,色鲜红,质黏稠,口干咽燥,溲赤便结。上次月经3月16日。子宫、附件B超检查未见异常。生育史:1—0—2—1(末次人流+上环,1993年7月),舌质红,苔薄黄,脉滑数。证属热伏冲任,迫血先行。治则:清热凉血调经,方用先期饮加大黄、丹皮、山栀、地榆、黄柏,均炒之应用:

当归10g,白芍10g,生地10g,川芎5g,黄芩10g,川连5g,知母10g,炒黄柏10g,炒丹皮10g,炒山栀10g,炒地榆10g,大黄(后下)6g。4剂。

二诊 1996年4月11日。

药后月经5天净,溲清便调,仍觉口干咽燥,舌脉同前。继拟清热凉血为治。方用先期饮去丹皮、山栀、地榆加黄精10g,麦冬10g,枣仁10g。10剂。

三诊 1996年5月3日。

月经来潮1天,周期28天,已属正常。经量偏多,色红,余无明显异常。原法拟方。方用先期饮3剂(地榆、黄柏炒之)。嘱平时少食香燥、辛辣之品,并调节情志,劳逸结合。后随访3个月未复发。

病例2 陈某,女,31岁,农民,已婚。初诊日期:1993年4月8日。

月经一月两潮3个月。

初诊　两年前行人工流产＋上环术后，月经渐趋提前，近3个月一月两潮，量偏多，色鲜红。末次月经4月2日，现月经第6天，自觉内火大、口干、口臭、少腹隐痛。妇科检查：右侧附件增厚，压痛（＋）。诊断：慢性附件炎。已服用琥乙红霉素未效。生育史：1—0—2—1。舌尖红，苔薄黄，脉滑数。证属实热内盛，经血妄行。治拟清热凉血调经。方用先期饮去川芎加天花粉、石膏：

当归10g，白芍10g，生地10g，黄芩10g，黄连5g，知母10g，黄柏10g，丹皮10g，山栀10g，地榆10g，天花粉10g，生石膏（先下）10g。5剂。

二诊　1993年4月26日。

内火渐平，口干、口臭减轻。今日月经来潮，周期已较以往延长达24天，量中等，色红、质黏稠，舌尖略红，苔薄白微黄。热邪渐退，继拟原方加减。方用先期饮去川芎加丹参10g。3剂。

三诊　1993年4月20日。

经量减，色淡红，将净。腹痛已愈，饮食正常，大便自调，舌质淡红，苔薄白，脉滑。热邪已退，经趋正常，改治拟补益心脾以善后。嘱服归脾丸，1个月后月经正常。

病例3　高某某，女，16岁，学生，未婚。初诊日期：1995年11月26日。

月经一月两潮半年。

初诊　近半年月经两旬一至，或一月两潮。经量多，色红，质黏稠，夹小血块。西医拟诊：有排卵性功能失调性子宫出血（黄体功能不全）。服用醋酸甲羟孕酮（安宫黄体酮）能使经期后延，但停药复发。其母谓其虚，补以羊、牛肉汤及桂圆等补品后，反致口干脘闷，不思饮食。刻下经来第二日，量多，色深红，胸脘烦闷。舌质红，苔黄，脉滑数有力。脉症合参，证属冲盛血热。治拟清热凉血。方用先期饮去川芎加丹参：

当归10g，白芍10g，生地10g，黄芩10g，黄连5g，知母10g，黄柏

10g,丹皮10g,山栀10g,地榆10g,丹参10g。5剂。

二诊　1995年11月30日。

药后3天血净,黄苔已淡,胸胁渐宽。唯感口干咽燥,倦怠乏力。血泄热去,气血受损。当补益气血,兼清余热。方用芩连四物汤加黄精10g,炒枣仁10g,乌梅10g,太子参10g。10剂。

三诊　1995年12月24日。

昨晚月经来潮,周期28天,量较前减少,色红,质适中,周期已臻正常,诸症减轻,精神、体力均趋恢复。唯舌质仍红,脉滑微有数意。继服先期饮3剂。

经净服用八珍汤加黄精10g,丹皮10g,枣仁10g,乌梅10g,以巩固之。

按　以上3例皆属血热导致的月经先期。朱丹溪云:"经水不及期而来,其血热也。"《傅青主女科》中云:"先期而来多者,火热水有余也。"徐氏辨证实火主要是:①经水偏多;②质黏稠,色鲜红;③体无虚象。实热又分阳盛血热和肝郁血热,此三病案均为血中蕴热,迫血妄行,表现为月经先期,经量多,色红,而无肝郁之候,故为阳盛血热之证。徐老自拟先期饮为《医宗金鉴》芩连四物汤(当归、生地、白芍、川芎、黄芩、黄连)加味而成,具有清热凉血、养血调经之功效,治疗实热月经先期,使热去而不伤阴,血安则经自调。徐氏根据临床症状加减运用。若热盛于内,加用山栀、黄柏泻热除烦;气分热盛,加用知母、石膏清气分之火;大便秘结,加用大黄泻下除热,釜底抽薪;热盛伤津,加用黄精、天花粉、麦冬、乌梅养阴生津;经血过多,则加用地榆、山栀凉血止血。

病例4　陈某,女,17岁,学生,未婚。初诊日期:1994年5月8日。

月经周期提前半年。

初诊　二次高考落榜,情志不遂,久郁心膺。近半年经期逐月提前,多为两旬左右一潮,自服益母草膏不效。平时常感胸满胁胀,太息则舒,渐则经前乳胀,小腹胀满,心烦易怒,口干饮冷。现月经20日一至已2天,量偏多,色紫红,质黏稠,夹血条小块。下腹部B超检查示子宫附件正常。舌质淡红,苔薄黄少津,脉滑微弦数。证属木郁血热。治拟舒肝解郁,凉血调经。方用柴芩二丹归芍散去白术加红蚤休、炒山栀:

柴胡5g,黄芩10g,炒丹皮10g,丹参10g,当归10g,白芍10g,川芎5g,茯苓10g,泽泻10g,红蚤休10g,炒山栀10g。3剂。嘱调情志,忌辛辣。

二诊　1994年5月12日。

服药3剂经净,胸胁渐舒,口中爽和,余症好转,舌质淡红,苔薄白微黄。郁热有减,继拟原方进减。方用柴芩二丹归芍散,10剂。

三诊　1995年6月4日。

月经今晨来潮,周期已达28天,量中,色红,胸腹无不适。舌质淡红苔薄黄脉滑,肝郁已舒,血热渐平,经来爽畅,继拟调肝养血凉血以巩固之。方用柴芩二丹归芍散,3剂。

病例5　朱某某,女,31岁,农民,已婚。初诊日期:1997年9月21日。

月经周期提前2年。

初诊　慢性肝炎病史多年,近2年经事经常提前而至。近因劳累感胁肋胀满不适。月经于9月19日来潮,周期19天,量中等,色紫红、质黏稠,经前、经期胸胁乳房胀楚,现经行第2天,自觉病情迁延难愈,心烦易怒,口苦咽干,西医诊断:排卵性月经过多。生育史:1—0—3—1(末次人流结扎术为1995年)。舌暗红隐青,苔薄黄,脉弦数。证属肝郁化热,热扰冲任。治拟疏肝凉血调经。方用柴芩二丹归芍散去白术加山栀、天花粉:

柴胡5g,黄芩10g,丹皮10g,当归10g,川芎6g,茯苓10g,泽泻10g,丹参10g,山栀10g,天花粉10g。5剂。

二诊　1997年9月28日。

本次月经 6 天干净,现经净第 2 天,带下色黄,胸胁满闷,口苦口干,小便黄赤,舌质暗红,苔薄黄微腻,脉滑微弦。经后气血耗伤,木郁土虚,湿热内蕴,拟清肝利湿止带。方用止带方(《世补斋·不谢方》)加减:

猪苓、茯苓各 10g,茵陈 10g,山栀 10g,赤芍 10g,车前子 10g,薏苡仁 20g,丹皮 10g,泽泻 10g,广郁金 10g,黄柏 10g,川牛膝 10g,生甘草 10g。10 剂。

嘱药后续服丹栀逍遥丸。

三诊 1997 年 10 月 16 日。

今日月经来潮,周期 27 天,色转暗红,质稀稠适中,脘闷胁胀均减,唯时觉口干,心烦不宁,右胁不适,舌质淡红,苔薄黄,脉滑微弦。郁热渐平,效不更方,继拟原法投方。方用柴芩二丹归芍散去川芎加山栀 10g,广郁金 10g。5 剂。

经净继服丹栀逍遥散。如此调理 3 个月经周期,随访半年未复发。

病例 6 沈某某,女,40 岁,营业员,已婚。初诊日期:1996 年 4 月 28 日。

月经周期提前 3 个月。

初诊 人流＋上环术后 3 个月,月经来潮 4 次,周期 4～5/18～21 天,量时多时少,色紫红,质黏稠。心烦易怒,小腹隐痛,牵扯阴中。现月经周期第 15 天(末次月经 4 月 13 日),感小腹灼热,阴中不适,胸脘满闷,乳房微胀,似经期将至之兆。盆腔透视:环位正常。妇科检查:双侧附件增厚,质软,压痛(＋)。西医诊断:慢性附件炎。舌质淡红,苔薄黄,脉滑微弦。证属肝郁血热,冲任不调。治拟舒肝解郁,清热凉血。方用柴芩二丹归芍散去白术加川楝子、黄柏:

柴胡 5g,黄芩 10g,白芍 10g,丹皮 10g,当归 10g,茯苓 10g,泽泻 10g,丹参 10g,川楝子 10g,黄柏 10g。7 剂。

二诊 1996 年 5 月 6 日。

月经今日来潮,诸症减轻,舌脉同前,原方 5 剂。

三诊　1996 年 5 月 13 日。

本次月经 5 月 6 日来潮,今日干净。周期 26 天,量中等,色红,质中,腹痛、乳胀轻微,情绪仍易恊郁,舌质淡红,苔薄黄,脉滑微有弦数。时值经后,议拟柔肝养血,凉血调经为主。方用柴芩二丹归芍散去泽泻、黄芩、川芎,加制首乌 10 g,山栀 6 g,炒枣仁 10 g,10 剂。宗此旨调理两个月经周期而愈。

按　以上 3 例月经先期,皆因郁火而致,先生辨证要点为:量时多时少,经色紫红或紫暗,质黏稠或夹血块,经前胁满乳胀或吊阴痛,多有情志内伤史。素性抑郁或肝气郁结,郁久化火,热扰冲任,迫血妄行,遂致月经提前;肝失疏泄,血海失司,故月经量或多或少;热灼于血,故经色深红或紫红;气滞肝经则见乳房两胁胀痛,外阴为肝经所循行,故见"吊阴痛"。治宜疏肝清热,凉血调经。先生选用归芍散调和肝脾为基本方,方中当归、白芍、川芎和血养血,配柴胡以疏肝养肝,黄芩、白术、泽泻健脾利湿,黄芩清肝热,丹皮、丹参凉血养血化瘀,诸药合用,使肝气畅达,肝热得清,气血调和,经水如期。先生认为,诸脏之中,肝气最易郁结。肝为刚脏,体阴而用阳;女性经、孕、产、乳素伤于血,肝阴不足,气常有余,因此,肝气郁滞,肝阴必有不足,故治肝要刚柔相济。先生还认为柴胡不宜超过 5 g,柴胡、白芍两者用量之比在 1:2 以上,以达到养血柔肝、调畅气机之目的。临证中酌情加入生地、黄精、首乌、枣仁之品,寓解郁凉血于滋阴养血之中,亦为先生治疗经验之谈。

病例 7　朱某某,女,29 岁,会计,已婚。初诊日期:1997 年 5 月 16 日。

月经 3 个月 5 行。

初诊　左侧异位妊娠行左侧附件切除术后 3 个月。月经提前妄行已 5 次,甚则十六七日一行,量少,色鲜红,质黏稠,头晕耳鸣,夜寐不实,潮热盗汗,五心烦热,体渐瘦弱。末次月经 5 月 13 日,周期 19

天,自测基础体温呈不典型双相,妇科检查未见异常,西医诊断:功能失调性子宫出血。现经行第3天,量少不爽,舌干咽燥,颧红唇赤,虚烦不宁。舌质红,苔少,脉细数。证属阴虚内热,血海不宁。治拟养阴清热,凉血调经。方用清经汤去旱莲草加丹参:

北沙参12g,麦冬10g,黄精10g,玉竹10g,炒生地10g,炒白芍10g,女贞子10g,丹皮10g,山栀10g,当归10g,丹参10g。3剂。

二诊 1997年5月19日。

月经已净,仍觉内热起伏,午后为甚,烦热少眠。近2日大便偏干,2日一行。舌脉同前。本体阴虚,又兼经水频下,血去频仍,不能归精于肾,肾水不足,不能上济于心,故而诸症未减。继守原法加减:

北沙参12g,麦冬10g,玉竹10g,黄精10g,生、熟地各10g,炒白芍10g,炒枣仁10g,生首乌10g,当归10g,制鳖甲(先煎)12g。10剂。

三诊 1997年6月7日。

虚热已退,夜寐能安,情绪稳定,大便自调,舌红已减,薄苔已生。现月经周期第26天尚未来潮,已趋于正常,嘱服用归脾丸以补益心脾。并拟原方加丹参10g,5剂,嘱经至服用。

四诊 1997年6月18日。

月经于6月9日来潮,周期29天,量中,色红,调畅,5天净。现月经第9天,上个月自测基础体温已呈典型双相。嘱继服归脾丸以善后。

病例8 潘某某,女,38岁,农民,已婚。初诊日期:1992年元月2日。

月经提前半年。

初诊 子宫内膜息肉反复刮宫已4次,近半年月经提前而至,周期5～7/19～21天,量少,色鲜红,行而不爽。经行面红如妆,虚烦不宁,潮热盗汗。末次月经1991年12月21日,现月经第13天,心神焦虑,恐经先至,自感阴中灼热,隐痛,小腹胀坠。生育史:2—0—3—2

（末次足月产＋输卵管结扎已 5 年）。舌质红,少苔,脉细微数。多孕、流产,加之胞宫屡受刀圭所伤,阴精伤耗,血海虚盈,内火扰动,肝肾亏损。治拟养阴增液,调补肝肾。方用清经汤去山栀重用白芍,加首乌、炙甘草、盐炒黄柏:

北沙参 15 g,麦冬 10 g,黄精 10 g,玉竹 10 g,炒生地 15 g,炒白芍 20 g,女贞子 10 g,丹皮 10 g,当归 10 g,炒枣仁 12 g,盐炒黄柏 6 g,制首乌 10 g,炙甘草 10 g。7 剂。

二诊 1992 年元月 15 日。

虚烦已宁,阴中灼热,小腹胀坠减轻。昨日月经来潮,周期 25 天,量少,色鲜红,质黏腻,感口干,手心发热,舌脉同前。药既中鹄,继守原法出入。原方去旱莲草加丹参 10 g,5 剂。

三诊 1992 年元月 23 日。

本次月经 6 天自止,周期已属正常。现经净 3 天,诸证悉减,唯觉午后内热,口干咽燥。恐痼疾复发,决心继服中药治疗。舌尖略红,苔薄白,脉细微数。阴血尚未平秘,继守原法。方用清经散去山栀加制鳖甲(先煎)12 g,10 剂。

如上调理 3 个月,经事如候,随访半年未复发。

病例 9 夏某某,女,29 岁,工人,已婚。初诊日期:1998 年 11 月 14 日。

月经一月两至 1 年。

初诊 婚后 3 年,自然流产 4 次,近一年内连续 2 次妊娠 40 余日,如期而堕。月经一月两至,经色鲜红,质黏稠,量少,2～3 日即净。平时头晕耳鸣,腰膝酸软,五心烦热。末次月经 1998 年 11 月 3 日—11 月 5 日,量少,甚则点滴而下。刻下头晕目眩,烦热心悸,口干欲饮,溲赤便结,舌尖红,苔薄黄,脉细数。此属屡妊屡堕,伤损肾阴,致使阴不涵阳,虚火内生,冲任匮乏,经水枯涸。治拟滋阴益肾,凉血调经。方用清经汤去山栀、当归加制鳖甲、知母、生首乌:

北沙参 15 g,麦冬 10 g,黄精 10 g,玉竹 10 g,炒生地 10 g,炒白芍

20 g,女贞子 10 g,旱莲草 10 g,丹皮 10 g,制鳖甲(先煎)20 g,知母 10 g,生首乌 10 g。10 剂。

二诊 1998 年 11 月 29 日。

药后头晕、目眩减轻,虚烦亦有明显好转,大便自调。今晨月经来潮,量稍增多,鲜红黏腻,周期已属正常。唯觉口干欲饮,心悸少寐,肾阴已得顾护,然内热未除,津液被灼,心神受扰,继守原法加减:

北沙参 12 g,麦冬 10 g,黄精 10 g,玉竹 10 g,炒生地 10 g,炒白芍 10 g,女贞子 10 g,丹皮 10 g,知母 10 g,炒枣仁 10 g,丹参 10 g。5 剂。

三诊 1998 年 12 月 4 日。

本次月经 4 日净,量较前增多,色质均趋正常。现经净 1 日,略感口干,动则心慌。舌脉同前,经去阴伤,当再议养阴清热为旨。拟 11 月 14 日方 20 剂,水泛为丸如梧子大,平日进服,每次 20 丸,每日 3 次,经期继服 11 月 29 日方 3 剂,调理半年后,经事如常,停药 3 个月后喜得孕育,并足月分娩,母子平安。

按 以上 3 例皆为虚热所致月经先期。月经先期而至属热者,何以分虚实?《傅青主女科》中曰:"先期而来多者火热,而水亦有余,先期而来少者,火热,而水亦不足也。"徐氏辨证血热型月经先期有二点:一为舌红少苔而无瘀点、瘀斑,二为经量黏稠鲜红。徐氏认为阴血不足是本病之根本,治疗重在滋阴壮水,反对使用苦寒伤阴之品,宗傅氏壮水制阳之旨,拟用清经汤,意在填补肾水,补血生精,使水足则火自平,阴复而阳自秘。本方为生脉饮(《内外伤辨惑论》)、丹栀逍遥散(《内科撮要》)、二至丸(《医方集解》)三方合用加减而成。三方中去五味子之酸涩、甘草之壅滞,以防助热留滞;去白术之温燥、云苓之渗利,以防耗损阴液。加黄精、玉竹、丹皮、山栀。方中沙参、麦冬、黄精、玉竹补肺胃之阴,清肺胃之燥;生地、白芍滋补肝肾之阴;女贞、旱莲补肾清热而不伤阴;丹皮、山栀凉血化瘀除烦以清心火;当归养血活血而调经,全方共奏养阴清热调经之效。

(李伟莉 徐经凤)

二、月 经 后 期

病例1　王某某,女,29 岁,工人,未婚。初诊日期:1992 年 5 月 9 日。

经期延后两年。

初诊　月经史 4～6/40～50 天。末次月经 1992 年 3 月 30 日。经量偏少,色淡质稀,无血块,小腹隐痛,得热则舒,伴腰酸无力,尿人绒毛膜促性腺激素(HCG)(一),舌淡,苔白,脉细弱。证属阳虚里寒,生化不足。治拟扶阳散寒,养血调经。方用艾附暖宫丸加鸡血藤、党参:

炒艾叶 3 g,香附 10 g,当归 10 g,白芍 10 g,熟地 15 g,川芎 5 g,黄芪 10 g,吴茱萸 3 g,肉桂 3 g,川断 10 g,鸡血藤 15 g,党参 10 g。5 剂。

复诊　1992 年 5 月 14 日。

上方服用 5 剂后,月经来潮,量较前增多,色淡红,无腹痛,舌脉如前。予调经八珍汤:

丹皮 10 g,丹参 10 g,香附 10 g,茺蔚子 10 g,党参 10 g,白术 10 g,茯苓 10 g,甘草 5 g,当归 10 g,白芍 10 g,川芎 5 g,熟地 10 g,5 剂。经后再服艾附暖宫丸。治疗两个月后随访,月经周期恢复正常。

病例2　张某某,女,32 岁,干部,已婚。初诊日期:1994 年 8 月 6 日。

经期推后半年。

初诊　患者 1994 年 3 月人工流产后,月经 40～45 天 1 次。曾服用当归养血膏无显效。腰痛欲折,头晕乏力,末次月经 1994 年 7 月 2 日。妇检无异常。舌淡,苔薄白,脉沉迟无力。人流手术直损冲任,肾阳虚损,寒从中生,生化失期。投以温肾养冲调经。处方艾附暖宫丸加补骨脂、狗脊：

炒艾叶 3 g，香附 10 g，当归 10 g，白芍 10 g，熟地 15 g，川芎 5 g，黄芪 10 g，吴茱萸 3 g，肉桂 3 g，川断 10 g，补骨脂 10 g，狗脊 10 g。7 剂。

复诊　1994 年 8 月 15 日。

服药后月经来潮，量中等，色黯淡，轻微腹痛。刻下月经将净，舌脉如前。原方继进 14 剂。1 个月后随访，月经周期正常，诸症均消。

病例 3　刘某某，女，19 岁，学生，未婚。初诊日期：1993 年 7 月 10 日。

月经延后两年。

初诊　月经 16 岁初潮，2～3/60～70 天，有时需肌注黄体酮。末次月经 1993 年 5 月 20 日，经来量少，色淡质稀。妇科检查发现子宫发育欠佳。舌淡，苔薄，脉细弱。此为先天不足，肾气虚衰，胞脉虚寒，经迟而下。治宜温肾扶阳调经。方用艾附暖宫丸加仙灵脾、茺蔚子、紫河车：

炒艾叶 3 g，香附 10 g，当归 10 g，白芍 10 g，熟地 15 g，川芎 5 g，黄芪 10 g，吴茱萸 3 g，肉桂 3 g，川断 10 g，仙灵脾 10 g，茺蔚子 10 g，紫河车 10 g。7 剂。

二诊　1993 年 7 月 18 日。

服药后，月经来潮，量中，色转红，质中，舌淡红，脉细弦。原方加鸡血藤 10 g，5 剂。经后继进艾附暖宫丸。

三诊　1993 年 8 月 30 日。

宗原法治疗两个月，月经周期 30～32 天，量色正常。

按　虚寒型月经后期为阳气不足，阴寒内胜，脏腑虚寒，气血生化不足，气虚血少，冲任不能按时通盛，血海满溢延迟所致。徐老采用古人治疗宫寒不孕的艾附暖宫丸治疗月经后期，取其扶阳抑阴，暖宫养血之意，用于：①月经后期，量少，色淡；②经期小腹隐痛，得热则舒，伴腰酸乏力；③舌淡苔白，脉沉、尺或细弱；④流产，服避孕药后，月经过少，无剧烈腹痛；⑤月经过少伴不孕，子宫发育不良等。方中艾叶、香附辛香气雄,擅长温血海而暖胞宫;四物汤养血活血,补益冲任;黄芪补气助运;吴萸、官桂温阳祛寒;川断补肾通经。全方补气温阳与滋阴养营相须为用,具阳生阴长、互生互化之义,尤以艾、附为君,辛通香窜,领诸药煦育胞宫,使阳振阴消,氤氲不息,则虚冷之疴自可消弥。其药力较温经汤为缓,补力温和,宜于久服。徐老治疗月经病,注重周期用药,对于此证平时用艾附暖宫丸,扶阳抑阴,经期更用调经八珍汤加鸡血藤、红花养血调经。病例1患者经量偏少,色淡质稀,气虚血寒,故加用鸡血藤、党参益气养血,活血调经;病例2加补骨脂、狗脊以补肾强腰,缓解患者之腰酸如折;病例3患者肾气未充,子宫发育不良,加用仙灵脾、茺蔚子、紫河车补肾养冲,促进子宫发育。

病例4 钱某某,女,18岁,学生,未婚。初诊日期:1990年2月1日。

经期错后半年。

初诊 初潮月经规则,因经期饮冷,近半年月经4～5/50天。末次月经1990年1月25日,量少,经色紫暗,有血块,小腹冷痛拒按。舌暗,苔白,脉沉紧。证属寒客冲任,血凝不畅。治拟温经散寒,活血调经。处方琥珀散加红花、蒲黄、五灵脂:

当归10g,熟地15g,白芍10g,肉桂3g,丹皮10g,三棱10g,莪术10g,延胡索10g,乌药10g,刘寄奴10g,蒲黄10g,五灵脂10g,红花10g。20剂。

复诊 1990年2月28日。

月经34天来潮,经量较前增多,色红,有小血块,无明显腹痛,舌脉如前。经期改用二丹四物汤:

丹参12g,丹皮10g,当归10g,白芍10g,川芎5g,生地12g,玫瑰花6g,月季花6g,茺蔚子10g,延胡索10g,怀牛膝10g,郁金10g,香附10g,5剂。经后继进琥珀散。如法治疗两个月,月经恢复正常。随访半年未见复发。

病例 5 程某某,女,29 岁,个体户,已婚。初诊日期:1989 年 10 月 9 日。

经期延后 1 年余。

初诊 1988 年 7 月中孕引产后,月经期推后,38～40 天一行,量如常,色暗有块,小腹疼痛,块下痛减,畏寒肢冷,腰痛如折,舌暗,脉沉紧。末次月经 1989 年 10 月 1 日。西医诊为子宫内膜异位症,中医辨为寒凝胞脉,血行迟滞之实寒证。治宜温经散寒,活血调经。方用琥珀散加怀牛膝、桃仁、川芎:

当归 10g,熟地 15g,白芍 10g,肉桂 3g,丹皮 10g,三棱 10g,莪术 10g,延胡索 10g,乌药 10g,刘寄奴 10g,怀牛膝 10g,桃仁 10g。连服 20 剂。

复诊 1989 年 11 月 3 日。

服上方后,月经按期来潮,量色正常,腹痛明显减轻,畏寒消失,舌如前,脉弦滑。嘱继续治疗 1 个月以巩固疗效。

病例 6 王某某,女,32 岁,农民,已婚。初诊日期:1991 年 5 月 9 日。

经期延后 3 年。

初诊 既往月经 13 岁初潮,6/32 天。近 3 年,月经 50～60 日一行,量少,色暗,小腹冷痛,结婚两年未孕。末次月经 1991 年 4 月 10 日。西医诊为原发性不孕,月经稀发。此为寒客胞中,血为寒凝,运行涩滞,冲任欠通,血海不能如期满溢。治宜温经散寒,活血调经。方用琥珀散加鸡血藤、丹参、制香附:

当归 10g,熟地 15g,白芍 10g,肉桂 3g,丹皮 10g,三棱 10g,莪术 10g,延胡索 10g,乌药 10g,刘寄奴 10g,鸡血藤 20g,丹参 10g,制香附 10g。7 剂。

二诊 1991 年 5 月 18 日。

服 7 剂后,今日月经来潮,量较以往增多,色暗红,小腹仍有冷感。原方去熟地加艾叶 10g,吴茱萸 10g。继进 5 剂。经后予调经八珍:

丹参 10 g,丹皮 10 g,香附 10 g,茺蔚子 10 g,党参 10 g,白术 10 g,茯苓 10 g,甘草 5 g,当归 10 g,白芍 10 g,川芎 5 g,熟地 10 g。7 剂。益气养血,活血调经。

三诊　1991 年 9 月 26 日。

近几个月月经周期正常,末次月经 1991 年 8 月 10 日,查尿 HCG(＋),改服寿胎丸。

按　此 3 例病案均为因寒凝血瘀导致的月经后期。寒邪客于冲任,血为寒凝,运行不畅,血海不能按时满溢,故见月经后期。徐老根据"寒者温之,瘀者散之"的原则,治疗本证重在温通,温可散寒,通可去瘀,寒散瘀去则经自调。徐老常用琥珀散加减治疗。所用琥珀散由《本事方》琥珀散去菊花、蒲黄,加延胡索、乌药而成。徐老认为本证虽属寒凝血瘀,但由于气血互根互用的关系,瘀血内阻必致气行不畅,气机阻滞又加重血瘀,故在温经散寒的同时,不忘调理气机,加用延胡索、乌药,不仅能调气行血,且能行气止痛。方中肉桂温经散寒,通脉调经;当归、熟地、白芍养血活血调经;莪术、三棱、丹皮、刘寄奴活血祛瘀。全方重在温通,共奏温经散寒、活血调经之功。若腹痛剧烈者,加制乳、没行瘀止痛;寒瘀明显,后期量少者,加桃仁、红花化瘀调经;经量多者,加川断补肾固冲止血;腰骶酸痛者,加怀牛膝补肾强腰。临床应用要点:①月经后期,量少,色紫暗有块;②经行腹痛;③子宫内膜异位症伴月经后期;④舌暗苔白,脉沉紧或沉迟。徐老认为子宫内膜异位症之离经之血即为瘀血,痛经也是血瘀的主要表现,若伴有后期量少,即可用本方加减治疗,见病例 5。徐老使用本方多加川芎,认为川芎为血中之气药,"上至巅顶,下至血海",活血止痛,与方中化瘀之品配合,可有效缓解经期腹痛。对方中三棱、莪术的运用,徐老也有独到之处,他认为这两味药正如张锡纯所说的为化瘀之要药,无论有形之实或无形之滞,均能迎刃而解,其药性比香附还要平和,用于妇科尤佳。

病例 7　吴某某,女,35 岁,干部,已婚。初诊日期:1993 年 5 月

8 日。

经期延后半年。

初诊 患者因家事情志抑郁,日久不展。月经逐渐推后,两个月一行,量少色暗有块,小腹胀痛,经前两乳胀痛,末次月经 1993 年 4 月 25 日,舌紫暗,脉涩。证属气滞血瘀。治宜理气活血,化瘀调经。方用过期饮加枳壳、木贼草、绿萼梅:

当归 10g,白芍 10g,川芎 5g,生地 15g,红花 10g,桃仁 10g,香附 10g,肉桂 3g,莪术 10g,丹参 10g,益母草 10g,枳壳 10g,木贼草 10g,绿萼梅 10g。14 剂。

复诊 1993 年 5 月 28 日。

服药后月经 33 天来潮,经前乳胀消失,经量偏少,色红有块,小腹微胀,舌暗红,脉弦滑。原方去木贼草、绿萼梅加乌药 10g,鸡血藤 20g,继进 20 剂。两个月后随诊,未见反复。

病例 8 张某某,女,28 岁,农民,已婚。初诊日期:1990 年 3 月 22 日。

经期延后 8 个月。

初诊 既往月经正常,近 8 个月来月经 4~6/40~50 天,末次月经 1990 年 3 月 13 日,精神抑郁,胸闷不舒,刻下小腹微胀,舌苔正常,脉涩。证属气滞血瘀。治宜理气行滞,活血化瘀调经。方用过期饮加延胡索、川楝子、绿萼梅:

当归 10g,白芍 10g,川芎 5g,生地 15g,红花 10g,桃仁 10g,香附 10g,肉桂 3g,莪术 10g,丹参 10g,益母草 10g,延胡索 10g,川楝子 10g,绿萼梅 10g。20 剂。

复诊 1990 年 4 月 16 日。

服药后,月经 32 天来潮,经行通畅,无明显腹痛,脉滑利。经后投以调经八珍善后。

病例 9 胡某某,女,35 岁,工人,已婚。初诊日期:1993 年 6 月

6日。

经期延后4年。

初诊 近4年月经错后,40～45天一行,量少,色暗有块,小腹冷痛,舌淡苔薄白,脉迟缓。末次月经1993年5月20日。证属血寒气滞,瘀血内阻。治宜温经活血,理气消瘀。方用过期饮加鸡血藤:

当归10g,白芍10g,川芎5g,生地15g,红花10g,桃仁10g,香附10g,肉桂3g,莪术10g,丹参10g,益母草10g,鸡血藤10g。14剂。

二诊 1993年6月25日。

药后经行,量增多,仍有黑色血块,小腹隐痛,原方加刘寄奴10g,乌药10g。继进5剂。

三诊 1993年9月2日。

过期饮加减服用3个月,月经周期正常,量中,血色渐红,轻微腹痛,余无不适,乃属气血已调,瘀结已去。

按 血瘀所致月经后期在临床上较为常见。气血失调,瘀阻胞脉,血海不能按时满溢,以致月经后期。徐老根据"寒者温之,热者清之,虚者补之,瘀者消之"的原则,使用过期饮活血化瘀,理气调经,使气血调畅,经至如期。本方为桃红四物汤加味而成。经期延后,量少色紫,小腹胀痛,多为瘀滞。主以活血化瘀为治,徐老用桃红四物汤为活血调经的基本方,加用莪术、丹参、益母草加强其活血化瘀的功效。瘀滞而成,多为气滞寒凝,故方中用香附理气行滞,使气行血行;肉桂温经散寒通脉,使寒瘀得化,冲任气血调畅,经来有时。肉桂温经,寒象不明显可除去;后期量少,加用鸡血藤养血活血通络;若以气滞为主,小腹胀痛以胀为主,或兼胸胁胀满,可加用台乌药、枳壳;若痛胜于胀,以寒凝为主,可加用吴茱萸、炒小茴;痛经明显加制乳、没。其辨证要点:①经行延后,色紫暗有块;②经行腹痛;③舌有瘀斑或瘀点,脉沉涩或弦。徐老认为瘀滞越重,痛经越明显。舌见瘀斑、瘀点,多为久瘀,朱砂样红点往往表明有新瘀,可供辨证参考。徐老认为妇女以血为本,凡经、带、胎、产诸病,不论寒热虚实,最后均导致气血瘀结,故瘀血阻滞为妇科最常见的发病机制。对于采用补虚之法难以奏效、病情

长久者,可以用本方治疗,瘀滞严重者,可适当加用土鳖虫、穿山甲、
苏木。

病例 10 王某某,女,34 岁,会计,已婚。初诊日期:1993 年 6 月
7 日。

月经错后 6 个月。

初诊 既往月经规则,自 1993 年始月经逐渐延后,人渐肥胖,5～
6/38～45,末次月经 1993 年 6 月 1 日。经来量少,色淡,质黏稠,脘闷
纳呆,舌淡胖,苔白腻,脉滑。证属痰湿内盛,经脉阻滞。治宜燥湿化
痰,养血调经。方用芎归苍附六君汤加砂仁、山楂:

川芎 5 g,当归 10 g,炒苍术 10 g,香附 10 g,党参 10 g,白术 10 g,茯
苓 10 g,制半夏 10 g,陈皮 5 g,炙甘草 5 g,砂仁 3 g,山楂 30 g。7 剂。

二诊 1993 年 6 月 15 日。

服药后脾运渐佳,饮食增加,饭后无饱胀,原方继进 10 剂。

三诊 1993 年 7 月 3 日。

月经来潮,量少,色淡红,质中。方用芎归苍附六君汤加泽兰
10 g,红花 10 g。每月服用 14 剂,2 个月后月经期、量、色均正常。

病例 11 郑某某,女,32 岁,工人,已婚。初诊日期:1991 年 4 月
8 日。

经期延后 1 年。

初诊 近 1 年月经推后,7/50～60 天。末次月经 1991 年 3 月 25
日。经色淡红,质地黏稠。平素白带量多,质黏腻,体倦乏力。舌淡边
有齿印,苔白腻,脉滑。诊为脾虚湿困,胞脉阻滞。治拟健脾燥湿,活
血调经。方用芎归苍附六君汤加淮山药、薏苡仁、樗白皮:

川芎 5 g,当归 10 g,炒苍术 10 g,香附 10 g,党参 10 g,白术 10 g,茯
苓 10 g,制半夏 10 g,陈皮 5 g,炙甘草 5 g,淮山药 10 g,薏苡仁 30 g,樗
白皮 10 g。7 剂。

二诊 1991 年 4 月 16 日。

服药后带下量明显减少,腻苔渐退,仍觉腰酸乏力。原方加炙黄芪 15 g,杜仲 10 g,10 剂。

三诊　1991 年 4 月 27 日。

今日月经来潮,经色正常,质中无黏稠,无腰酸,舌淡红,苔薄白,脉滑。宗原法治疗 1 个月,以巩固疗效。

病例 12　严某某,女,33 岁,干部,已婚。初诊日期:1994 年 7 月 15 日。

经期延后十余年。

初诊　患者自月经初潮起,月经 5/40～60 天,量逐渐减少,色淡。末次月经 1994 年 6 月 27 日。结婚多年未孕,形体肥胖,多毛,B 超提示双侧卵巢均增大。西医诊为多囊卵巢综合征。中医辨证为痰湿内阻,血运不畅。治宜燥湿化痰,活血调经。方用芎归苍附六君汤加皂刺、莪术:

川芎 5 g,当归 10 g,炒苍术 10 g,香附 10 g,党参 10 g,白术 10 g,茯苓 10 g,制半夏 10 g,陈皮 5 g,炙甘草 5 g,皂刺 10 g,莪术 10 g。10 剂。

二诊　1994 年 8 月 2 日。

服上方后,月经 37 天来潮,量略增加,色淡质稀,更用二丹四物汤加益母草 20 g。5 剂。经后继服原方 10 剂。

三诊　1994 年 10 月 7 日。

宗上法治疗 3 个月,月经恢复正常。

按　芎归苍附六君汤是徐老的经验方,其方补虚去实,标本同治,融健脾化痰、调气活血为一体,用于痰湿型月经后期。脾主运化水湿,脾虚失运,水湿内停,聚而成痰,故有"脾为生痰之源"之说。方中党参、白术、茯苓、炙甘草补脾益气;陈皮行脾和中;半夏燥湿化痰;苍术燥湿健脾。痰湿内盛,滞于冲任,气血运行不畅,导致月经后期,故用香附疏肝理气;当归、川芎养血和血,诸药配合能健脾益气,燥湿化痰,养血调经。中气健运,痰湿无以滋生,气血归于正化,则冲任通盛,月经依时而下。白带多者,加樗白皮清热燥湿,固涩止带;经量减少者,加鸡血藤、丹参养血活血通经;纳差脘闷者,加山楂、砂仁;水肿者,去甘草加鹿角胶;多囊卵巢者,选加皂刺、三棱、莪术。徐老认为痰湿内胜,滞于冲任,气血运行不畅,血海不能按时满溢,导致经期延后。其辨证要点:①经期延后,经血时常混杂黏液;②平素带下量多;③形体肥胖;④舌淡胖,苔白腻,脉滑利。此证型可见于肥胖伴不孕、内分泌失调、多囊卵巢综合征等。

病例 13 王某某,女,18 岁,学生,未婚。初诊日期:1994 年 7 月 24 日。

月经延后两年。

初诊 16 岁初潮,2～3/50～65 天。末次月经:1994 年 6 月 30 日。自幼挑食,初潮始,月经后期,量少,色淡质稀如水,经时小腹隐痛,按之则舒,面色萎黄,头晕乏力,食欲欠佳。舌淡,脉细。证属营血不足,冲任亏虚。治宜补血养营,益气调经。方用养血八珍汤加制香附:

黄芪 10 g,山药 10 g,枸杞子 10 g,制首乌 10 g,当归 10 g,甘草 5 g,白芍 10 g,川芎 5 g,熟地 10 g,白术 10 g,茯苓 10 g,党参 10 g,制香附 10 g。7 剂。

二诊 1994 年 8 月 2 日。

药后诸症减轻,面色转润,舌脉如前。原方继进 10 剂。

三诊 1994 年 8 月 12 日。

服药 10 剂后,月经 42 天来潮,量中,色淡红,轻微小腹疼痛,舌脉如前。更用调经八珍(丹参 10 g,丹皮 10 g,香附 10 g,茺蔚子 10 g,党参 10 g,白术 10 g,茯苓 10 g,甘草 5 g,当归 10 g,白芍 10 g,川芎 5 g,熟地 10 g)加鸡血藤 10 g,红花 10 g。5 剂。经后继予养血八珍汤调治。两个月后随访,月经恢复正常。

病例 14 陈某某,女,29 岁,护士,已婚。初诊日期:1989 年 7 月 2 日。

人流后月经延后 4 个月。

初诊　1989 年 3 月 2 日,孕 40 天行人工流产术,术后月经推后,40～45 日一潮。伴腰酸乏力,末次月经 1989 年 5 月 30 日。舌淡,脉细弱。人流术后,气血未复,血海不能按时满盈,以致月经后期。治宜益气养血调经。方用养血八珍汤加怀牛膝、桑寄生:

黄芪 10 g,山药 10 g,枸杞子 10 g,何首乌 10 g,当归 10,甘草 5 g,白芍 10 g,川芎 5 g,熟地 10 g,白术 10 g,茯苓 10 g,党参 10 g,怀牛膝 10 g,桑寄生 10 g。7 剂。

二诊　1989 年 7 月 7 日。

服药后月经来潮,量偏少,无明显腰酸,舌淡红,脉细弦。更用二丹四物汤加鸡血藤 20 g,红花 10 g。5 剂。经后继服养血八珍调治。

三诊　1989 年 10 月 3 日。

按上法调治两个月,月经周期 30～32 天,量色正常,诸症皆除。

病例 15　杨某某,女,40 岁,农民,已婚。初诊日期:1992 年 3 月 7 日。

月经延后两年。

初诊　即往月经正常 5～6/30,近两年月经 40～50 天一次,量少色淡,面色少华,头晕心悸,失眠。末次月经 1992 年 3 月 1 日。舌淡红,脉细弱。证属冲任气血不足,经血不能按时满溢。治宜益气养血,活血调经。方用养血八珍汤加鸡血藤、柏子仁:

黄芪 10 g,山药 10 g,枸杞子 10 g,制首乌 20 g,当归 10 g,甘草 5 g,白芍 10 g,川芎 5 g,熟地 10 g,白术 10 g,茯苓 10 g,党参 10 g,鸡血藤 10 g,柏子仁 10 g。20 剂。

二诊　1992 年 4 月 15 日。

服药后月经于 1992 年 4 月 6 日来潮,量稍增,色淡红,睡眠好转,头晕、心悸消失。舌淡红,脉弦细。原方继进。

三诊　1992 年 5 月 14 日。

治疗两个月后,月经周期恢复正常,随访半年未见复发。

按 徐老认为妇女以血为本,经血为血所化,因此,各种原因导致的营血不足、冲任血少,均可使血海不能按时满溢,造成月经后期。血与气相互资生,相互为月,相辅而行,血是产生气的物质基础,气是推动血行的动力,补气可以生血,补血可以益气,故古籍有血与气异名而同类之说,所以治疗血虚经迟重在养血,气血双补。徐老根据"气为血帅,血为气母"的理论,用补气养血的代表方八珍汤加味治疗血虚经迟。方中四君子加黄芪、山药以资生化之源,使气生血长,且能推动血之运行;四物补营养血,加枸杞子、何首乌滋养肝肾,填精益血,取精血相生,肝肾同源之法,使血海充盈,经血如期而下。若心悸、失眠者,加何首乌、柏子仁养血安神;脾虚血少者,加鸡内金、砂仁;经量少者,加鸡血藤、红花。本方适用于:①月经错后,量少色淡质稀;②体质虚弱,或有慢性病史;③面色萎黄,心悸少寐;④舌淡,脉细弱。血虚气虚,气虚则血滞。故月经后期量少时,徐老常加用鸡血藤、红花养血活血调经。徐老认为鸡血藤色赤入血,补血行血通络,红花养血活血,两药补而不滞,行中有养,可有效增加血量。

(李伟莉)

三、月经过多

病例 1 孙某,女,48 岁,职工。初诊日期:1981 年 3 月 27 日。

月经量多两年。

初诊 月经量多两年,周期正常,末次月经 1981 年 3 月 26 日,初诊时经行第 2 日,量多夹血块,经前、经期下腹胀痛,伴心烦、恶心、腰酸乏力、眠差纳少,舌红,苔薄黄,脉弦滑。诊为月经过多(功能失调性子宫出血),证属瘀热内阻。治宜清热凉血,化瘀止血。方用固经汤加减:

当归 10 g,生地 10 g,赤芍 10 g,丹皮 10 g,丹参 10 g,川牛膝 10 g,益母草 10 g,炒地榆 10 g,红茜草 10 g,侧柏叶 10 g,炒蒲黄 10 g,大蓟 10 g,小蓟 10 g,乌梅肉 10 g,山栀子 10 g。水煎服,每日 1 剂,连服 5 剂。

二诊 1981 年 4 月 3 日。

出血已止,舌淡,苔薄白,脉细缓。辨证要点为:①按月经周期辨证,经后宜补;②结合首诊恶心,腰酸乏力,眠差纳少当有三阴不足之候;③舌淡,苔白腻,脉弦滑,故辨证为肝脾不和,冲任不足。当调肝和脾。方拟金匮当归芍药散加味。方中当归芍药散调和肝脾以养肝血、醒脾胃;百合、知母甘润养阴;丹皮、蔓荆子凉血行滞以清营调血;杜仲、牛膝益肾固冲。全方清肝理营,益肾调冲以固脏腑。处方:

当归 10 g,白芍 10 g,茯苓 10 g,泽泻 10 g,川芎 10 g,白术 10 g,丹皮 10 g,蔓荆子 10 g,杜仲 10 g,川牛膝 10 g,百合 10 g,知母 10 g。水煎服,每日 1 剂,连服 3 剂。

三诊 1981 年 4 月 10 日。

经后 9 天,带下量多、色白,右胁痛,腰酸,舌淡红边有齿痕,苔薄白,脉滑。辨证为肝脾不调。治宜调和肝脾。拟归芍散加减。处方:

当归 10 g,白芍 10 g,茯苓 10 g,泽泻 10 g,川芎 10 g,丹皮 10 g,白术 10 g,杜仲 10 g,百合 10 g,知母 10 g,白皮 10 g,桑寄生 10 g。水煎服,每日 1 剂,连服 5 剂。

四诊 1981 年 4 月 16 日。

无特殊不适主诉,妇检正常。

按 "功能失调性子宫出血"中的"无排卵性月经失调",主要由于调节生殖的神经内分泌机制失常,引起卵巢无排卵所导致的异常子宫出血。临床主要表现为:经量明显增多,甚至达正常经量之两倍左右;常伴不同程度贫血。患者基本符合以上变化。本病属中医"月经过多"范畴。中医认为,禀赋虚弱,气虚阳弱,冲任失摄;或火热内扰,或瘀滞内阻,冲任阻滞;或木郁犯土,形肥湿阻,痰湿内盛等,均可导致冲任不固或不宁,经血欲止不能而过多。《医方考·卷六·妇人门第七十》中曰:"血盛则月来而多。"又曰:"月来过多不止,是阴血不足以镇守胞络之火,故血走失而越常度也。"《医林纂要探源·卷八·经带部》中云:"过多者肝不能藏。""血多,多热。"又云:"经血过多,肝木乘土,热而夹湿。"《医宗金鉴·妇科心法要诀·调经门》中载:"多清浅淡虚不摄,稠黏深红热有余。"本患者为素体肝郁火旺,血中蕴热,血被热灼,凝而成瘀。瘀热阻滞冲任,迫血妄行,而见月经量多,夹有血块,瘀血阻滞,气血失调,经前、经期下腹胀痛,舌红,苔薄黄,脉弦滑。均为瘀热内阻之证。治宜凉血化瘀止血。拟方固经汤加减。方中选四物汤去川芎之温燥、走窜、动血,易熟地、白芍为生地、赤芍,以凉血活血、养血调冲;丹皮、丹参凉血化瘀;炒地榆、益母草、山栀、乌梅、侧柏叶、大蓟、小蓟清热凉血止血;茜草、炒蒲黄、川牛膝化瘀止血。全方凉血化瘀止血而兼养血和血调冲,顾护妇人"以血为本,以血为用"之生理特征。经后气血不足,肝脾失调,故予归芍散加减调肝理脾,补益气血以固疗效。

病例 2 王某,女,46 岁。初诊日期:1986 年 4 月 2 日。
月经 13 天未净。

初诊　平素月经规则,18 岁初潮,7/30 天,量中,色红,无痛经。患者自 1986 年 6 月起,月经 23～27 天一行,经量增多,10 余日方净,经期诊刮示:破碎之腺上皮细胞及炎细胞,无特异性改变,末经月经 1986 年 3 月 20 日,色紫红,夹大血块,伴下腹疼痛,头晕心慌,胸闷气短,自汗等症,近 6 日经量明显增多,13～14 日未净。现月经第 13 天,量减少,呈黯红。望之面色萎黄,头晕心慌,形瘦。血红蛋白 60 g/L,平素头晕乏力,心胸部疼痛。舌淡,边有瘀点,脉细涩。诊为月经过多,经期延长(功能失调性子宫出血),证属气虚血瘀。治宜益气养血,化瘀止血。自拟方桃红二丹四物汤加减。处方:

当归 10 g,熟地 10 g,赤、白芍各 10 g,川芎 5 g,桃仁 10 g,红花 10 g,益母草 15 g,炒蒲黄 10 g,血余炭 3 g,丹皮 10 g,丹参 10 g,黄芪 20 g,党参 10 g。水煎服,每日 1 剂,连服 7 天。

二诊　1986 年 4 月 16 日。

服药后月经干净,4 月 15 日月经再次来潮,量不多,色红,无血块,下腹作胀,头晕、心慌好转,睡眠可。拟方调经八珍汤加减。处方:

党参 10 g,黄芪 10 g,当归 10 g,川芎 5 g,熟地 10 g,赤芍 10 g,制香附 10 g,益母草 10 g,炒青皮 5 g,丹参 10 g,丹皮 10 g,月季花 10 g。水煎服,每日 1 剂,连服 3 天。

三诊　1986 年 4 月 25 日。

月经 6 天干净,刻下略感疲倦。治宜补肾健脾,养血调经。拟方补肾八珍汤加味。处方:

当归 10 g,白芍 10 g,熟地 10 g,川芎 5 g,黄芪 15 g,党参 10 g,白术 10 g,茯苓 10 g,怀山药 10 g,菟丝子 10 g,枸杞子 10 g,甘草 5 g,关沙苑 10 g。水煎服,每日 1 剂,连服 10 天以善后。

按　功能失调性子宫出血,为临床常见病及疑难病。主要是调节生殖的神经内分泌机制失常,导致卵巢功能失调所引起的异常子宫出血。临床常表现为:月经周期、经期、经量严重紊乱,可长期少量出血不止,或时有时无;也可停经数月后,突然暴下不止;或月经过多,或经期淋漓。此病好发于围绝经期妇女,常伴贫血。《医述·卷十三·女科原旨·崩漏》中载:"盖血随气行,气旺则周流不息,血即随之而周流于身。故欲止崩漏,当使血归经,欲血归经,当先补气。气属阳,得温暖则阳回气旺,故曰热则流通。若气虚而寒,则凝涩矣。凝涩则不能周流于身,涓涓不断,而成漏下之证。"患者月经量多,经期延长,色红有块,小腹疼痛,面色萎黄,头晕心慌,胸闷气短。舌淡红边有瘀点,脉弦细涩。辨证为气虚血瘀证。故采用化瘀止血,益气养血法。方用徐老经验方桃红二丹四物汤加黄芪、党参,加强其补气摄血之功效。此方二丹四物养血活血调经,桃红、炒蒲黄、益母草、血余炭活血化瘀止血。本方养血而不滞血,化瘀止血而不伤正。后予经期调理气血,经后调补三阴,周期治疗,以固疗效。

(李伟莉　李大剑)

四、月经先后无定期

病例1 刘某某,女,35岁,营业员,已婚。初诊日期:1987年9月17日。

经期先后不定十余年。

初诊 月经15岁初潮,5～7/20～45天。末次月经1987年8月25日,量少,色淡暗,质清稀,伴腰骶酸痛。结婚10年同居未孕。舌淡少苔,脉细尺弱。经期诊刮,病理报告为分泌期宫内膜,部分腺体分泌欠佳。证属肾气虚弱,冲任失调。治宜补肾养血,益气调经。方用补肾八珍汤:

关沙苑10g,山药10g,菟丝子10g,枸杞子10g,党参10g,白术10g,茯苓10g,当归10g,白芍10g,川芎5g,熟地15g,甘草5g。7剂。

复诊 1987年9月28日。

服药后9月27日月经来潮,量偏少,色红,腰酸好转。舌淡红,脉细滑。方用二丹四物汤加鸡血藤10g,5剂,经期服。经后继服补肾八珍汤。

治疗3个月后,月经30～35天一行,量色正常。半年后妊娠。

病例2 孙某某,女,19岁,学生,未婚。初诊日期:1987年10月7日。

经期先后无定期两年。

初诊 月经17岁初潮,7/15～50天。末次月经1987年9月30日。量少色淡,无腹痛。舌淡苔薄,脉细弱。妇检示子宫小于正常。西医诊为子宫发育欠佳。中医诊为月经先后无定期,属肾虚型。治宜补肾益气,养血调经。方用补肾八珍汤加紫河车、巴戟天、茺蔚子:

关沙苑 10 g,山药 10 g,菟丝子 10 g,枸杞子 10 g,党参 10 g,白术 10 g,茯苓 10 g,当归 10 g,白芍 10 g,川芎 5 g,熟地 15 g,甘草 5 g,紫河车 10 g,巴戟天 10 g,茺蔚子 10 g。7 剂。

二诊　1987 年 10 月 20 日。

服药后,白带量增多,脉象有力。原方继进 10 剂。

三诊　1987 年 11 月 3 日。

月经来潮,量较前增多,色淡红,舌脉如前。改服二丹四物汤加红花 10 g,5 剂。经后继服补肾八珍汤。按上法服药两个月后,月经期、量、色基本正常。

病例 3　王某某,女,34 岁,农民,已婚。初诊日期:1989 年 2 月 4 日。

经期或先或后 1 年余。

初诊　患者 1988 年元月孕 8 月引产后,月经周期紊乱,20～60 天一次,量多,伴腰膝酸软,头晕乏力,舌淡边有齿印,脉沉弱。末次月经 1989 年 1 月 24 日。证属气血亏虚,冲任失调。治宜补肾益气,养血调经。方用补肾八珍汤:

关沙苑 10 g,怀山药 10 g,菟丝子 10 g,枸杞子 10 g,党参 10 g,白术 10 g,茯苓 10 g,当归 10 g,白芍 10 g,川芎 5 g,熟地 15 g,甘草 5 g。10 剂。

复诊　1989 年 2 月 25 日。

月经 30 天来潮,量偏多,色红无块,舌淡红,脉细滑。方用补肾八珍汤去当归,加艾叶炭 10 g,乌贼骨 10 g。5 剂。经后继予补肾八珍汤调补。治疗 3 个月后,月经正常,诸症悉除。

按　经水出诸肾,肾虚藏泄失司,冲任失调,血海蓄溢失常,经期先后无定。徐老认为月经按时来潮,有赖于血海充盈、气血调畅。脏腑是气血生化之源,五脏之中肾藏精,肝藏血,脾生血,肝肾同源,精血互生。肾藏先天之精,脾生后天之血,相互滋生。同时,肾司闭藏,肝主疏泄,脾主统摄,三脏协调,维持月经的定期藏泻。因此,以上 3 例属于肾虚血亏型月经先后无定期,对于此病证,徐老主张肝、脾、肾同治,拟方补肾八珍汤以补肾益气,养血调经。方中四君子加怀山药健脾益气,以资化源;四物加关沙苑、菟丝子、枸杞子补益肝肾,填精益血;气充血足,则经期如候。若经血量少者,加红花、益母草;经血量多者,加乌贼骨、炒地榆;腰痛如折,小便频数者,加补骨脂、狗脊、益智仁;肾虚肝郁,经前乳胀者,加木贼草、绿萼梅。其辨证要点:①月经或先或后,量少,色暗淡,质清稀;②腰骶酸痛;③初潮迟,子宫发育欠佳;④舌淡苔少,脉细弱。青春期、更年期月经先后无定期,黄体功能不健,卵巢功能障碍性不孕症伴有月经愆期者可按本型辨治。本方调补三阴,补益气血,常可用于虚证月经失调及不明原因的不孕症的经后调补。

病例4 杨某某,女,32 岁,个体户,已婚。初诊日期:1987 年 5 月 6 日。

经行或先或后半年。

初诊 既往月经正常,近半年月经 20～45 天一行,量多,色淡,末次月经 1987 年 4 月 25 日。面色㿠白,神疲乏力,纳呆食少,舌淡苔薄,脉缓。证属脾虚统摄无权,冲任气血失调。治宜补脾益气,养血调经。方用调经八珍汤加砂仁、炙黄芪:

丹参 10 g,丹皮 10 g,香附 10 g,茺蔚子 10 g,党参 10 g,白术 10 g,茯苓 10 g,甘草 5 g,当归 10 g,白芍 10 g,川芎 5 g,熟地 10 g,砂仁 3 g,炙黄芪 10 g。每月 10 剂。

复诊 1987 年 8 月 19 日。

宗上方加减治疗 3 个月后,月经周期正常,量中色红,面色红润,体重增加,舌淡红。随访半年无复发。

病例5 胡某某,女,20 岁,营业员,未婚。初诊日期:1988 年 3 月 7 日。

经行先后无定期 4 年。

初诊　患者月经初潮 16 岁,5/20~45 天,色淡质稀,面色㿠白,带下量多,伴腰酸,舌淡,脉细弱。末次月经 1988 年 2 月 28 日。证属脾肾亏虚,冲任气血失调。治宜健脾益肾,养血调经。方用调经八珍汤加枸杞子、川断、樗白皮:

丹参 10 g,丹皮 10 g,香附 10 g,茺蔚子 10 g,党参 10 g,白术 10 g,茯苓 10 g,甘草 5 g,当归 10 g,白芍 10 g,川芎 5 g,熟地 10 g,枸杞子 10 g,川断 10 g,樗白皮 10 g。14 剂。

复诊　1988 年 4 月 15 日。

服药后,带下量减少,月经 35 天来潮,色红质中,现将净。舌淡红,脉细滑。继服调经八珍汤加减,每月 14 剂。治疗两个周期后,月经周期渐趋正常。

病例 6　黄某某,女,32 岁,干部,已婚。初诊日期:1989 年 4 月 9 日。

月经或先或后 1 年余。

初诊　自 1988 年 2 月行"人流"术后,月经先后无定期,15~35 天一次,量偏多,末次月经 1989 年 3 月 1 日。经前两乳胀痛。舌淡暗,脉弦。证属脾虚肝郁,气血失调。治宜健脾益气,和血调经。方用调经八珍汤加柴胡、月季花、木贼草:

丹参 10 g,丹皮 10 g,香附 10 g,茺蔚子 10 g,党参 10 g,白术 10 g,茯苓 10 g,甘草 5 g,当归 10 g,白芍 10 g,川芎 5 g,熟地 10 g,柴胡 10 g,月季花 10 g,木贼草 10 g。7 剂。

复诊　1989 年 4 月 15 日。

4 月 12 日月经来潮,量偏多,色、质正常,经前乳胀明显减轻。舌淡红,脉弦滑。原方加炙黄芪 10 g,乌贼骨 10 g。经后继予调经八珍汤口服。治疗 3 个月后月经恢复正常。

按　以上 3 例属于脾虚型月经先后无定期,徐老认为脾主生化统摄,脾虚化源不足,统摄无权,冲任气血失调,血海蓄溢失常,故见月经或先或后。其辨证要点:①经行或先或后,色淡质稀;②神疲乏力,纳呆食少；③舌淡边有齿痕，苔薄，脉缓弱无力。徐老治疗月经失调善用调理气血之品，常用的药物有丹参、丹皮、香附、茺蔚子、月季花、玫瑰花等。这些药物可用于各种证型的月经失调，调经效果良好。在经方基础上自拟调经八珍汤，其为在八珍的基础上，加用香附理气行滞，丹参、丹皮、茺蔚子活血调经，全方补气培脾，养血调经，补中兼行，使脾气旺，化源足，统摄有权则周期自调。若纳少运迟者，加砂仁；便溏者，加肉豆蔻；经量多者，加乌贼骨、陈棕炭。本方药性平和，补中有调，是徐老治疗月经失调的常用方，经期、经前、经后均可使用。

病例7 王某某，女，32岁，工人，已婚。初诊日期：1974年3月5日。

经期先后无定期十余年。

初诊 17岁初潮，3～5/20～40天，末次月经1974年3月4日，量少，色紫红有块，下腹胀痛，腰骶酸楚。经期反应较重，头晕痛，目眩，疲乏嗜卧，周身关节呈游走性酸痛，经后缓解。曾用雌激素加孕激素人工周期治疗3个月，病情好转。但停药后又复发，且消化道反应重。舌质淡红，苔薄白，脉象弦缓。证属气血瘀滞，冲任失调。治宜理气和血，调经安冲。方用二丹四物汤：

丹参12g，丹皮10g，当归10g，白芍10g，川芎5g，生地12g，玫瑰花6g，月季花6g，茺蔚子10g，延胡索10g，怀牛膝10g，郁金10g，香附10g。5剂。经期服，连服3个月为1个疗程。

复诊 1974年6月8日。

服药后病情好转，经期反应减轻，月经周期3～5/25～35天，渐趋正常。仍宗原法，处方：①二丹四物汤，5剂，经期服，以和血调经；②补肾养冲汤，5剂，经后服，以温肾壮阳。

随访1年后，怀孕足月分娩一男婴。

病例8 闫某某，女，41岁，干部，已婚。初诊日期：1977年5月13日。

月经周期先后不定3年。

初诊　患者自1974年5月人流加结扎术绝育后,月经周期4~6/23~45天。末次月经1977年5月1日,经前7天始,头晕痛,心烦,呕哕,胃脘不适,疲乏无力,有时晕厥。月经来潮后逐渐缓解。曾用谷维素等治疗无效。妇检(一)。舌质淡红,苔白,脉弦数。证属血瘀气滞,冲任失调。治宜和血调经安冲任。方用二丹四物汤:

丹参12g,丹皮10g,当归10g,白芍10g,川芎5g,生地12g,玫瑰花6g,月季花6g,茺蔚子10g,延胡索10g,怀牛膝10g,郁金10g,香附10g。5剂,经期服。乌鸡白凤丸,1粒,每日2次,平时服。

复诊　1974年8月15日。

上述方药连用3个月后,病情显著好转。月经周期3~5/30~38天。行经期反应基本消失。停药观察年余,未见复发。

病例9　孙某某,女,32岁,工人,已婚。初诊日期:1973年1月5日。

月经周期或前或后6年。

初诊　月经周期3~4/25~45天,末次月经1972年12月1日。量少,色紫红有块,下腹痛,腰酸楚,经前头晕痛,心悸,周身关节游走性酸痛,腰骶部沉重感,疲乏不适。诊脉弦数,舌质淡红,苔白,辨证为冲任失调,气血郁滞。治宜调经和血养冲任。方用二丹四物汤:

丹参12g,丹皮10g,当归10g,白芍10g,川芎5g,生地12g,玫瑰花6g,月季花6g,茺蔚子10g,延胡索10g,怀牛膝10g,郁金10g,香附10g。5剂,经期服。定坤丹5粒,经后服。

复诊　1973年4月10日。

经治疗3个月后,月经周期正常,行经期反应基本消失。嘱停药。随访半年。后妊娠足月分娩一男婴。

按　二丹四物汤是徐老的经验方,药性平和,为调经通用方。用于血瘀气滞,冲任失调的月经先后无定期,其辨证要点:①月经周期先后不定;②经量少,色紫红有块;③精神抑郁,经前乳胀;④脉弦。此方也是月经失调的经期通用方,还可用于经前期紧张综合征、无器质性疾病的不孕症。徐老认为,月经前期冲任脉盛,气充而血旺,若冲任气血失调,易导致经脉壅滞,气血郁结,而出现月经失调、经前期紧张综合征、不孕症等诸症。故采用理气和血、调经养冲的二丹四物汤治疗,往往可以达到预期的效果。徐老认为在月经先后无定期中以肝气郁结型最为常见。治疗中他擅长调理冲任气血,常用丹参、丹皮、香附、茺蔚子、玫瑰花、月季花等调经之品,二丹四物汤为其代表方剂。补肾八珍、调经八珍也是徐老临床常用方剂,用之对证,效如桴鼓。

(李伟莉)

五、月 经 过 少

病例1 李某,女,24岁,财务人员。初诊日期:2008年7月12日。

月经量少两月余。

初诊 既往月经规则,14岁初潮,月经周期4～5/30天,量中等,色红,痛经,未婚,否认性生活史。两个月前,曾因工作熬夜2次,之后一直腰酸,两次经来量较前明显减少,甚则点滴而净,经色黯红。末次月经2008年6月30日,3天,量少,经行第二天仅点滴而净,无痛经。未予治疗,就诊时诉腰酸明显,舌淡暗,苔薄白,脉细尺弱。B超检查示子宫附件未见明显异常。诊其为月经过少,证属肾虚血瘀。治宜补肾养血,化瘀调经。方用二丹桃红四物汤加减:

丹皮10g,丹参15g,当归12g,川芎9g,赤芍9g,黄芪15g,白芍9g,制香附12g,桃仁12g,红花9g,肉苁蓉9g,黄精20g,怀牛膝12g,益母草30g,菟丝子20g。水煎服,每日1剂,连服20剂。

二诊 2008年8月2日。

月经7月28日来潮,4天,量有所增多,夹有小血块,腰酸减轻,纳可,舌淡黯,苔薄腻,脉细。处方:

黄芪12g,当归9g,紫石英12g,菟丝子20g,巴戟肉9g,仙灵脾9g,茯苓9g,黄精9g,蛇床子9g,泽泻9g,皂角刺9g,生山楂15g,路路通9g。水煎服,每日1剂,连服15剂。

三诊 2008年8月20日。

服药后腰酸消失,舌淡黯,苔薄白腻,脉弦。处方:

柴胡10g,丹皮10g,丹参15g,当归12g,川芎9g,赤芍10g,白芍20g,黄芪30g,桃仁12g,红花9g,怀牛膝12g,益母草30g,鸡血藤30g。水煎服,每日1剂,连服7剂。

四诊　2008 年 8 月 30 日。

月经 8 月 28 日来潮,量正常,色红,有小血块,无腰酸,痊愈。

按　月经过少不外乎肾虚、血虚、血寒及血瘀所致。患者先天禀赋不足,且几日来劳思过度,损伤脾气,故脾虚化源不足及肾气不足,冲任气血亏虚,血海满溢不多,致经行量少。《证治准绳》中云:"经水涩少,为虚为涩,虚则补之,涩则濡之。"新安医家认为:治疗月经量少、后期时重在"富其源流、充其血脉"。本案中徐老从患者病史、经量、色、质及舌脉出发,以"有劳累熬夜史,月经量少、色黯红,腰酸,舌淡暗,苔薄白,脉细弱"为辨证要点,患者先天禀赋不足,肾气虚弱;劳思过度,损伤脾气,则脾虚化源不足,致冲任气血亏虚,血海满溢不多,致月经量少;气为血之帅,气虚则血瘀,又血失肾之温煦,则经血色黯有血块。腰为肾之府,肾虚则腰酸,舌淡暗,苔薄白,脉细尺弱均为肾虚血瘀之证。重点把握"肾虚血瘀"之病机,治疗上以二丹桃红四物汤为主,佐以益气补肾之药黄芪、肉苁蓉、黄精、菟丝子,理气活血通经之药制香附、怀牛膝、益母草,加生山楂行气散瘀。全方共奏补肾养血、化瘀调经之效。二诊病情好转,当以温补肾阳为主,佐以养血行气消结为法。三诊时考虑患者正值月经前期,适应肝主疏泄、性条达的生理特点,予理气养血、活血调经之剂,以达经血调达之效。

病例 2　张某某,女,30 岁,教师,未婚。初诊日期:1986 年 10 月 3 日。

月经量少两年。

初诊　患者两年前外伤一次,失血较多,其后月经周期后延,月经量亦明显减少,仅 1 天即净,伴头晕眼花,纳谷不香,心烦少寐,神疲乏力,末次月经 1986 年 10 月 2 日。舌质淡红,脉细。证属营血不足,血海亏虚。治宜益气补血调经。方用养血八珍汤:

黄芪 10 g,山药 10 g,枸杞 10 g,制首乌 10 g,当归 10 g,白芍 10 g,川芎 5 g,熟地 10 g,白术 10 g,茯苓 10 g,党参 10 g,甘草 5 g。15 剂。

二诊　1986 年 11 月 5 日。

服药后月经于 11 月 2 日按时来潮。经量不多,血色转红,然夜寐仍差,嘱原方加合欢皮 10 g,夜交藤 10 g。15 剂。

三诊 1986 年 12 月 8 日。

月经于 12 月 2 日再潮,量较前增多,3 天净,胃纳可,夜眠佳,嘱再服 15 剂。随访半年基本正常。

病例 3 宋某某,女,23 岁,工人,未婚。初诊日期:1978 年 6 月 30 日。

月经量少 4 年。

初诊 患者月经 16 岁初潮,开始量期尚正常,因体胖而自行减肥,常不吃饭,其后月经量逐渐减少,月经周期为 35~50 天一行,末次月经 1978 年 6 月 29 日。平时头晕乏力,心慌气短,面色萎黄,小腹空坠。舌淡,苔薄,脉沉细。证属气血两虚,血海不充。治宜益气养血调经。方用养血八珍汤:

黄芪 10 g,山药 10 g,枸杞 10 g,制首乌 10 g,当归 10 g,白芍 10 g,川芎 5 g,熟地 10 g,白术 10 g,茯苓 10 g,党参 10 g,甘草 5 g,砂仁 6 g。10 剂。并嘱定时、定量饮食。

二诊 1978 年 7 月 10 日。

服上方后,胃纳少,在家长的督促下,饮食渐正常,头晕、乏力减轻,动则心慌、气短,嘱加强体育锻炼,本方再服 10 剂。

三诊 1978 年 8 月 20 日。

经加强营养及锻炼,饮食正常,面色转红,无心慌、气短,末次月经 8 月 2 日,月经量略增多,2~3 天净,经后继服本方 10 剂以巩固疗效。

按 养血八珍汤以八珍汤益气养血为主,并酌加制首乌补养肾精、枸杞滋补肝肾,使肾气充足、冲任得养,冲为血海,任主胞胎,冲任盛则月事如常。因此,凡医血海亏虚所致的月经量少皆可使用本方进行治疗,以达到"虚则补之"的目的。使用本方须辨证准确,凡有实证者不可使用,以免留邪成瘀。辨证以辨虚实为主,可从月经情况、伴随症状、舌脉表现进行辨证:月经量少、色淡、质清、无经血紫黑块;伴随头晕眼花等气血不足之象;舌淡红、脉细。对于本型,徐老认为均有失血或饮食不当等因素,故在服药时要加强营养和锻炼,使气血充足、冲任得养。

病例 4 刘某某,女,42 岁,工人,已婚。初诊日期:1983 年 5 月 10 日。

月经量少 5 年。

初诊 患者既往月经规则,4/30 天,量中,病起于 5 年前行人工流产术,其后月经周期尚规则,月经量明显减少,甚至一天即净,色暗红,伴腰膝酸软,头晕耳鸣,夜尿频多,妇检无阳性发现。舌淡,脉沉迟。证属肾气不足,精血不充。治宜补肾养血调经。方用四二五合方:

当归 10 g,白芍 10 g,川芎 5 g,熟地 10 g,仙茅 5 g,仙灵脾 5 g,枸杞子 10 g,菟丝子 10 g,五味子 5 g,覆盆子 10 g,车前子 10 g,怀牛膝 10 g。10 剂。

二诊 1983 年 6 月 30 日。

末次月经 6 月 8 日。服上方后,腰酸减轻,偶有耳鸣,夜尿不多,现正值经前,原方再服 10 剂。

三诊 1983 年 7 月 15 日。

月经如期来潮,量较前增多,约 3 天净,诸症均减,再服 10 剂,经后再服六味地黄丸以调理巩固。

病例 5 李某某,女,30 岁,会计,已婚,初诊日期:1976 年 3 月 2 日。

月经失调 6 年,量少两年。

初诊 患者原有月经不调,经期或先或后,量偏少,末次月经 1976 年 2 月 25 日。伴小腹发冷,结婚两年,同居未孕,婚后月经量明显减少,甚至点滴即净,平时易头晕耳鸣,腰酸膝软,少寐多梦,男方精液检查正常,自测基础体温呈双相,但不明显,且高温相仅 9～10 天,

舌淡红,苔薄,脉沉细。此属肾虚不充,血海不盈,无血可下。治宜补肾生精,养血调经。方用四二五合方:

当归10g,白芍10g,川芎5g,熟地10g,仙茅5g,仙灵脾5g,枸杞子10g,五味子10g,覆盆子10g,车前子10g,怀牛膝10g。5剂。

经后服补肾养冲汤:熟地10g,山药10g,菟丝子10g,枸杞10g,关沙苑10g,覆盆子10g,补骨脂10g,仙茅5g,仙灵脾10g,肉苁蓉5g,锁阳10g,巴戟天10g。5剂。

二诊 1976年3月30日。

服上方后,头晕、耳鸣好转,腰酸减轻,仍夜寐不安,末次月经3月28日,量不多,色转红,方用四二五合方加夜交藤15g,合欢花6g。继服5剂。经后服补肾养冲丸调理。

三诊 1976年4月29日。

夜眠转佳,无头晕、耳鸣,唯经期腰酸,平时无明显腰酸,月经量较前增多,2～3天净,测基础体温双相较前明显,按二诊方继服1个疗程,效不更方。

四诊 1976年5月30日。

药后诸症悉解,嘱下次经前服"四二五合方"3剂,经后服补肾养冲汤3剂。如此调理两个月,月经正常,半年后怀孕。

按 "四二五合方"出自《刘奉五妇科经验》,其中菟丝子苦平补肾,益精髓;覆盆子甘酸辛温,固肾涩精;枸杞子甘酸化阴,能补肾阴;五味子五味俱备,入五脏大补五脏之气,因其入肾,故补肾之力更强;车前子性寒有下降利窍之功,且能泻肾浊补肾阴而生津液。配合仙茅、仙灵脾以补肾壮阳,全方共奏养血益阴、补肾生精之效。徐老临床应用后颇有良效,认为本方的功用不在于通而在于补,肾气充,肾精足,经水有源,则月经自复,对因肾气不充所致月经过少,疗效明显。使用本方重在辨虚实,实者不宜使用本方。因该病例中,一因人流损伤冲任,致肾气亏虚,经血化生乏源,故经量减少;一因先天肾气不充,血海不盈,无血可下,同时因肾精亏虚,不能摄精成孕。肾藏精,主生长、发育、生殖功能,若肾气亏虚,精血不足,则血海不盈而经量过少,故以本方补肾气填精、温肾壮阳,既补肾阴又补肾阳。补肾阳能鼓动肾气,补肾阴能增加精液,肾气充足,肾精丰满,则月经正常。

(李伟莉　徐经凤　余欣慧)

六、闭　　经

病例 1　张某,女,36 岁。初诊日期:1986 年 3 月 26 日。

足月产后闭经 14 年。

初诊　患者述 14 年前足月分娩(在家土法接生),胎儿娩出后见阴道大量出血,未予输血。产后一直无乳汁,月经未潮,伴头痛畏寒,毛发脱落,肢体乏力,面浮肢肿,表情淡漠,性欲消失。生育前月经规则,17 岁初潮,3～4/30 天,量中。末次月经 15 年前,3—0—0—2。1 周前在某县县医院治疗,口服甲状腺素片、泼尼松、乙菧酚,至今未停。妇检:外阴经产式,阴毛稀疏,大小阴唇稍萎缩;阴道畅;宫颈中度糜烂;宫体平位,稍小于正常,活动,无压痛;附件无异常。3 月 26 日查 T_3:1151.8 nmol/L, T_4:25.8 nmol/L,就诊时月经未潮,伴肢体乏力,面浮肢肿。舌红少苔,脉软而无力。诊其为闭经,证属血虚肾亏。治宜益气养血,调补肝肾。拟方三合散加减:

熟地 12 g,当归 10 g,白芍 10 g,川芎 5 g,党参 10 g,白术 10 g,茯苓 10 g,柴胡 5 g,制半夏 6 g,枸杞子 10 g,菟丝子 10 g,肉苁蓉 10 g,仙灵脾 10 g,甘草 6 g。水煎服,每日 1 剂,连服 3 日。

二诊　1986 年 3 月 28 日。

服药后自觉四肢渐温,精神好转。舌黯淡,苔少,脉沉细。拟方"四五二合方":

当归 10 g,川芎 5 g,熟地 10 g,白术 10 g,丹参 10 g,枸杞子 10 g,茺蔚子 10 g,菟丝子 10 g,五味子 10 g,车前子 10 g,仙灵脾 12 g,仙茅 10 g。水煎服,每日 1 剂,连服 6 日。

三诊　1986 年 4 月 20 日。

服药后月经 4 月 5 日来潮,量中,色暗红。近两日咳嗽,有痰,色白。舌黯淡,苔薄白,脉细弱。拟方桃红四物汤加减:

当归10g,川芎5g,熟地10g,白术10g,丹参10g,香附10g,茺蔚子10g,桃仁10g,红花10g,枳壳10g,鸡血藤10g。水煎服,每日1剂,连服5日。

按 继发性闭经是指妇女曾有规律月经来潮,但后因某种病理性原因而月经停止6个月以上。患者诊断符合以上特征。《仁斋直指方·妇人论》中曰:"经脉不行,其候有三:一则血气盛实、经络遏闭……一则形体憔悴、经脉涸竭……一则风冷内伤,七情内贼以致经络痹满。"患者继产后大量出血之后,月经停闭14年,属胞络损伤,精血匮乏,肾气虚惫引起。故临床多采用"益气养血,调补肝肾"法治疗。拟方三合汤加减。方中以八珍汤为基础补益气血,加入枸杞子、覆盆子补肾益精,肉苁蓉、仙灵脾温肾养冲,制半夏防补药碍胃,柴胡条达肝气,肝肾同居下焦,一藏一泄,开合有度,调节气血,使全方调补并存。调养非一时之功,故二诊、三诊仍坚持此治疗大法。二诊选方刘奉伍"四五二合方",四物养血活血,二仙温补肾阳,加用五子衍宗丸填精补髓、疏利肾气。三诊时患者气血渐充,根据闭经治疗"实者泻而通之,虚者补而通之"的原则,补中有通,方用四物养血活血,桃红、香附、茺蔚子、鸡血藤理气活血调经,使气血调畅,月经如期而至。

病例2 宗某,女,26岁。初诊日期:1985年3月26日。

月经稀发6年,月经3个月未潮。

初诊 患者14岁初潮,月经周期正常,5~6天/28~30天,量中,无痛经,1979年上高二开始月经错后,2~3个月一行,1年后6个月一潮,量似中等。曾多次因月经不潮在外院用黄体酮治疗,有撤退性出血,也有一次用黄体酮后无撤退性出血,改用乙菧酚、黄体酮人工周期后月经方潮,末次月经1985年12月6日(用黄体酮后来潮),平素无腹痛,时头晕耳鸣,手足心热,汗出心烦,两胁作胀,失眠健忘,溲赤便结,纳可。就诊时月经停闭3个多月,手足心热,头晕耳鸣,汗出心烦,两胁及下腹作胀,毛发稀疏,舌光红少苔,脉细弦。已结婚8个月,同居未孕,尿HCG(一),无结核及肝炎病史,诊断为闭经,证属肝肾阴

虚。治宜滋肾养肝,养血调经。方用一贯煎加减之:

生地 30g,枸杞子 15g,全当归 10g,南、北沙参各 10g,麦冬 10g,川楝子 10g,女贞子 15g,覆盆子 8g,杭白芍 15g,茺蔚子 15g,怀牛膝 10g,炙甘草 5g。水煎服,每日 1 剂,连服 5 剂。

二诊 1985 年 4 月 17 日。

服前方后月经一直未潮,再次用黄体酮肌注,故月经于 4 月 11 日来潮,量中,6 天净。正值经后第一天,前症消失,微感头晕乏力,余无不适反应,舌淡红,苔薄白,脉细弦。此时正值经后,胞宫、冲任亏虚,气血不足,故治以调补三阴,养血调经。方用八珍汤化裁:

当归 10g,生地 15g,白芍 12g,川芎 6g,党参 15g,茯苓 12g,白术 15g,丹参 15g,香附 10g,茺蔚子 10g,川断 10g,炙甘草 6g。水煎服,每日 1 剂,连服 5 剂。

三诊 1985 年 4 月 24 日。

口干唇燥,午后潮热,心烦,头晕腰酸,胸胁胀痛,舌红苔薄,脉细弦略数。辨证仍属肝肾阴虚,虚热内扰,肝气不舒。治以滋养肝肾。仍以一贯煎化裁:

生地 30g,枸杞子 15g,当归 12g,南、北沙参各 10g,麦冬 12g,川楝子 10g,女贞子 15g,覆盆子 20g,白芍 10g,旱莲草 10g,炙甘草 5g。水煎服,每日 1 剂,连服 5 剂。

四诊 1985 年 4 月 29 日。

除头晕、腰酸、胸胁微胀外,余症消失,舌淡红苔薄,脉细略沉,辨证仍属肝肾阴虚。虽虚火已平,但肝肾之精不足,冲任亏虚,无血可下,而致月经后期或闭经,故治以补肾养血,调理冲任。拟方:

生、熟地各 15g,全当归 10g,炒白芍 12g,女贞子 15g,旱莲草 10g,枸杞子 8g,关沙苑 10g,覆盆子 20g,茺蔚子 10g,丹皮 10g,丹参 15g,怀牛膝 10g。水煎服,每日 1 剂,连服 10 剂。

五诊 1985 年 5 月 10 日。

心烦,口干,寐差,两少腹及乳房胀痛,正值月经周期第 30 天,于 5 月 3 日、5 月 7 日、5 月 10 日分别行宫颈黏液检查,均见椭圆小体,舌尖红少苔,脉细滑。根据宫颈黏液检查,确定此周期已排卵,此诊正值经前,阴血下注冲任,肝血相对不足,气机不畅,故见心烦,寐差,乳胀。治以行气活血通经。拟方:

当归10g,川芎6g,赤芍10g,桃仁10g,红花10g,丹皮10g,丹参10g,川牛膝10g,益母草15g,制香附10g,延胡索10g,川楝子10g。每日1剂,水煎服,连服5剂。

六诊 1985年5月17日。

月经5月11日来潮,量中,色红,6天净,经期小腹胀痛,现月经干净1天,无明显不适,舌淡红,苔薄白,脉细弱。认为经后冲任气血亏虚,气血不足,治以益气养血,调补三阴。投以补肾八珍汤:

党参15g,炒白术15g,茯苓12g,白芍12g,当归10g,生、熟地各10g,女贞子15g,旱莲草10g,枸杞子15g,关沙苑10g,覆盆子10g,肉苁蓉10g,炙甘草6g。水煎服,每日1剂,连服7剂。

按 闭经是妇科疾病中常见的症状,通常分为原发性闭经和继发性闭经。继发性闭经是指既往曾建立正常月经,但此后因某种病理性原因而月经停止6个月以上。本患者符合以上特征。《景岳全书·妇人规》中将闭经分为"血枯、血隔"虚实两类。《傅青主女科》中指出:"经水出诸肾""肾水亏虚,何能盈满而经水外溢",从头晕耳鸣、失眠健忘、五心烦热、两胁作胀、舌尖红少苔、脉细弦可知此案为肝肾阴虚,精血不足,同时兼虚热内扰,肝气不舒,以致冲任亏虚,如水无源、无血可下。属虚证之闭经。肝肾阴虚、虚热内扰,肝气不舒,则见头晕耳鸣、失眠健忘、五心烦热、溲赤便结、两胁作胀等。初诊及三诊之方以一贯煎为主方,一贯煎主治肝肾阴虚、肝气郁滞证,可滋阴养血、柔肝疏肝。原方中重用生地滋阴养血,补益肝肾,当归、枸杞、麦冬养血滋阴生津,佐川楝子疏肝理气清热。此方虽滋阴养血,但重在补肝疏肝,故酌加白芍、二至丸、覆盆子、怀牛膝、茺蔚子等滋肾益精之品,以加强滋肾益精之力,且二至丸兼清虚热。四诊虽仍为肝肾阴虚,但虚热已除,肝气渐舒,故治法重在补肾养血,调理冲任。方中生熟地、覆盆子、怀牛膝、女贞子等滋肾益精,补益冲任;当归、白芍、枸杞子重在养血柔肝;佐丹皮、丹参活血调经,在大队滋阴养血药之中佐以活血行气,使养中有行、补中有通。二诊及六诊为正值经后,胞宫、冲任空虚,气血不足,治宜益气养血,调补三阴,即健脾、益肝、补肾,尤其是健脾益气,以期气血迅速恢复,故用八珍汤化裁。五诊为正值经前,此时气血已下注冲任,血海满盈,"实则泻之",治宜行气活血通经,以助经行。用桃红四物汤化裁,桃红四物(去地黄之滋腻)合丹皮、丹参活血化瘀调经;延胡索、制香附、川楝子理气行滞止痛;川牛膝活血引血下行,因势利导,使气血调畅,经血顺畅。

总之,在辨证中把握肝肾阴虚之病机关键。确定滋肾养肝的治疗大法,在各诊中灵活辨证用药,同时根据月经周期的不同阶段,或补或通。经后及平时用补,经前、经期用通,先攻后补。

病例 3 陶某某,30 岁,工人,已婚。初诊日期:1971 年 1 月 25 日。

月经稀闭 5 年余。

初诊 5 年前结婚,同年自然流产 1 胎,至今未孕,流产后,月经一直稀发或闭而不行,就诊时正值行经第二天。经量少,色紫黯,有血块,下腹隐痛,腰膝酸楚。舌质淡红,尖有瘀点,脉弦数。此为气滞血结,胞脉瘀阻,运行不畅。治宜活血化瘀,通经散结。处方:

当归 10 g,赤芍 10 g,川芎 5 g,红花 10 g,桃仁 10 g,炮山甲 10 g,乌药 10 g,刘寄奴 10 g,川牛膝 10 g,肉桂 3 g,三棱 10 g,莪术 10 g,丹参 12 g。5 剂。

复诊 1971 年 2 月 20 日

经行 3 天净。妇检:宫颈轻度糜烂,宫体正常大小,质硬,活动差;附件右侧(一),左侧呈条索状,压痛(一)。刻下头晕心悸,腰酸,下腹痛。仍宗活血化瘀法。处方以原方去肉桂加丹皮 10 g,樗白皮 10 g。

三诊 1971 年 3 月 15 日。

上方连服 20 剂,月经再次来潮,周期 38 天,经量稍有增多,色紫黯有块,下腹隐痛,腰膝酸楚,效不更方。

本例共服通经散方 45 剂,月经渐趋正常,停药半年怀孕,后足月分娩 1 男婴。

病例 4 徐某某,35 岁,工人,已婚。初诊日期:1976 年 8 月 13 日。

人流后月经停闭 8 个月。

初诊 1975 年 12 月行人工流产,术后月经至今未潮。妇检:宫颈轻度糜烂,宫体正常大小,质稍硬;附件(-)。曾用乙蒎酚加黄体酮人工周期治疗,因口服乙蒎酚片反应重,因而求治于中医。诊时证见:头晕心悸,下腹隐痛,腰酸楚。舌质淡红,舌尖有紫点,脉弦数。此为瘀血内停,胞脉受阻。治宜活血化瘀通经。处方:

桃仁 10g,当归 10g,赤芍 10g,川芎 5g,三棱 10g,莪术 10g,丹参 10g,炮山甲 10g,乌药 10g,川牛膝 12g,肉桂 3g,益母草 10g,香附 10g,红花 10g。

复诊 1976 年 9 月 8 日。

上方连服 15 剂,月经于 9 月 7 日来潮,量少,色紫红有块,下腹胀痛。舌质淡红夹有紫点,脉象沉弦。仍宗原法。处方以上方去香附、益母草,加鸡血藤 15g,5 剂。

三诊 1976 年 9 月 14 日。

经后无明显不适,脉象沉缓,舌质淡红,苔薄白。经后宜补,予以养血调经。给予乌鸡白凤丸,1 粒,每日 2 次。

随后采取经期服通经散 5 剂,平时用乌鸡白凤丸,调治两个月,月经渐趋正常。

按 上两例病案均发生于流产后,月经数月不行,伴少腹胀痛,脉象沉弦,或舌边尖有瘀点,徐老认为此乃流产导致冲任气血失调,瘀血阻络。多采用活血化瘀、行气通络之法,佐以温经散寒。方用自拟通经散。徐老认为目前闭经之病,实证多而虚证少,追其缘由,多因随着时代的变迁,计划生育手术及社会、心理等各种因素对月经的影响,导致气血运行失畅,经血闭阻。因此,徐老临床十分重视活血化瘀法的应用,根据血得寒则凝,得热则行,用温通之经验方通经散治之,疗效显著。徐老认为闭经属慢性病,冰冻三尺,非一日之寒,治疗法宝就是守方,所谓水到渠成,治疗慢性病,药物就是要服到一定量的时候,才能使疾病产生质的变化,若求速心切,中途改弦易辙,势必半途而废,欲速则不达。

(李伟莉　李大剑　徐云霞)

七、崩　漏

病例 1　胡某,女,17 岁。初诊日期:2008 年 11 月 29 日。

月经紊乱 1 年余。

初诊　患者述 13 岁初潮,起初月经尚规则,7/40～45 天,量中,色红,无痛经,近 1 年余周期为 1～3 个月,经期明显延长,多达 20 天左右,不能自净,需服药后方净,量时多时少,色黯淡,质稀,或夹小血块,无腹痛,末次月经 2008 年 11 月 17 日,10 天方净,伴头晕。现经后两天,伴头晕、乏力、纳差,面色少华。性激素六项检查正常。舌淡红有瘀点,苔薄白,脉细弱。诊其为崩漏(无排卵型功血),证属脾虚。时值经后,故治宜益气养血,理血调经。拟方调经八珍汤加减:

太子参 10 g,白术 10 g,茯苓 10 g,甘草 5 g,当归 10 g,白芍 10 g,川芎 5 g,生地 10 g,丹皮 10 g,丹参 10 g,香附 10 g,茺蔚子 10 g,红花 10 g。水煎服,每日 1 剂,连服 15 天。

二诊　2008 年 12 月 29 日。

服药后 12 月 25 日月经来潮,量中,尚未净,色黯淡,夹血块,无腹痛,肢软乏力。治宜健脾益气,固冲止血。拟方固冲汤加减:

党参 10 g,黄芪 10 g,炒白术 10 g,炒当归 10 g,炒白芍 10 g,生地 10 g,红茜草 10 g,煅乌贼骨 10 g,山萸肉 10 g,炒荆芥 10 g,炒地榆 10 g,仙鹤草 10 g,樗白皮 10 g。水煎服,每日 1 剂,连服 15 天。

三诊　2009 年 1 月 31 日。

服药后月经 2008 年 12 月 25 日来潮,共 8 天净,量中,平素偶感乏力。上次月经 1 月 23 日,量中,7 天净。治宜益气养血,理血调经以巩固治疗。拟方调经八珍汤加味:

太子参 10 g,白术 10 g,茯苓 10 g,甘草 5 g,当归 10 g,白芍 10 g,川芎 5 g,生地 10 g,丹皮 10 g,丹参 10 g,香附 10 g,茺蔚子 10 g。水煎服,

每日 1 剂,连服 15 天。

　　按　崩漏是指妇女非周期性子宫出血,其发病急骤,暴下如注,大量出血者为"崩";病势缓,出血量少,淋漓不绝者为"漏"。崩漏可见于西医学的功能失调性子宫出血及其他原因引起的子宫出血。西医学认为功能失调性子宫出血是调节生殖的神经内分泌机制失常引起的异常子宫出血,而全身及内外生殖器官无器质性病变存在,可分为排卵性和无排卵性两类。为临床常见病及疑难症。临床常表现为:月经周期、经期、经量均严重紊乱,可长期少量出血不止,或时有时无;也可停经数月后,突然暴下不止;好发于青春期和围绝经期妇女,常伴贫血。患者符合以上变化。《医述·卷十三·女科原旨·崩漏》中载:"盖血随气行,气旺则周流不息,血即随之而周流于身。故欲止崩漏,当使血归经,欲血归经,当先补气。气属阳,得温暖则阳回气旺,故曰热则流通。若气虚而寒,则凝涩矣。凝涩则不能周流于身,涓涓不断,而成漏下之证。"患者月经紊乱 1 年余,经期明显延长,多达 20 天左右,不能自净,量时多时少,色黯淡,质稀,或夹小血块,舌淡红有瘀点,苔薄白,脉细弱。辨证为脾虚。脾气虚弱,失于统摄,致冲任不固,经血失约,故见崩漏,经血色黯淡质稀,乏力,头晕,纳差,脉细弱均为脾虚之象,气虚运血无力,致虚中夹滞,故见经血中夹小血块,舌有瘀点。故采用益气养血,理血调经法。方用徐老经验方调经八珍汤。方中八珍汤益气养血,丹皮、丹参养血活血,香附行气解郁调经,茺蔚子补肾调经,全方益气养血,肝脾肾同调,常用于经后调养冲任,加红花针对虚中夹瘀,以祛瘀生新。根据崩漏急则治其标,缓则治其本的原则,经期予健脾益气,固冲止血,标本同治,以防出血不止。

　　病例 2　楚某,女,36 岁,干部。初诊日期:1987 年 3 月 7 日。
　　阴道流血量多 9 天。
　　初诊　患者平素月经欠规则,7～8/20～26 天,末次月经 1987 年 2 月 4 号,量色质如前,自 2 月 27 日出现阴道流血,量极多,色暗红,夹大量紫色血块,同时伴头晕心慌,腰酸腿软,畏寒肢冷。1986 年 9

月曾大出血1次,服中药10余日止。舌淡,苔薄白,脉细弱。妇检无明显异常。诊其为崩漏(功血),证属气虚阳弱血滞证。治宜益气温肾,开郁行滞。拟方固经汤加减如下:

炙黄芪15 g,党参30 g,当归10 g,炒白芍10 g,熟地15 g,白术15 g,川断15 g,炮姜炭3 g,炙甘草6 g,茜草10 g,乌贼骨10 g,柴胡6 g,炒荆芥5 g。水煎服,每日1剂,连服3剂。

二诊 1987年3月18日。

经后20天,伴腰酸,舌淡,苔薄腻,脉濡细。3月7日诊断性刮宫示:大部分内膜呈早期增生期改变,极小量内膜腺体弯曲扩张。经前治宜益肾和血调经。以二丹归芍散(经验方)化裁。拟方如下:

当归10 g,白芍10 g,川芎10 g,茯苓12 g,泽泻10 g,丹皮10 g,白术10 g,丹参10 g,香附6 g,茺蔚子10 g,杜仲10 g,狗脊10 g,炙甘草5 g。水煎服,每日1剂,连服5剂。

三诊 1987年3月25日。

诸症好转,舌暗红,边齿印,苔薄,脉濡细。辨为脾虚夹滞之证,治当健脾益气,调和肝脾。拟方如下:

党参15 g,白术10 g,茯苓10 g,陈皮6 g,制半夏8 g,黄芪15 g,柴胡6 g,狗脊10 g,泽泻10 g,炙甘草5 g,白芍10 g,当归10 g。水煎服,每日1剂,连服3剂。

按 "功能失调性子宫出血"中的"排卵性月经失调",以及附件炎所致的月经过多,临床发病主要表现为:经量明显增多,甚至达正常经量之两倍左右;月经周期、行经期正常或周期偏短,经期延长;好发于生育期妇女,常伴不同程度贫血。患者经量明显增多,周期偏短,经期延长,妇科检查示左侧慢性附件炎,符合以上变化。本病属中医月经过多、经期延长范畴。中医认为,禀赋虚弱,气虚阳弱,冲任失摄;或瘀滞内阻,冲任阻滞等;均可导致冲任不固或不宁,经血欲止不能而过多。《赤水玄珠·二十卷·调经门》中载:"气不足以摄血,故行多也。"《集古良方·经产之剂第二十一·胶艾汤》中云:"损伤冲任,月水过多。"气虚阳弱,血失所统,胞失所煦,血行无度。气虚冲任不固,血失统摄，故月经来潮当净未净，量多，气虚不能推动血液正常运行，日久成瘀，故见经色暗红，夹血块；气虚及阳，阳虚则腰酸腿软，畏寒肢冷；头晕心慌，舌淡，苔薄白，脉细弱，亦为气虚阳弱血滞之象。辨证当为气虚阳弱血滞证。药用黄芪、党参益气摄血；续断、乌贼骨、炮姜炭温肾暖冲，调经止血；白芍、熟地填精敛阴，以"阴中求阳"；云苓、甘草醒脾宽中，以助生化；柴胡开郁；当归、茜草、炒荆芥和血化瘀止血。全方益气血、温冲任、行郁滞、化瘀血而达引血归经之效。

病例 3 李某，女，21 岁，知青。初诊日期：1980 年 12 月 3 日。

月经 34 天未净。

初诊 患者初潮 16 岁，月经一直欠规则，今年 11 月曾因"青春期功血，失血性贫血"于我院治疗，中西药加输血 600ml 后好转出院，末经月经 1980 年 10 月 31 日，29 天净，当时肛查无异常，于 11 月 30 日又出现阴道流血，初量不多，因招工考试未被录取，忽然月经量多，有大血块，无腹痛、腰酸。舌淡红，舌尖有瘀点，苔薄，脉弦滑。实验室检查：Hb 80 g/L。诊为崩漏（无排卵性功血），辨证当为虚热夹瘀证。方拟固经汤加减（经验方）：

黄芩 10 g，侧柏叶 10 g，生地 12 g，白芍 10 g，炒地榆 12 g，旱莲草10 g，陈棕炭 10 g，乌贼骨 10 g，炒蒲黄 10 g，仙鹤草 10 g，大、小蓟各10 g，山栀 10 g，丹皮 10 g。水煎服，每日 1 剂，连服 3 剂。

二诊 1980 年 12 月 19 日。

经行第 15 天，少量流血 2 天后自止，舌淡，苔白腻，脉弦滑。经止阴耗，气血虚弱，冲任伤损，治当益气养血，益肾调冲。方拟补肾八珍汤（经验方）。方中八珍汤益气养血，枸杞子、关沙苑、菟丝子、巴戟天益肾固冲，全方养气血、调冲任、益奇恒，以善后固本。拟方如下：

太子参 10 g，茯苓 10 g，白术 10 g，炙甘草 5 g，当归 10 g，川芎 5 g，生地 10 g，白芍 10 g，枸杞子 10 g，关沙苑 10 g，菟丝子 10 g，巴戟天10 g。水煎服，每日 1 剂，连服 5 剂。

三诊 1980 年 12 月 26 日。

三诊时为经后第 27 天,无特殊不适主诉。舌淡红,边有齿痕。苔薄,脉细数。经后宜补肾阳,调冲任,以滋气血生长。经血已止,无不适,痊愈!拟方如下:

熟地 12 g,山药 15 g,枸杞子 10 g,菟丝子 10 g,覆盆子 10 g,关沙苑 10 g,补骨脂 10 g,仙茅 10 g,仙灵脾 10 g,锁阳 10 g,巴戟天 10 g。水煎服,每日 1 剂,连服 5 剂。

按 青春期无排卵性功能失调性子宫出血,为临床常见病及疑难症。主要由于调节生殖的神经内分泌机制失常,引起卵巢无排卵所导致的异常子宫出血。临床常表现为:月经周期、经期、经量均严重紊乱,可长期少量出血不止,或时有时无;也可停经数月后,突然暴下不止;好发于青春期妇女,多无腹痛,常伴贫血。常因劳累或情绪波动而反复发作,迁延难愈。患者符合以上变化。中医认为,本病的主要病因病机是先天肾气不足,或后天失养,致天癸初至后,冲任虚弱,或气虚不能制约经血,或虚热内扰,血海不宁,胞宫藏泻失常。《医述·卷十三·女科原旨·崩漏》中载:"盖血随气行,气旺则周流不息,血即随之而周流于身。故欲止崩漏,当使血归经,欲血归经,当先补气。气属阳,得温暖则阳回气旺,故曰热则流通。若气虚而寒,则凝涩矣。凝涩则不能周流于身,涓涓不断,而成漏下之证。"又曰:"崩中多用止血补血药不效,此阳乘于阴,所谓天暑地热,经水沸溢是也。心主血,血得热则行,得寒则止。"素体阴虚,热扰冲任血海,经来无期,故月经 34 天未净。血热日久煎熬成瘀,故见经量多夹大血块。舌淡红,舌尖瘀点,苔薄黄,脉弦滑数亦为虚热夹瘀之象。治宜清热凉血,化瘀止血。方用黄芩肃肺清上焦血热,丹皮辛开、苦降、微寒,清热凉血,散结调经,两药相伍,凉血行滞,化瘀止血;生地、白芍凉血生津,敛阴养肝,壮水以制火;炒地榆、旱莲草、贯众炭、仙鹤草、山栀、大蓟、小蓟清热凉血止血;乌贼骨、陈棕炭固冲止血。全方清热凉血止血而不滞邪,行滞活血止血而不伤阴,热清、瘀行、胞脉流畅,经血自能循经。

病例 4 夏某,女,34 岁,工人。初诊日期:1985 年 6 月 5 日。

阴道流血 48 天未净。

初诊　患者既往月经欠规则,初潮 17 岁,4～7/40～45 天,量中,无痛经。末经月经 1985 年 4 月 17 日,前 3 天量少,后量多,色鲜红夹块,5 天后量减少,仍未净。5 月 11 日诊断性刮宫示:分泌期改变。随后阴道又出血,量较多,淋漓至今,现月经量少,色淡红,时感下腹痛,头晕乏力,纳差,腰酸。舌淡胖苔薄,脉浮大无力。诊其为崩漏(有排卵性功血),证属气血两虚。治当健脾益气,养血固冲。拟方傅青主之固本止崩汤(熟地、人参,黄芪,白术,当归,黑姜)化裁而成:

党参 12 g,黄芪 15 g,当归 10 g,炒白术 10 g,白芍 10 g,山药 15 g,升麻炭 10 g,炒荆芥 6 g,乌贼骨 10 g,生地 10 g,合欢皮 10 g,地榆炭 10 g。水煎服,每日 1 剂,连服 3 剂。

二诊　1985 年 6 月 12 日。

流血量少,色紫黑,腹痛轻微,苔薄黄,为虚中夹滞兼热之证,治当扶正祛邪。故继拟前方化裁,去白术之甘壅、黑姜、荆芥、合欢皮之温行,乌贼骨之敛涩,加仙鹤草、炒蒲黄、红茜草行滞通隧止血。拟方如下:

党参 10 g,黄芪 15 g,川断 10 g,当归 10 g,白芍 10 g,山药 15 g,生地 10 g,升麻炭 10 g,地榆炭 10 g,炒蒲黄 10 g,红茜草 10 g,仙鹤草 10 g。水煎服,每日 1 剂,连服 3 剂。

三诊　1985 年 6 月 19 日。

流血量少,色紫黑,腹痛轻微,苔黄腻,脉弦,当为瘀滞未除之证候。瘀血不去,新血不生,血难循经。治宜通因通用,以塞其流。拟方桃红二丹四物汤(经验方):

桃仁 10 g,红花 10 g,丹皮 10 g,丹参 10 g,当归 10 g,川芎 5 g,生地 10 g,白芍 10 g,益母草 10 g,炒蒲黄 10 g,红茜草 10 g,红蚤休 10 g。水煎服,每日 1 剂,连服 5 剂。

方中桃仁、红花、丹皮、丹参活血化瘀以通隧;四物汤养血和血以调营;益母草、炒蒲黄、红茜草、红蚤休化瘀调冲以止血;全方以行为主,使瘀去血生,不止而自止也。

按　本病相当于妇产科学的"功能失调性子宫出血"中的"排卵性月经失调"，临床主要表现为：经量明显增多，甚至达正常经量之两倍左右；多为有排卵或排卵障碍；诊断性刮宫，子宫内膜组织学检查呈有排卵性变化；好发于生育期妇女，常伴不同程度贫血。患者符合以上变化。本病属中医"崩漏"或"月经过多"范畴。主要病机是冲任不固，经血失于制约。《诸病源候论·妇人杂病诸候二》中载："血非时而下淋漓不断，谓之漏下。"又曰："崩中之病是伤损冲任之脉，盖冲任为经脉之海。劳伤过度，冲任气虚不能统治经血，忽然大下，谓之崩中。"《丹溪心法附余》中载："初用止血以塞其流，中用清热凉血以澄其源，末用补血以还其流。若只塞其流不澄其源，则滔天之势不能遏；若只澄其源不复其旧，则孤子之阳无以立，故本末勿遗，前后不紊，方可言治也。"病症之始量多，色鲜红夹块5日，致气血耗伤，冲任伤损，经血失其制约而不能循经，故淋漓不净，见阴道出血48天未净，先量多，继后淋漓不净至今，气虚血少，故出血量少，色淡红，腰酸纳少。血虚不能上荣头目故见头晕乏力，因此，刻下证属气血两虚。方用党参、黄芪、白术、升麻健脾益气摄血；当归、白芍、生地、山药养血填精，益肾止血；乌贼骨、地榆炭、炒荆芥、合欢皮固冲止血。全方益奇经、摄经血、固冲任、健脾胃、养气血、充源流，乃塞流、澄源，双管齐下之治。

病例5　赵某，女，28岁。初诊日期：2009年9月23日。

阴道流血27天未净。

初诊　既往月经规则，15岁月经初潮，5/30天，量中，色红，无痛经。2008年初开始月经紊乱，10～20/30～40天，有时需服药血方净。末经月经2009年8月27日，阴道流血量少，色暗，夹小血块，至今未净。患者结婚3年，2007年孕2个月时自然流产＋清宫1胎，后夫妻同居未避孕一直未孕。刻下阴道流血量少，色暗，夹小血块，时胸胁不舒，睡眠、饮食可，二便调。舌紫暗，脉弦涩。诊其为崩漏、不孕症（功能失调性子宫出血、不孕症），证属气滞血瘀。治宜活血化瘀，止血调经。拟方桃花二丹四物汤加减：

桃仁 10 g,红花 10 g,丹皮 10 g,丹参 10 g,当归 10 g,白芍 10 g,川芎 5 g,生地 10 g,益母草 10 g,炒蒲黄 10 g,血余炭 10 g,红茜草 10 g。水煎服,每日 1 剂,连服 15 剂。

二诊 2009 年 10 月 9 日。

末次月经 8 月 27 日,41 天干净,即 10 月 7 日方净,色暗,时加小血块,偶有腹痛。嘱上方不变,续服,每日 1 剂,连服 15 剂。

三诊 2009 年 11 月 8 日。

末次月经 10 月 19 日,量多,无血块,8 天净,无腹痛。时有乏力。辨证为气虚型,用固冲汤健脾益气,固冲止血。

党参 10 g,黄芪 20 g,白术 10 g,当归 10 g,白芍 10 g,生地 10 g,红茜草 10 g,乌贼骨 10 g,山萸肉 10 g,炒荆芥 10 g,地榆 10 g,仙鹤草 10 g,樗白皮 10 g。水煎服,每服 1 剂,连服 15 剂。

四诊 2009 年 11 月 27 日。

停经 37 天,尿 HCG(＋),无腹痛、腰酸及阴道流血。

按 本案中患者以腹痛,经血量多,夹血块,舌紫暗有瘀点,脉涩为辨证要点,结合病史辨证为血瘀型。情志不畅,肝气郁结,气滞血瘀,瘀血阻滞,旧血不去,新血不安,故经血淋漓不净,且气滞血瘀,冲任瘀滞,不能摄精成孕。徐老认为崩漏、不孕症两者病因皆在瘀血阻滞,冲任不通,故以活血化瘀,调经止血为主。《医宗金鉴》中云:"不子之故伤冲任……或因积血胞寒热。"前两诊患者经血不净就诊,结合病史、症状、舌脉辨证为血瘀型,方用徐老经验方桃红二丹四物汤,活血化瘀,调经止血。三诊时仍见经血量多,无血块,8 天净,时有乏力,舌淡,脉细,辨证为气虚型。情志所伤,肝气郁结,气滞血瘀,瘀阻冲任,旧血不去,新血难安,发为崩漏。血瘀阻滞,冲任不通,不能摄精成孕,故不孕。胞脉瘀滞,故经期延长,经血时来时止;经血夹块,舌紫暗,脉弦涩均为有瘀之征。徐老指出血瘀、出血日久,必伤及正气,故治疗以健脾益气,养血调经为主,补中有收,收涩中加以活血,使收而不留瘀。《诸病源候论》中曰:"崩中者……脏腑俱伤,而冲任之气虚,不能约制经血,故忽然暴下,谓之崩中。"经上三诊治疗,冲任调畅,气血调和,摄精成孕。四诊已停经 37 天,无腹痛、腰酸及阴道流血,为正常妊娠。但徐老认为患者病久,应谨慎保胎,故此诊用经验方安胎饮,补肾健脾,固冲安胎,脾、肾为后、先天之本,加诸多安胎药,则胎元可固也。

病例 6 王某,女,20 岁,学生,未婚。初诊日期:2008 年 9 月 12 日。

月经量多 20 余日。

初诊 患者 14 岁月经初潮,5～7/25～28 天,量中,色红,有小血块,痛经(一),否认性生活史,素嗜辛辣。近 3 个月每次月经 20 日左右方净,量先少后多,色鲜红,质稠,时有血块,无明显腹痛。末经月经 2008 年 8 月 23 日,两个月前我院 B 超示子宫附件无异常,曾经予西药止血剂治疗而无效。刻下患者诉头晕心烦,心悸、心慌,偶口干苦,溲赤便结。舌红苔薄黄,脉弦数。诊断为崩漏(功能失调性子宫出血),证属血热。治宜清热凉血,化瘀止血。拟方固经汤加减:

生地 15 g,白芍 10 g,丹皮 10 g,生卷柏 10 g,紫珠草 10 g,红茜草 10 g,红蚤休 10 g,地榆炭 10 g,炒蒲黄 10 g,黄柏 10 g,黄芩 10 g,益母草 10 g,大、小蓟各 15 g。水煎服,每日 1 剂,连服 6 剂。

二诊 2008 年 9 月 17 日。

服药第 5 天血止,刻下头晕乏力,口干无苦,溲赤好转,大便近常,舌质偏红,苔薄白,脉细略数,此乃气血虚弱、营阴不足所致,治以调补三阴为要,方用补肾八珍汤加减:

菟丝子 10 g,枸杞子 10 g,山药 10 g,党参 10 g,白术 10 g,茯苓 10 g,当归 10 g,白芍 10 g,熟地 10 g,川芎 6 g,关沙苑 10 g,炙甘草 6 g。水煎服,每日 1 剂,连服 7 剂。

三诊 2008 年 9 月 24 日。

患者前天月经来潮,量多,色鲜红,有小血块,轻微口干、头晕,二便调,舌质偏红,苔薄白,脉滑数。继予固经汤 10 剂。

四诊 2008 年 10 月 4 日。

现患者月经将净,无头晕乏力、口干无苦,二便调,舌质淡红,苔薄白,脉细略数。继续予补肾八珍汤口服,并嘱禁食辛辣。

其后每于经期服厌固经汤,非经期服用补肾八珍汤,调理 3 个月而愈。

按　崩漏是妇科常见重症,祖国医学早有"塞流、澄源、复旧"治疗三法。徐老最忌见血止血,否则易有滞邪留瘀之弊。因此,止血必须澄源。若只塞流而不澄其源,则炎上之火不可遏;只澄源而不复其旧,则孤独之阳无以主。《济阴纲目》中崩漏门眉批云:"止涩之中,须寓清凉,而清凉之中,又须破瘀解结。"说明清热凉血,化瘀止血为治疗崩漏的基本法则之一,不止之中寓有止意。徐老于临证中掌握好补与清的主次,通与涩的适应证,立方遣药,标本兼治,灵活配伍。血止"塞流"之后,还要"澄源"巩固,促使病员早日康复,防止崩漏再发。其固经汤,便是清热养阴,以治血热有瘀而阴伤如堤决的经验方,寓清凉以止血;其逐瘀止崩汤,仍是以消瘀为主,辅以止血,二法并用,求其"经脉以通,元气以从",瘀得以逐,则血循常道,气血畅则瘀自消,故而崩漏愈;其补肾八珍汤便是澄源复旧,侧重调补脾胃,也是东垣强调的"下血症须用四君子补气药收工"的发挥。患者素嗜辛辣,实热内蕴,冲任损伤,血海沸溢,迫血妄行,故经来不去;血为热灼,故血色红质稠,心烦,口干苦,溲赤便结以及舌红苔薄黄,脉弦数均为血热崩中之证。

病例 7　陈某,女,45 岁。2009 年 7 月 22 日初诊。

月经紊乱 2 年,阴道流血 10 天。

初诊　患者既往月经规则,17 岁初潮,4/28 天,量中等,色红,痛经(＋)。近 2 年月经紊乱,6～20/30～60 天。末经月经 2009 年 7 月 12 日,10 天未净,量多,夹血块,伴下腹隐痛,偶有头晕、乏力。刻下阴道流血未净,量多,夹血块,伴下腹隐痛,偶有头晕、乏力。舌质暗有瘀点,脉细涩。诊其为崩漏,证属气虚血瘀证。治宜健脾益气,化瘀止血。拟方固冲汤。处方:

党参 10 g,黄芪 10 g,炒白术 10 g,炒当归 10 g,炒白芍 10 g,生地 10 g,红茜草 10 g,煅乌贼骨 10 g,山萸肉 10 g,炒荆芥 10 g,炒地榆

10 g,仙鹤草 10 g,樗白皮 10 g。水煎服,每日 1 剂,连服 15 剂。

二诊　2009 年 9 月 10 日。

服药后经来 1 次,末经月经 8 月 15 日,8 天净,胃脘部不适,腿肿、手肿伴腰酸痛,余症如前。原方继服,每日 1 剂,连服 15 剂。

三诊　2009 年 10 月 16 日。

末经月经 9 月 18 日,5 天净,腹痛 5 天,伴恶心、呕吐、乏力。舌质淡红稍暗,苔薄白,脉细滑。治宜活血化瘀,行气止痛。自拟内异症方:

当归 15 g,丹皮 15 g,白芍 15 g,黄芩 10 g,山栀 10 g,川芎 5 g,香附10 g,郁金 10 g,红花 10 g,桃仁 10 g,三棱 10 g,莪术 10 g,川楝子 10 g,白芥子 10 g,延胡索 10 g,石见穿 10 g,徐长卿 15 g。水煎服,每日 1剂,连服 15 剂。

四诊　2009 年 11 月 18 日。

末经月经 11 月 13 日,量中,腹痛 2 天,较前明显减轻。舌质淡红,苔薄白,脉细滑。治宜活血化瘀,行气止痛。继服内异症方,水煎服,每日 1 剂,连服 15 剂。

按　患者初诊"月经紊乱 2 年,阴道流血 10 天"。辨病为崩漏。辨证要点为:阴道流血量多,夹血块,伴下腹隐痛,偶有头晕、乏力。结合患者既往痛经史,及舌淡红稍暗,尖有瘀点,苔薄白,脉细涩可辨证为气虚血瘀型。病机是瘀阻冲任、子宫,血不归经而妄行,且病久脾气虚弱不能统摄血液,遂成崩漏。此为患者经期、产后防范不慎,外邪入侵,与血搏结成瘀,瘀阻冲任、胞宫,血不归经而妄行,且病久气随血耗,脾气虚弱不能统摄血液,遂成崩漏。冲任、胞宫瘀血阻滞,新血不安,故月经 10 余天淋漓不净;离经之瘀时聚时散,故近两年月经紊乱,时出时止;瘀阻冲任、胞宫,不通则痛,故小腹隐痛;舌质暗有瘀点,脉细涩均为血瘀之证;头晕、乏力、脉细,为脾虚气弱之证。徐老选方固冲汤,意为澄源复旧,侧重调补脾胃,也是东垣强调的"下血症须用四君子补气药收功"的发挥。方中党参、黄芪、白术补气培元,固中摄血;白芍、山萸肉补肝肾,益冲任;荆芥、樗白皮育阴收涩,固冲敛血,茜草、地榆活血化瘀止血,乌贼骨一药,收涩、活血兼备,涩血而不致瘀,当归、生地滋阴养血;仙鹤草凉血止血,共奏健脾益气,化瘀止血之效,以恢复月经正常之周期。二诊时月经 8 天净,胃脘部不适,腿肿、手肿伴腰酸痛。此为脾气虚弱,运化无力且气虚血瘀所致,继续固冲汤巩固治疗。三诊时经期已恢复正常,主要矛盾转为痛经。徐老选用经验方内异症方以活血调经,行气止痛。四诊时治疗已收效,痛经好转,然瘀血散去非一时之功,故继续原方巩固治疗,以期痊愈。

病例 8 汤某,女,50 岁,干部,1987 年 6 月 10 日初诊。

不规则阴道出血 63 天。

初诊 既往月经规则,7/23 天,量多,色黯有块,经期伴腰酸腹痛,喜热熨,近 3 年月经量多伴先期。末次月经 1987 年 4 月 24 日—5 月 7 日,5 月 24 日又出现阴道流血,量多,色黯淡有块,伴腹痛,服中药效不显,伴头晕乏力,腰酸,纳差,6 月 6 日行诊断性刮宫术,术后经量明显减少,并输血 400ml。实验室检查:血红蛋白 70g/L,诊刮加病理示:子宫内膜增生。舌暗淡,苔薄白,脉芤弦。诊为崩漏(功能失调性子宫出血),肾虚夹瘀型。治宜益肾养血,活血调经。拟方选用傅青主之固本止崩汤(熟地,人参,黄芪,白术,当归,黑姜)化裁而成。药用杜仲、川断、牛膝、当归益肾固冲;党参、黄芪、白术、甘草健脾益气;四物汤养血调营;当归炭、黑姜炭、仙鹤草、荆芥炭养血温中,行滞止血;煅龙、牡固冲敛阴止血;熟地养血填精,益肾调冲;丹皮、木瓜活血通络,行滞化瘀。全方益肾健脾、养血调冲为主,和血化瘀为辅,主次分明,攻补有序。拟方如下:

党参 10g,炙黄芪 10g,当归 10g,白芍 10g,白术 10g,生地 10g,川断 10g,川芎 5g,丹皮 10g,杜仲 10g,川牛膝 10g,木瓜 10g,炙甘草 5g。水煎服,每日 1 剂,连服 3 剂。

二诊 1987 年 6 月 17 日。

阴道极少量出血,色暗淡,时有时无。舌淡有瘀点,苔薄白。宿瘀未除,血不归经。姑拟化瘀止血法以治标急。拟方桃红二丹四物汤(经验方):方以桃仁、红花、丹皮、丹参活血化瘀以通隧;四物汤养血和

血以调营;益母草、蒲黄、红蚤休、血余炭、制香附化瘀调冲以止血;黄芩顺气、清心。隧通营和瘀行,经血自能循经。拟方如下:

桃仁6g,红花5g,丹皮10g,丹参10g,赤芍10g,生地10g,当归10g,川芎5g,益母草10g,血余炭3g,炒黄芩10g,红蚤休10g,制香附10g,生蒲黄(包煎)10g。水煎服,每日1剂,连服3剂。

三诊　1987年6月20日。

现阴道流血已止2天,一般情况尚可,舌淡红,苔薄白,脉细。痊愈。继续补肾健脾,养血调经巩固治疗。自拟方补肾八珍汤如下:

菟丝子10g,枸杞子10g,关沙苑10g,山药10g,党参10g,茯苓10g,白术10g,炙甘草10g,当归10g,川芎10g,熟地10g,白芍10g。水煎服,每日1剂,连服5剂。

按　"无排卵性功能失调性子宫出血",主要是由于调节生殖的神经内分泌机制失常,引起卵巢无排卵所导致的异常子宫出血。临床发病特点主要为:月经周期、经期、经量均严重紊乱,可长期少量出血不止,或时有时无;也可停经数月后,突然暴下不止;好发于青春期及绝经前后妇女;多无腹痛;常伴贫血、不孕、流产史。子宫肌瘤为良性肿瘤,临床表观主要为月经量多,或经期延长。患者50岁,子宫肌瘤病史,月经严重紊乱3年余,符合以上变化。本病属中医"崩漏"及"癥瘕"范畴。中医认为,冲任失调,经血失约,瘀滞内阻,血不循经,致经来紊乱或至期不净。《妇科心镜下·崩漏方论》中载:"妇人崩漏,最为大病……中年以上人,及高年婆妇,多是忧思过度,气血俱虚。"《赤水玄珠·二十卷·调经门》中载:"劳伤血气,冲任虚损,月水过多,淋漓不净。"《医述·卷十三·女科原旨·崩漏》中载:"崩……又有瘀血内阻,新血不能归经而下者也。"患者50岁,正值七七之年,肾气渐衰,封藏失司,冲任不固,不能制约经血,故不规则阴道出血63天,量多,色淡,出血日久致留瘀,故经血夹块。腰为肾之府,肾虚则腰背疼痛,牵及右下肢体,头晕乏力,纳差,舌质暗淡,苔薄白,脉芤弦亦为肾虚夹瘀之象。辨证当为肾虚夹瘀证。

(李伟莉　李大剑　储继军)

八、痛　　经

病例 1　许某某,女,30 岁,工人,已婚。初诊日期:1973 年 11 月
30 日。

经行腹痛 6 年。

初诊　既往月经规则,7/23~25 天,经量多,色紫红,有血块,末
次月经 1973 年 11 月 6 日。痛经较前加剧,经期下腹绞痛,每从经前
开始,持续 2~3 天,痛剧时面色苍白,四肢不温,经用中西药治疗(具
体不详)效果不显。经前低热,乳房胀痛,心中烦热,经后腰酸、纳差、
乏力。西医妇检:宫颈:轻度糜烂;宫体:后位,较正常稍大,质硬,活动
受限;附件:左侧条索状增粗,压痛(+),右(-)。1 年前曾做诊断性
刮宫,病检为月经期宫内膜,部分腺体分泌欠佳。诊脉弦细,舌质暗
红,苔薄黄,为瘀热内阻,肝郁肾亏。治宜清热解郁,逐瘀通滞。方用
宣郁通经汤加金铃子散:

当归 15 g,丹皮 15 g,白芍 15 g,柴胡 10 g,黄芩 10 g,香附 10 g,郁
金 10 g,白芥子 10 g,山栀 10 g,延胡索 10 g,川楝子 10 g,甘草 5 g。5
剂,经期服用。

复诊　1973 年 12 月 10 日。

末次月经 12 月 1 日,经前 1 天开始服本方,月经量较前减少,6
天净,腹痛显著减轻,持续 1 天即消失,未服其他药物。经后改用八珍
汤加山药、枸杞、菟丝子、关沙苑调补足三阴,3 剂。嘱下次月经来潮
前再服宣郁通经汤加金铃子散 5 剂。

三诊　1974 年 4 月 8 日。

上述方药调治 4 个月,痛经完全消失,无腰酸,唯经前乳房胀痛,
嘱经前服疏经散 5 剂。

四诊　1974 年 5 月 30 日。

经前低热、乳胀均消失,月经规则,5/26～28 天,现停经 40 天,查尿 HCG(＋),嘱禁房事,免劳累。

病例2 王某,女,20 岁,学生,未婚。初诊日期:1982 年 3 月 18 日。

经行腹痛伴心中烦热 4 年。

初诊 平时月经周期超前,23～25 天一潮,经前 1 天腹痛剧烈,持续 2 天,量多,色紫,有血块。末次月经 1982 年 2 月 26 日,伴心中烦热,大便干结,小便短赤,前服清热化瘀之品,虽有小效,但始终未能根除,正值经前,舌质紫红,苔薄黄,脉弦涩,为瘀热阻滞胞宫,经行不畅。治当活血化瘀,清热通络。方用宣郁通经汤合金铃子散:

当归 10 g,丹皮 15 g,白芍 15 g,柴胡 10 g,黄芩 10 g,香附 10 g,郁金 10 g,白芥子 10 g,山栀 10 g,延胡索 10 g,川楝子 10 g,甘草 5 g。5 剂。

二诊 1982 年 3 月 25 日。

服上方后腹痛著减,血块亦减少,唯便干仍存,口干不欲饮,嘱下次经前 2 天再给上方加生大黄(后下)2 g,清热化瘀通滞。

三诊 1982 年 4 月 22 日。

末次月经 1982 年 4 月 15 日,腹痛基本消失,大便通畅,心中烦热已除。

四诊 1982 年 5 月 22 日。

按上方再调治 1 个月,痛经消失,月经 28 天一行。

病例3 汤某某,女,31 岁,干部,已婚。初诊日期:1976 年 3 月 4 日。

经行腹痛 3 年,同居未孕。

初诊 患者月经尚规则,7/25 天,病起于 3 年前自然流产后行清宫术,术后摄生不慎,其后出现经行腹痛,平时带下量多色黄、质稠,且腥臭,伴腰酸,经前乳房胀痛,经前低热,心烦易怒。末次月经 1976 年

2月15日,月经量多,色紫有块,经人介绍来诊。妇科检查:宫颈轻度糜烂;宫体后位,正常大小;附件左侧片状增厚,压痛(±),右(一)。B超检查:左卵巢 4cm×3cm×2cm 大小。其爱人精液常规检查正常,诊脉弦细,舌尖红,苔薄黄。证属瘀热内阻,肝郁肾亏。治法:分阶段治疗,经期清热逐瘀,经前疏肝解郁,经后补肾养冲。

经前处方:柴胡 10g,白芍 10g,佛手 10g,香橼皮 10g,玫瑰花 15g,绿萼梅 5g,刺蒺藜 10g,无花果 10g,青皮 10g,木贼草 10g,木蝴蝶 3g,甘草 5g。5 剂。

经期处方:当归 16g,丹皮 15g,白芍 15g,柴胡 10g,黄芩 10g,香附 10g,郁金 10g,白芥子 10g,山栀 10g,延胡索 10g,川楝子 10g,甘草 5g。5 剂。

经后处方:熟地 10g,山药 10g,菟丝子 10g,枸杞 10g,关沙苑 10g,覆盆子 10g,补骨脂 10g,仙茅 5g,仙灵脾 10g,肉苁蓉 5g,锁阳 10g,巴戟天 10g。5 剂。

复诊　1976 年 6 月 2 日。

上述方药共服 3 个月,经量减少,痛经症状明显减轻,月经周期正常,5/26～28 天,带下量少,乳房胀痛、低热消失,仍按原方再服 3 个月以巩固疗效。

三诊　1976 年 8 月 1 日。

仅服两个月,痛经消失,无不适主诉,测基础体温双相明显,指导排卵期同房,观察 3 个月即妊娠,嘱注意休息,禁房事,寿胎丸加味治疗 1 个月,后足月分娩。

按　历代医家治痛经多用理气行滞、散寒之剂,徐老临床所见瘀热内阻所致痛经颇常见,故治疗崇尚傅青主"清热凉血以通经止痛"的观点,以《傅青主女科》宣郁通经汤补肝之血,而解肝之郁,利肝之气而降肝之火,主治经水未来腹先痛。方中以当归、白芍养血和血,调经止痛;香附、郁金理气行血,丹皮、山栀、黄芩清热凉血,川楝子善解下焦瘀热,白芥子逐痰结且反佐川楝子之寒,甘草配白芍缓急止痛,全方共达清热凉血、行气通经之效。经过多年临床总结,徐老认为宣郁通经汤适用于瘀热互结所致痛经,临床应用时需重视辨证,万不可用于寒证、虚证,选用该方时切不可拘泥,如病情复杂,可分阶段治疗。另外,临床中除辨证外,还可结合辨病,如"盆腔炎""子宫内膜异位症",主证以瘀热内阻为主者,皆可用本方调治。

病例4 马某,女,24岁,学生。初诊日期:2008年12月1日。
经期腹痛2～3年。

初诊 患者12岁月经初潮,初经期下腹隐痛,近2～3年腹痛加重,月经前3天腹痛明显,伴腹泻,不能正常上学,曾口服中药治疗,治疗时好转,停药后复发,平素月经欠规则,12岁初潮,4～7/30～50天,末次月经2008年11月7日,量中,夹血块,块下痛减。刻下正值经期,腹痛剧3天,经量中,夹血块,块下痛减。舌暗红,边有瘀点,苔薄白,脉弦涩。B超示子宫附件未见明显异常。诊其为痛经,证属气滞血瘀。患者肝失条达,气机不利,血为气滞,血海不能按时满溢,故月经常推后;经血不利,不通则痛,故经前腹痛,有血块,色暗红,块下痛减;肝郁气滞,经脉不利,故乳胀,舌质暗红,边有瘀点,脉涩均为气滞血瘀之征。治宜理气行滞,化瘀止痛。拟方痛经散:

当归10g,白芍10g,川芎5g,丹皮10g,三棱10g,莪术10g,香附10g,乌药10g,郁金10g,片姜黄10g,延胡索10g,川楝子10g,红花10g。水煎服,每日1剂,连服15剂。

二诊 2009年2月2日。

末次月经1月28日,腹痛2天,较前稍减轻。舌暗红,边有瘀点,苔薄白,脉弦涩。拟方膈下逐瘀汤:

当归10g,赤芍10g,川芎5g,红花10g,桃仁10g,丹皮10g,五灵脂10g,香附10g,乌药10g,延胡索10g,枳壳10g,甘草5g。水煎服,每日1剂,连服15剂。

三诊 2009年3月15日。

末次月经3月10日,仍有腹痛,较前明显减轻。舌暗红,苔薄白,脉弦。拟方痛经散:

当归10g,白芍10g,川芎5g,丹皮10g,三棱10g,莪术10g,香附10g,乌药10g,郁金10g,片姜黄10g,延胡索10g,川楝子10g,红花10g。水煎服,每日1剂,连服15剂。

四诊 2009年5月2日。

末次月经4月15日,经期腹痛基本消失。舌质淡红稍暗,苔薄白,脉细。拟内异症方:

当归15g,丹皮15g,白芍15g,黄芩10g,山栀10g,川芎5g,香附10g,郁金10g,红花10g,桃仁10g,三棱10g,莪术10g,川楝子10g,白芥子10g,延胡索10g,石见穿10g,徐长卿10g。水煎服,每日1剂,连服15剂。

按 本案中患者自月经初潮起即有经前腹痛的症状,B超检查无异常,可辨病为原发性痛经。结合患者既往月经推后,经血夹血块,块下痛减及舌脉表现,可辨证为气滞血瘀型。治宜理气行滞,化瘀止痛。由四物汤加香附、甘草、乌药组成。原发用治血中气滞,小腹急痛者,徐老用该方加味为痛经散,治疗气血瘀滞型痛经屡获良效。方中当归、川芎、白芍补血和血活血;香附、乌药理气止痛。同时,气血的调和与肝之疏泄功能密切相关,故加川楝子、延胡索以疏肝泄热,理气止痛。气滞日久,必成气结,而破气散结,又非三棱、莪术莫属。二诊时腹痛情况有所好转,予膈下逐瘀汤理气行滞,化瘀止痛继续治疗。三诊患者痛经情况又较前好转,且月经来潮时间基本正常,舌象中瘀点已消失,脉亦由弦涩转为弦,可见前两次的治疗卓有成效,但患者痛经症状仍在,故继以痛经散理气行滞、化瘀止痛治疗。四诊时腹痛基本消失,舌脉基本恢复正常,继续原治则选方治疗即可。

病例5 刘某,女,33岁。初诊日期:2008年11月7日。

经行腹痛10年余。

初诊 患者平素月经规则,15岁初潮,7/28天,量中,色红。初潮后即出现痛经,口服中药后疼痛好转,停药后复发。末次月经2008年11月1日,月经量中,色淡,质稀,经期腹痛2天,喜按,需焐热水袋方缓解。结婚3年,0—0—1—0,末次怀孕2006年4月,孕3个月余胚胎停止发育,行清宫术。平素自觉乏力,饮食、睡眠可,大小便自解。刻下经后,舌淡,脉细无力。诊其为痛经,证属气血虚弱。此为脾胃虚弱,化源不足,冲任气血虚少,经期血海气血更加空虚,冲任、胞宫失于濡养故发生痛经。患者经血色淡,质稀为气虚阳气不充,血虚经血不荣;气血虚不能上荣头面,故面色不华;乏力、舌淡,脉细无力为气血两虚之象。治宜益气养血,调经止痛。拟方调经八珍汤:

党参10g,白术10g,茯苓10g,甘草5g,当归10g,白芍10g,川芎5g,生地10g,丹皮10g,丹参10g,香附10g,茺蔚子10g,红花10g,延胡索10g。水煎服,每日1剂,连服15剂。

二诊　2008年12月05日。

末次月经12月1日,仍腹痛2天,疼痛较前好转。近期生气后胸闷不舒,乳房胀痛。舌淡胖,苔薄白,脉弦。辨证为气滞血瘀型。治宜理气行滞,化瘀止痛。拟方膈下逐瘀汤:

当归10g,白芍10g,川芎5g,桃仁10g,红花10g,丹皮10g,五灵脂10g,香附10g,乌药10g,延胡索10g,枳壳10g,甘草5g。水煎服,每日1剂,连服15剂。

三诊　2009年1月24日。

末次月经10月29日,疼痛基本消失。舌淡,苔薄,脉细。治宜益气养血,调经止痛。拟方养血八珍汤:

当归10g,白芍10g,川芎5g,桃仁10g,红花10g,丹皮10g,五灵脂10g,香附10g,乌药10g,延胡索10g,枳壳10g,甘草5g。水煎服,每日1剂,连服15剂。

按　痛经一证首见于张仲景《金匮要略·妇人杂病脉证并治第二十二》:"经水不利,少腹满痛。"原发性痛经主要是由于妇女在行经期间受到各种致病因素的影响,导致气血不和,运行不畅,冲任郁阻,胞宫经血流通受阻,以致"不通则痛",或冲任、胞宫失于濡养,"不荣则痛",使痛经发作。结合该患者经来腹痛,经血色淡,质稀,面色无华,乏力,舌淡,脉细无力,辨证为气血虚弱,脾胃虚弱,化源不足,则气血两虚,胞宫不能得到充分濡养而导致痛经。如《胎产证治》指出:"经止而腰腹痛者,血海空虚气不收也。"故以益气养血,调经止痛为治疗大法,选用经验方养血八珍汤,益气养血,使冲任气血充足,气血下注,以养胞宫。

（李伟莉　李大剑　徐云霞）

九、痛经(子宫内膜异位症)

病例 1 孙某某,女,39 岁,干部,已婚。初诊时间:1978 年 6 月 10 日。

痛经 6 年,进行性加重。

初诊 患者月经周期规则,6 年前出现经行腹痛,渐加剧,经行第 1~2 天痛剧难忍,于 3 年前在上海某医院诊断为"子宫内膜异位症",经手术治疗后,痛经缓解。但近 2 年经汛前一天即开始剧烈腹痛,经前半月觉乳房胀痛,烦躁易怒。经来量多色紫,夹有血块,既往曾服中药(具体不详),但效果不显,面色潮红,口干便结。末次月经 1978 年 5 月 20 日,脉弦数,舌质暗红,苔薄。辨证为气血阻滞,不通则痛。治当理气行滞,活血消癥。方用异位方加桃仁:

当归 10 g,丹皮 10 g,白芍 15 g,黄芩 10 g,山栀子 10 g,白芥子 10 g,香附 10 g,郁金 10 g,红花 10 g,莪术 10 g,三棱 10 g,延胡索 10 g,川楝子 10 g,制没药 10 g,八月札 10 g,徐长卿 10 g,桃仁 10 g。15 剂,嘱经前 1 周开始服,连服 15 剂。

二诊 1978 年 7 月 2 日。

服上方后,诸症明显好转,上方改为经前 3 天开始服,每次服 10 剂,共治 3 个月经周期。

三诊 1978 年 10 月 28 日。

痛经基本消失,经量正常,后随访半年,未见复发。

病例 2 黄某某,女 35 岁,教师,已婚。初诊日期:1975 年 7 月 1 日。

经行腹痛渐加重 3 年余。

初诊 患者 3 年前自然流产+清宫术,术后继发痛经,进行性加重,至今未孕。2个月前在外院做腹腔镜诊断为子宫内膜异位症,月经量中,有紫血块,经期下腹剧痛,伴恶心欲吐,痛有定处,持续5～6天,逐渐缓解,每次月经前2天即开始腹痛,至月经将净方消失,严重影响生活。末次月经1975年6月20日。妇科检查:宫颈轻度糜烂;宫体后位,子宫后壁峡部有数个黄豆大结节,触痛(＋);附件右侧片状增厚、压痛(±),左(－)。脉沉弦,舌暗有瘀点,苔薄,为气滞血瘀,阻滞胞脉。治则理气活血,化瘀止痛。方用异位方:

当归15 g,丹皮15 g,白芍15 g,黄芩10 g,山栀子10 g,白芥子10 g,香附10 g,郁金10 g,红花10 g,莪术10 g,三棱10 g,延胡索10 g,川楝子10 g,制没药10 g,八月札10 g,徐长卿10 g。15剂。

二诊　1975年7月23日。

服上方后,痛经有所减轻,持续3天缓解,效不更方,嘱下次经前即服本方。

三诊　1975年12月28日。

上药每次经前3天即服7剂,连治半年(共服42剂),痛经基本消失,经量中等,血块少。

四诊　1976年3月1日。

观察两个月未见复发。因未孕,嘱经后再服补肾养冲汤调理数月(熟地10 g,山药10 g,菟丝子10 g,枸杞子10 g,关沙苑10 g,覆盆子10 g,补骨脂10 g,仙茅5 g,仙灵脾5 g,肉苁蓉5 g,锁阳10 g,巴戟天10 g)于1977年2月妊娠。

按　子宫内膜异位症是妇科常见病,临床常见症状为继发性痛经,进行性加重。徐老认为传统的"喜按属虚,拒按属实"的辨证方法,不能适用于子宫内膜异位症的痛经,因宿瘀内停,经血虽行,仍疼痛不减,且子宫内膜异位症出现的痛经,一般程度较甚,剧痛难忍,故徐老认为本病辨证从疼痛的程度来衡量,一般疼痛不甚,虽影响工作和学习,但仍能坚持者属轻型、虚证;痛甚不能坚持工作和学习,需卧床休息,甚至呕吐、晕厥的属重型、实证。子宫内膜异位症临床所见,实证为多,虚证少见,临床从实论治,用异位专方治疗疗效明显。方中选用延胡索、八月札、川楝子、香附等大量行气之品,因行气药多偏温,故配合丹皮、云苓、山栀清热凉血,三棱、莪术合用,可散一切血瘀气结,对异位结节者有良效。全方共奏理气行滞、化瘀消癥之效。本方止痛效果明显,患者依从性较强,能够积极配合治疗。值得注意的是,应用本方需注意辨证明确,瘀热内阻者,可用宣郁通经汤加减治疗。

(李伟莉　余欣慧)

十、经行乳房胀痛

病例 1 葛某某,女,27 岁,工人,已婚。初诊日期:1963 年 12 月 13 日。

经前乳房胀痛 3 年。

初诊 近 3 年来,每于经前 7 天左右乳房开始胀痛,逐日加重,至经净后疼痛消失,痛甚时牵引两胁作胀,伴有头眩脘闷、呕恶、白带较多等症。月经周期先后无定,经量逐渐减少,色紫,偶有血块。结婚 5 年未孕。诊时经期将至,苔白薄,脉弦。此为肝郁气滞,脾失健运。治宜疏肝理气,解郁散结。处方:

柴胡 6 g,白芍 10 g,佛手 6 g,香橼皮 6 g,绿萼梅 5 g,刺蒺藜 6 g,木贼草 10 g,木蝴蝶 3 g,无花果 10 g,玫瑰花 5 g,甘草 6 g,青皮 6 g,丹参 10 g。3 剂。

二诊 1963 年 12 月 16 日。

服药后乳房胀痛明显减轻,胸胁觉舒,头眩、呕逆症状消失,纳食亦畅。昨晨月经来潮,经色转红,经量仍少,少腹胀坠隐痛。宗前法,原方去刺蒺藜,加茺蔚子 9 g 活血化瘀,以利胞脉。3 剂。

三诊 1964 年 1 月 15 日。

行经 5 天净,月经量、色尚可,无明显不适,予以逍遥丸,嘱常服。

此后,经前及经期服疏经散,平时服逍遥丸,调整 3 个月,月经基本正常,经前乳房胀痛亦消失。

病例 2 李某某,女,29 岁,教师,已婚。初诊日期:1980 年 11 月 18 日。

经前乳房胀痛 4 年。

初诊 结婚 4 年,婚后月经 3~5/35~45 天,经量偏少,色紫红无块,末次月经 1980 年 10 月 15 日。每次经前乳房胀痛,且有肿块,表面光滑,推之可移,诊断为"乳腺增生症"。平时腰酸肢软,带下连绵,迄今亦未孕育。脉细弦。此为肾气不足,肝郁气滞。治宜疏肝解郁,佐以填补肾精。方用疏经散合五子衍宗丸加减。处方:

柴胡 6 g,白芍 10 g,绿萼梅 5 g,刺蒺藜 6 g,木蝴蝶 3 g,无花果 10 g,青皮 6 g,路路通 6 g,菟丝子 10 g,枸杞子 10 g,覆盆子 10 g,车前子 10 g。5 剂。

复诊　1980 年 11 月 29 日。

服上方 5 剂,月经来潮,行经 5 天净,量不多,色转红,乳胀减轻,脉细弦。经后宜补,兼疏肝理气。处方:

菟丝子 10 g,枸杞子 10 g,覆盆子 10 g,五味子 5 g,车前子 10 g,仙灵脾 10 g,仙茅 10 g,鹿角片 10 g,路路通 6 g,青皮 6 g,芡实 10 g,山药 10 g。5 剂。

宗上法经前、经期以疏经散为主,经后以五子衍宗丸为主,随证加减,交替使用,治疗 4 个月,经行乳房胀痛及肿块消失,1981 年 11 月怀孕。

病例 3　席某某,女,32 岁,工人,已婚。初诊日期:1981 年 10 月 5 日。

经前乳房胀痛多年。

初诊　5 年前流产 1 胎,至今不孕。月经周期 7/25 天,经量中等,色紫有块。经前 7 天左右乳房开始胀痛,痛甚时手不能触及,头晕目眩,心烦易怒,经净后症状消失。妇检未发现明显异常。曾在某医院诊断为:①经前期紧张综合征;②继发性不孕。用黄体酮、谷维素等治疗 3 个月经周期无效。诊时苔薄白,舌红,脉弦数。此为气滞郁结,肝郁化火。治宜疏肝解郁,清热平肝。处方:

柴胡 6 g,白芍 10 g,佛手 6 g,香橼皮 6 g,绿萼梅 5 g,刺蒺藜 6 g,木贼草 10 g,杭菊花 6 g,山栀 10 g,青皮 6 g,木蝴蝶 3 g,无花果 10 g,玫瑰花 5 g,甘草 5 g。

　　按上方随症加减,经前 7～10 天开始服用,服至经净为止,每日 1
剂,治疗 3 个月,症状消失,后怀孕足月分娩 1 男婴。

　　按　经前乳房胀痛,属西医学经前期紧张综合征范畴,多见于青
壮年妇女,是常见病。乳房属胃,乳头属肝,冲脉所司在肝而又隶于足
阳明胃经,故冲脉与乳房、乳头相关。若肝气郁结或痰湿阻滞,遇经
前、经期冲脉气血充盛,郁滞更甚,令乳络不畅,可致本病发生。本病
以乳房胀痛随月经周期忪发作为辨证要点,治疗以行气豁痰、疏通乳
络为大法。素性抑郁,或赍怒伤肝,疏泄失司,经前或经期冲脉气血充
盛,肝司冲脉,肝脉气血郁滞,肝脉夹乳,乳络不畅,遂致乳房胀痛或乳
头痒痛,徐老治疗本病以舒肝解郁为法,疏经散是徐老经验方,主要适
用于肝郁气滞引起的经前乳房胀痛或胸胁胀满等症。方中柴胡、木贼
草、白芍、甘草平肝和中;玫瑰花、绿萼梅、佛手、香橼皮疏肝理气,散中
降逆;木蝴蝶、无花果疏肝和脾,养阴润燥;刺蒺藜、青皮行气破瘀,全
方具有疏肝解郁、理气行滞的功能。正如《傅青主女科》中指出:"解郁
清淡而不泄,不损天然之气血,便是调经之大法。"若肝郁化热夹瘀者,
症见经前乳房胀痛,乳中结块,疼痛拒按,月经先期,量多,色红,质稠,
有血块,或经行发热,治宜疏肝清热,凉血祛瘀,调经止痛;若乳房有结
块痛甚者,酌加夏枯草、海藻以软坚散结。

(李伟莉　余欣慧)

十一、经行水肿

病例1 张某某,女,36 岁,工人,已婚。初诊日期:1975 年 6 月 15 日。

经行水肿 1 年余。

初诊 1 年多来,每次经前 1 周眼睑、下肢出现水肿,经期加重,经净后水肿自行消退,曾多次做尿常规及尿培养检查,均无异常发现。经期常延后,经量偏少,色紫红。经期体困乏力,头晕纳差,腰膝酸楚,少腹胀坠。诊时正值经期第一天,苔薄白,舌淡,脉沉细弦。此为营血不足,脾肾阳虚。治宜养血调经,健脾补肾。方用联珠饮加减:

当归 10 g,白芍 10 g,川芎 5 g,熟地 10 g,黄芪 10 g,白术 10 g,猪苓 10 g,陈皮 5 g,茯苓皮 10 g,大腹皮 10 g,益母草 10 g,仙灵脾 10 g,桂枝 10 g。3 剂。

二诊 1975 年 6 月 19 日。

服上方 3 剂,经量增加,经期水肿诸症明显减轻,刻下月经将净,舌脉同前,经后宜补,重在健脾生血。处方:

当归 10 g,白芍 10 g,熟地 10 g,川芎 6 g,黄芪 10 g,白术 10 g,茯苓 10 g,桂枝 10 g,陈皮 5 g,薏苡仁 15 g,砂仁 10 g,甘草 5 g。5 剂。

三诊 1975 年 7 月 15 日。

月经今日来潮,经前水肿现象明显减轻,药证合拍,再按首诊方续进 10 剂。自此次治疗后,行经时已无水肿现象。

病例2 陈某某,女,36 岁,教师,已婚。初诊日期:1978 年 4 月 13 日。

经前面目及下肢水肿 2 年。

初诊 每次月经前面目及下肢水肿,业已 2 年。月经周期:3~5/

25～40 天,经量中等,色紫红有块。经前及经期伴有乳胀心烦,脘腹胀痛,倦怠纳少,大便不实,小便短少,平时白带多,舌质淡,苔白腻,脉细弦。此为肝郁气滞,脾虚湿聚。治宜疏肝解郁,健脾利湿。处方:

当归 10 g,白芍 10 g,川芎 5 g,柴胡 10 g,枳壳 10 g,香附 10 g,猪、茯苓各 10 g,炒白术 10 g,泽泻 10 g,山药 10 g,炒车前子 10 g,黄芪 10 g,桂枝 10 g,益母草 10 g。15 剂。

二诊 1978 年 5 月 5 日。

上方服 15 剂,月经于 4 月 29 日来潮,来潮时只见轻微水肿,乳胀、腹痛亦轻,唯感倦怠纳差,白带颇多,遂以完带汤加党参出入,益气健脾除湿。处方:

党参 15 g,山药 15 g,炒白术 15 g,焦苍术 10 g,陈皮 10 g,白芍 10 g,炒车前子 10 g,柴胡 9 g,炒荆芥 10 g,茯苓 10 g,陈皮 10 g,甘草 5 g。10 剂。

三诊 1978 年 5 月 15 日。

药进 10 剂,白带减少,食欲转旺,嘱原方再进 5 剂。嗣后月经正常,肿无反复。

按 经前水肿或经行水肿乃女子在月经将要来潮或经行之时出现目胞、下肢水肿,经净后水肿逐渐自行消退。古医籍云:胀者气也,肿者水也。盖肺主气而为水之上源,能宣化津液,通调水道;脾为土脏,有运化水湿、输布津液的作用;肾能蒸化,而主开合。水肿的形成与脾、肺、肾三脏功能的失常有关,所以,前人有"水之标在肺,水之本在肾,其制在脾"之说,但这只是泛指一般水肿而言,对于妇女经期所出现的水肿,从临床上所见主要是由肝脾不和引起的,因肝藏血,主疏泄,月经能按时而下,有赖于肝的应时疏泄。肝郁气滞,导致月经失调;肝木乘脾,脾虚水湿不得运化,溢于肌腠之间,则见水肿。《金匮要略》有"诸存水者,腰以下肿,当利小便;腰以上肿,当发汗乃愈"之说,这是水肿病实证的一般治疗原则。女子经行水肿与血有关,其治疗既要治水,又要治血,才能达到治愈目的。从临床所见,经行水肿也有虚实之分。以虚证为主者,徐老采取抑木培土法,以四物汤养血调肝,苓桂术甘汤健脾除湿,肝调则经顺,脾健则肿消。实证为主者,治以行气活血,化瘀行水。总之,治疗经期水肿在选方用药上,要做到"补而不腻,利而不伐,温而不燥,凉而不苦",才能达到水肿消退、经行正常之目的。除采用药物治疗外,还可考虑加用针灸疗法。胃为五脏六腑水谷之海,足三里穴为阳明胃经之所属,施以针灸补法能益气升清,泻法能通气降浊。经行水肿之善后调理,宜艾灸足三里,以巩固疗效。

(李伟莉 余欣慧)

十二、绝经前后诸证

病例1 朱某某,女,48岁,干部,已婚。初诊日期:1977年12月25日。

面部烘热出汗1年余。

初诊 患者头晕目眩,耳鸣心悸,失眠健忘,面部烘热出汗已1年余。月经提前半月左右一次,持续4~5天。曾服用谷维素、地西泮等药效果不显著,舌红,苔薄黄,脉弦细。治以滋阴清热、调固冲任之百合甘麦大枣汤:

百合10g,炙甘草8g,麦冬10g,知母10g,生地10g,生龙齿15g,生牡蛎15g,炒枣仁10g,茯神10g,五味子5g,珍珠母10g,合欢皮10g,大枣5枚。随证加减:白带多加椿根皮10g;水肿加泽泻10g;少腹冷加肉桂、附子各5g。前后三诊,症状消失。停药3个月后随访,得悉诸症未再复发。

病例2 周某某,女,45岁,干部,已婚。初诊日期:1992年10月5日。

心悸失眠,腰膝酸软,咽中有物梗阻感1年。

患者近1年来,月经先后不定期,色红、量中,胸闷不舒,心悸失眠,腰膝酸软,咽中如有物梗阻感。平素多愁善虑,每逢情志不畅,哭闹不休。舌质偏红,苔薄白,脉弦细。证属肝肾阴虚,肝阳上亢。方用百合甘草大枣汤:

百合10g,炙甘草8g,麦冬10g,知母10g,生地10g,生龙齿15g,生牡蛎15g,炒枣仁10g,茯神10g,五味子5g,珍珠母10g,合欢皮10g,大枣5枚。每日1剂,服药10剂痊愈。

病例 3　朱某,女,49 岁。初诊日期:2008 年 12 月 5 日。

头晕目眩,心悸失眠 1 年余。

初诊　述患者头晕目眩,耳鸣心悸,失眠健忘,面部烘热出汗 1 年余。患者既往月经规则,14 岁初潮,5/30 天,近半年月经紊乱,曾服谷维素效果不显著。刻下头晕目眩,耳鸣心悸,失眠健忘,面部烘热出汗。查性激素六项,其中卵泡生成素(FSH)、黄体生成素(LH)均增高,雌二醇(E_2)下降。舌红,苔薄白,脉弦细。诊其为绝经前后诸症,证属肝肾亏虚。绝经前后,肾阴虚冲任气血失调,则月经紊乱;肾阴日衰,阴虚不能上荣于头目脑髓,故头目眩晕而耳鸣;阴不维阳,虚阳上越,故头面烘热,汗出,心烦失眠;舌红,脉弦细均为阴虚之象。治宜滋肾养心,镇静安神。拟方百合甘麦大枣汤:

百合 10 g,炙甘草 8 g,麦冬 10 g,知母 10 g,生地 10 g,生龙齿 15 g,生牡蛎 15 g,炒枣仁 10 g,茯神 10 g,五味子 5 g,珍珠母 10 g,合欢皮 10 g,大枣 5 枚。水煎服,每日 1 剂,连服 15 天。

二诊　2008 年 12 月 20 日。

仍头晕,耳鸣、心悸及面部烘热减轻,晨起面稍肿。睡眠可,饮食调。舌红,苔薄白,脉细。继续原方治疗,面部水肿加用泽泻渗湿利水。处方:

百合 10 g,炙甘草 8 g,麦冬 10 g,知母 10 g,生地 10 g,生龙齿 15 g,生牡蛎 15 g,炒枣仁 10 g,茯神 10 g,五味子 5 g,珍珠母 10 g,合欢皮 10 g,大枣 5 枚,泽泻 15 g。水煎服,每日 1 剂,连服 15 天。

三诊　2009 年 2 月 14 日。

现神清,睡眠可,饮食调,诸症愈。

按　妇女在绝经前后的一段时间,是卵巢功能减退及内生殖器逐渐萎缩的过渡时期。在这段时间,常出现月经紊乱,烦躁易怒,精神疲乏,头昏耳鸣,心悸失眠,心烦躁热,面部阵发性潮红,易汗出,口干纳减等,甚至情志失常。古代医籍中无此病名,其症状散见于"郁证""脏躁""年老血崩""经断复来"等病症中,早在《内经》中就有"女子……七七任脉虚,太冲脉衰少,天癸竭,地道不通,故形坏而无子也"的记载。

上篇　临床医案

患者年至七七,肾阴虚冲任气血失调,则月经紊乱;肾阴日衰,阴虚不能上荣于头目脑髓,故头目眩晕而耳鸣;阴不维阳,虚阳上越,故头面烘热,汗出,心烦失眠;舌红,脉弦细均为阴虚之象。《金匮要略》创甘麦大枣汤主治脏躁。徐老在此基础上自拟百合甘麦大枣汤,其中百合、甘草清心保肺,和百脉,补中益气,宁神益智;甘草、大枣甘润,滋补缓急,养心脾,益气调营;生地、麦冬、知母滋阴液,养心肾;枣仁、茯神养肝宁心;合欢皮解郁安神;龙齿、牡蛎、珍珠母育阴潜阳,镇静安神;五味子益肝肾、滋阴液,复脉通心,收敛耗散之气。全方以甘平之味滋肾养血宁心、安神健脾以缓诸症。

(李伟莉　余欣慧)

十三、带 下 病

病例1 李某某,女,35 岁,干部,已婚。初诊日期:1976 年 8 月 28 日。

白带量多伴外阴瘙痒半年余。

初诊 3 个月前白带涂片,查有真菌,诊断为:真菌性阴道炎。用碱性溶液冲洗阴道、制霉菌素外用,经治两个多月。复查白带,滴虫、真菌均阴性,但白带多、外阴瘙痒症状依然存在。妇检:外阴已婚,未产式;阴道黏膜充血;宫颈中度糜烂;宫体正常大小,活动;附件阴性。宫颈刮片示未见癌细胞。查血糖、尿糖均阴性,尿常规阴性。

患者结婚 7 年未孕。月经周期 3~5/25~38 天。经量少,色紫红有块。下腹痛,腰酸楚。平时白带多,色黄白,质稠黏气秽,外阴瘙痒,有灼热和痛感。宿有尿路感染,时有尿频、尿急。舌质淡红,苔薄白,脉濡数。证属湿热下注,蕴积成带。治宜清热利湿解毒。方用带下苓药芡苡汤加味内服:

土茯苓 15 g,山药 10 g,芡实 10 g,薏苡仁 10 g,莲须 10 g,稆豆衣 10 g,樗白皮 10 g,炒苍术 10 g,黄柏 6 g,萆薢 10 g,木通 6 g,蜀羊泉 10 g,白花蛇舌草 10 g。5 剂,水煎内服,每日 1 剂。

外用苦参汤:苦参 30 g,百部 15 g,紫槿皮 15 g,花椒 15 g,蛇床子 15 g,地肤子 15 g。5 剂,煎水熏洗坐浴。

二诊 1976 年 9 月 2 日。

经带下苓药芡苡汤内服,苦参洗剂外洗,上诉诸症有所好转,继守原方治疗。

三诊 1976 年 10 月 10 日。

经治月余,白带减少,阴痒消失,停药。因患者婚后未孕,月经失调,给以调经安冲的二丹四物汤:

丹皮 10g,丹参 10g,当归 10g,白芍 10g,川芎 5g,生地 10g,香附 10g,郁金 10g,茺蔚子 10g,延胡索 10g,玫瑰花 5g,月季花 5g,怀牛膝 10g。15 剂。经期水煎服,每日 1 剂。

四诊 1976 年 10 月 25 日。

共服二丹四物汤 15 剂。月经基本正常。守原法,处方:

①二丹四物汤 5 剂,经期服。②补肾养冲汤:枸杞子 10g,菟丝子 10g,覆盆子 10g,关沙苑 10g,肉苁蓉 10g,熟地 10g,山药 10g,巴戟天 10g,补骨脂 10g,仙灵脾 10g,仙茅 10g,锁阳 10g。5 剂,经后服。

上述方药,连服 3 个月停药。随访半年怀孕,后足月分娩一女婴。

病例 2 王某某,女,30 岁,工人,已婚。初诊日期:1990 年 2 月 27 日。

带下量多色黄两月余。

初诊 月经周期:6～7/23～30 天,末次月经 1990 年 2 月 20 日,量中,色紫有块。白带量多色黄,腥气特甚,伴头晕心悸,腰酸乏力,少腹隐痛不适,午后似有低热,食欲欠佳。舌苔薄白,脉濡细而数。查滴虫、真菌均阴性。妇检:阴道黏膜充血;宫颈中度糜烂;宫体大小正常;附件(一)。证属脾虚湿热,肾虚带脉失约。治宜健脾清热,固涩止带。方用带下苓药芡苡汤化裁:

土茯苓 15g,山药 10g,芡实 10g,薏苡仁 10g,莲须 10g,稆豆衣 10g,樗白皮 10g,苍术 10g,黄柏 6g,萆薢 10g,木通 6g。5 剂,每日 1 剂,水煎服。连服 5 剂,症状全部消失。

复诊 1990 年 3 月 3 日。

服上药 5 剂后,病情明显好转,白带减少,继服带下苓药芡苡汤 5 剂,症状全部消失,妇科检查:阴道炎症消失。

按 "带下"之名,首见于《内经》,如《素问·骨空论》中说:"任脉为病……女子带下瘕聚。"带下病主要病因是湿邪,如《傅青主女科》中说:"夫带下俱是湿证。"湿有内、外之别。外湿指外感之湿邪,内湿的产生与脏腑气血功能失调有密切的关系。带下病系湿邪为患,而脾肾功能失常又是发病的内在条件;病位主要在前阴、胞宫;任脉损伤,带脉失约是带下病的核心机制。《妇人大全良方》中指出:"人有带脉,横于腰间,如束带之状,病生于此,故名为带。"徐老认为带下以脾虚湿盛,湿热下注为主要病机,治疗带下病以色作为辨证要点,白带多为脾肾亏虚,患者常无炎症表现,而黄带多湿热为患,常见于阴道炎、宫颈炎等疾病。自拟带下苓药芡苡汤健脾化湿,清热止带,治疗黄白带下,效果良好。方中土茯苓、山药、芡实、薏苡仁,健脾利湿,化浊解毒;莲须、稆豆衣、樗白皮甘苦性涩,固脱止带,徐老善用樗白皮治疗带下,每获良效。若脾虚带下色白质稀,加党参、白术健脾益气;湿热下注之黄带,加黄柏、苍术二妙散,清热燥湿;萆薢、木通清利湿热。蜀羊泉、白花蛇舌草善清热解毒;湿邪偏盛,加萆薢、木通加强其渗湿之功。

(李伟莉　徐云霞　余欣慧)

十四、胎 动 不 安

病例1 侯某,女,31 岁,干部,1987 年 8 月 5 日就诊。

停经 37 天,阴道流血 2 次伴腹痛、腰酸。

初诊　患者既往月经规则,14 岁初潮,5/20～25 天,量偏少,色紫红,偶有血块,19 岁前痛经,后消失,末次月经 1987 年 6 月 30 日,现停经 37 天,半月前肌注黄体酮 5 天,停药后少量出血 1 次,伴下腹隐痛腰酸,实验室检查:血 HCG120 ng/ml,现带下咖啡色,伴腹胀、大便不实。舌红少津,苔黄腻,脉细滑数。诊为胎动不安(先兆流产),脾肾虚弱,湿热内蕴证。治宜益肾健脾,凉血安胎。方用参苓白术散化裁:

党参 10 g,茯苓 10 g,白术 10 g,白扁豆 15 g,樗白皮 5 g,怀山药 15 g,莲子肉 12 g,黄芩 6 g,黄柏 6 g,桑寄生 10 g,白芍 10 g,苎麻根 15 g,炙甘草 6 g,广木香 10 g。水煎服,每日 1 剂,连服 4 剂。

二诊　1987 年 8 月 12 日。

二诊时时感轻微腹痛,常感冒,精神较紧张,舌红少津,苔稍腻,脉细滑数。湿热已清,胎热内扰,胎元欠安。辨证为肾虚血热,治宜益肾,凉血,安胎。安胎饮加减,拟方如下:

党参 10 g,白术 10 g,茯苓 10 g,淮山药 15 g,黄芩 10 g,桑寄生 10 g,白芍 10 g,苎麻根 15 g,煨木香 5 g,炙甘草 5 g,杜仲 10 g,菟丝子 10 g,生地 10 g。水煎服,每日 1 剂,连服 5 剂。

三诊　1987 年 9 月 16 日。

妊娠两个半月,伴咳嗽,舌淡红,苔薄腻,脉细滑微浮。证属脾肾亏虚,风邪外袭。治宜健脾益肾,止咳安胎。拟方如下:

百合 10 g,百部 6 g,桔梗 6 g,桑白皮 10 g,生地 10 g,麦冬 15 g,黄芩 10 g,川贝 6 g,杜仲 10 g,菟丝子 5 g,川断 10 g,苎麻根 10 g。水煎服,每日 1 剂,连服 5 剂。

四诊　1987 年 9 月 26 日。

妊娠近 3 个月，近日患感冒咳嗽，伴痰多，色白，质稀有泡沫，二便尚调。舌淡红、舌尖略赤，苔白微腻，脉细滑。实验室检查：血 HCG 350 ng/ml。诊为感冒，脾肾亏虚，外感风寒型。治宜健脾益肾，止咳安胎。拟方如下：

苦杏仁 10 g，苏子 6 g，栝楼皮 10 g，川贝 6 g，制半夏 5 g，化橘红 6 g，茯苓 10 g，桑寄生 10 g，苎麻根 15 g，菟丝子 15 g，杜仲 10 g，白术 10 g，黄芩 6 g，炙甘草 6 g。水煎服，每日 1 剂，连服 5 剂。

五诊　1987 年 10 月 6 日。

妊娠 3 个多月，无不适主诉，痊愈。

按　先兆流产是流产过程中的先兆阶段，指妊娠 28 周前，出现少量阴道流血，或轻微腰酸腹痛。妇科检查宫颈口未开，胎膜未破，子宫大小与停经周数相符。经休息和治疗，症状消失，可继续妊娠。本病发病特点有三：多发生于妊娠早期；以阴道下血、腰酸、腹痛、下坠为主要症状；疾病发生率随着堕胎发生的次数增加而增加。患者有早产、自然流产史，本次妊娠 37 天，少量流血两次，血 HCG 水平在正常范围内，符合以上变化。本病属中医"胎漏""胎动不安"范畴。中医认为，胎漏、胎动不安的主要病机为冲任损伤，胎元不固。导致疾病的原因有虚、实两端，虚者可见肾虚、气血虚弱，实者多为血热和血瘀。《医学心悟·第五卷·妇人门》中说："妊娠胎动不安，多因起居不慎，或饮食触犯禁忌，或风寒搏其冲任之脉，或跌仆伤损，或怒动肝火，或脾气虚弱，宜推其因而治之。"《医林纂要探源·卷八·银苎酒》中指出："肾为作强之官。此乃其人本弱，或素娇养，或家甚贫俭，一时劳役伤力，而遂至伤胎系也。"本患者素体脾肾虚弱，又有早产、自然流产史，更伤脾肾；肾主胞胎，为冲任之本，肾虚则冲任不固，故妊娠期出现少量流血两次，腹胀，大便不实；形体虚弱，面色㿠白，面色无华为脾虚之象；脾虚生湿，湿蕴日久化热，湿热蕴结故见舌红，少津，苔黄腻，脉滑数。故辨证为脾肾虚弱、湿热内蕴之证。治宜益肾健脾，凉血安胎。使用参苓白术散、安胎饮（自拟方）治疗。后外感风寒，咳嗽多痰，更用经验方杏苏楼贝二陈汤（苦杏仁，苏子，栝楼皮，川贝，制半夏，化橘红，茯苓，炙甘草）合安胎饮加减，宣肺止咳化痰，固肾安胎，数剂而愈。

病例2 竺某，女，32岁。初诊日期：2008年03月25日。

停经35天，阴道出血3天。

初诊　述既往月经规则，15岁初潮，7/30～37天，量中等，色红，无痛经。末次月经2008年2月19日，期量如常，停经后3月19日自测尿妊娠实验呈弱阳性，近3天出现少量阴道流血，量少，色暗，无腹痛，无腰酸。0—0—1—0，末孕2005年9月，孕50天时胚胎停止发育，后行清宫术。现少量阴道流血，舌淡红，苔薄白，脉细滑。诊为胎漏，属肾虚证。治宜补肾益气，固冲安胎。拟方安胎饮加减：

党参10g，黄芪10g，当归10g，白芍10g，生地10g，白术10g，黄芩10g，桑寄生10g，狗脊10g，菟丝子10g，川断10g，苎麻根10g，杜仲10g，炒地榆10g。水煎服，每日1剂，连服20天。

二诊　2008年4月22日。

现妊娠63天，仍有少量阴道流血，无腹痛，无腰酸。B超检查示宫内妊娠。继续原方加旱莲草以增强止血之效：

党参10g，黄芪10g，当归10g，白芍10g，生地10g，白术10g，黄芩10g，桑寄生10g，狗脊10g，菟丝子10g，川断10g，苎麻根10g，杜仲10g，炒地榆10g，旱莲草10g。水煎服，每日1剂，连服20天。

三诊　2008年5月26日。

现孕3个月余，阴道出血51天净，无腹痛，无腰酸，近两天腹泻。治宜补肾健脾，养血安胎。拟方安胎饮加广木香，行气止泻：

党参10g，黄芪10g，当归10g，白芍10g，生地10g，白术10g，黄芩10g，桑寄生10g，狗脊10g，菟丝子10g，川断10g，苎麻根10g，杜仲10g，广木香10g。水煎服，每日1剂，连服20天。

四诊　2008年7月20日。

现孕5个月，有胎动。继续补肾健脾，养血安胎治疗。B超检查示中期妊娠。拟方养胎八珍汤益气养血，固肾安胎治疗。处方：

当归 10 g,白芍 10 g,川芎 5 g,熟地 10 g,茯苓 10 g,甘草 5 g,太子参 10 g,白术 10 g,杜仲 10 g,川断 10 g,桑寄生 10 g,菟丝子 10 g。水煎服,每日 1 剂,连服 20 天。

按 《医学入门》云"不痛而下血者为胎漏"。多因孕后气血虚弱,或肾虚、血热等因素导致冲任不固,不能摄血养胎,症见阴道不时下血,量少,或按月来血,并无腰酸腹痛及小腹下坠等症。相等于西医的先兆流产,如治疗及时正确,可以向愈转为正常妊娠。本病的主要病因病机是先天禀赋不足,或孕后房事不节,损伤肾气,肾虚冲任不固,胎失所系,以致胎元不固而发为胎漏,为临床常见病,常表现为:多发生于妊娠早期;以阴道少量下血,而无腰酸、腹痛、下坠。患者既往月经规则,停经 35 天,停经后自测尿 HCG(+),现阴道出血 3 天,且无腹痛,无腰酸。舌淡红,苔薄白,脉细滑。辨证为肾虚证。肾主胞胎,冲任之本在于肾,肾虚冲任不固,蓄以养胎之血下泄,故见少量阴道流血,肾失温煦,血失阳化,故血色暗淡。肾虚胎失所系,故屡孕屡堕。舌淡红,苔薄白,脉细滑亦为肾虚表现。故采用补肾益气,固冲安胎法。方用徐老经验方安胎饮,以寿胎丸为主,补肾固胎。其中,党参、黄芪意在以后天养先天,化生气血,四物去川芎养血安胎,肾气充盛,胎元得固。妊娠早期重在补肾安胎,至妊娠中期,胎儿渐长,气血相对不足,故徐老用养胎八珍汤安胎助孕,使气旺载胎,血旺养胎,无堕胎之虑。

病例 3 张某,女,27 岁。初诊日期:2009 年 6 月 20 日。

停经 42 天,阴道流血 3 天伴腰酸。

初诊 患者既往月经规则,15 岁初潮,6/29 天,量中等,色红,无痛经。0—0—2—0,2 胎均为自然流产(发生在停经 40～50 天),末孕 2007 年 8 月,未予正规诊治。末次月经 2009 年 5 月 10 日,期量如常。停经 31 天时自测尿 HCG(+)。近 3 天出现少量阴道流血,色红,有小血块,无腹痛,有轻微腰酸。刻下少量阴道流血,色红,质稠,夹小血块,腰酸,口干,便结,舌质红,苔薄黄,脉滑数尺弱。诊其为胎

动不安(先兆流产、复发性流产),证属肾虚血热。治宜补肾健脾,凉血安胎。方用安胎饮加减:

党参 10 g,黄芪 10 g,当归 10 g,白芍 10 g,生地 10 g,白术 10 g,黄芩 10 g,桑寄生 10 g,菟丝子 10 g,川断 10 g,苎麻根 10 g,杜仲 10 g,旱莲草 10 g,炒地榆 10 g。水煎服,每日 1 剂,连服 20 剂。

二诊　2009 年 7 月 21 日。

孕两月余,无腹痛,轻微腰酸,无阴道流血,睡眠欠佳,无口干、便结,舌淡红,苔薄白,脉细滑尺弱。去旱莲草、炒地榆,加狗脊壮腰膝,茯神安神助睡眠。

党参 10 g,黄芪 10 g,当归 10 g,白芍 10 g,生地 10 g,白术 10 g,黄芩 10 g,桑寄生 10 g,狗脊 10 g,菟丝子 10 g,川断 10 g,苎麻根 10 g,杜仲 10 g,茯神 10 g。水煎服,每日 1 剂,连服 20 剂。

三诊　2009 年 8 月 10 日。

孕 3 月余,无腹痛、腰酸,无阴道流血。睡眠饮食可,二便调。宗上方去茯神,续服:

党参 10 g,黄芪 10 g,当归 10 g,白芍 10 g,生地 10 g,白术 10 g,黄芩 10 g,桑寄生 10 g,狗脊 10 g,菟丝子 10 g,川断 10 g,苎麻根 10 g,杜仲 10 g。水煎服,每日 1 剂,连服 20 剂。

按　历代医家对胎动不安证治研究颇多,如陈自明在《妇人大全良方·妊娠门》有"胎动不安""妊娠胎漏下血"等方论;朱丹溪在《丹溪心法·妇人产前》中首创"芩、术安胎""产前清热"之说;张景岳在《景岳全书·妇人规》中有"父气薄弱,胎有不能全受而血之漏者","或因脾肾气陷,命门不固而脱血",并提出"安胎之方不可执……但当随证随经,因其病而药之"的辨证论治原则。其主要机制是冲任气血失调,胎元不固。常见分型有肾虚、气虚、血虚、血热、外伤和癥瘕伤胎等。以妊娠期腹痛、腰酸或有阴道流血等为主要临床症状。肾虚不能载胎、血热则热扰冲任,损伤胎气,遂致胎动不安。至于保胎之法,丹溪提倡"大补气血",节斋谓"在养脾胃"。鉴于"肾藏精,主生殖,胞脉者系于肾"和"血热动胎"的理论基础,徐老认为:肾气的盛衰不仅影响胚胎的形成,而且关系到胚胎的生长发育,故确立了补肾健脾,凉血安胎之法,在寿胎丸基础上化裁,药用菟丝子、桑寄生、川断、党参、黄芪、白术、苎麻根健脾益肾,同时予狗脊以壮腰膝,白芍、生地、黄芩、旱莲草滋养阴血,清热安胎,地榆炭凉血止血,并用当归使气机条畅,升降有度,胎气自安。全方共奏补肾健脾、凉血安胎之功。正如《医学衷中参西录》中指出:"男女生育皆赖肾气作强,肾旺自能荫胎。"肾气盛则胎元固,自无胎漏、胎动不安之虞。二诊时,鉴于患者阴道下血已止,仍腰酸寐差,舌淡红,苔薄白,脉细滑尺弱,徐老辨证属肾虚。肾主系胎,肾虚则冲任不固、胎失所系,因而腰酸、胎动下坠,或有阴道流血;热伤冲任,迫血妄行,损伤胎气,而致胎动下坠,阴道流血色红;肾虚冲任不固,无力系胎,故屡有堕胎;热伤津液,故口干、便结。舌淡红,苔薄黄,脉滑数尺弱,为肾虚血热之征。继予补肾之剂,去旱莲草、炒地榆,加狗脊壮腰膝、茯神安神以达安胎之功。三诊时,患者已超过最大流产月份,已孕 3 个月余,无腹痛、腰酸及阴道流血。睡眠、饮食可,二便调。徐老遵循"脾为后天之本,气血生化之源"的理论,后期重在健脾养血,固肾养胎,以使胎元旺盛,胎有所养。

(李伟莉　徐云霞)

十五、滑　　胎

病例 1　汪某,女,27 岁。初诊日期:2007 年 10 月 25 日。

自然流产 3 胎。

初诊　患者平素月经尚规则,16 岁初潮,4/30 天,量少。男方生殖功能正常。结婚 2 年,先后自然流产 3 胎,分别发生在孕 50~60 天时,末次孕 2007 年 2 月 29 日。末次月经 2007 年 10 月 2 日,现月经未潮。望诊见患者面色萎黄,精神不振,舌淡苔薄,脉细弱。诊其为滑胎(习惯性流产),证属气血虚弱型。治宜健脾益气,养血调冲。拟方调经八珍汤加减。处方:

丹皮 10 g,丹参 10 g,香附 10 g,茺蔚子 10 g,当归 10 g,白芍 10 g,川芎 10 g,生地 10 g,党参 10 g,白术 10 g,茯苓 10 g,甘草 5 g。水煎服,每日 1 剂,连服 15 日。

二诊　2007 年 11 月 25 日。

服药后,末次月经 10 月 27 日,时值经前,乳房胀痛。拟方:

当归 10 g,白芍 10 g,川芎 10 g,生地 10 g,党参 10 g,白术 10 g,茯苓 10 g,甘草 5 g,丹皮 10 g,丹参 10 g,木蝴蝶 3 g,木贼草 10 g。水煎服,每日 1 剂,连服 15 日。

三诊　2007 年 12 月 30 日。

经益气养血、调补冲任后自然受孕,末次月经 11 月 27 日,停经 33 天,自测尿 HCG(+)。然患者反复堕胎,一经确诊早孕,即行安胎治疗。方用安胎饮:

党参 10 g,黄芪 10 g,当归 10 g,白芍 10 g,生地 10 g,白术 10 g,黄芩 10,桑寄生 10 g,狗脊 10 g,菟丝子 10 g,川断 10 g,苎麻根 10 g,杜仲 10 g。水煎服,每日 1 剂,连服 20 日。

四诊　2008 年 1 月 1 日。

停经 35 天,阴道少量出血两天,呈咖啡色。诊为胎漏,气血虚弱型。治宜健脾补肾,止血安胎。拟方如下:

党参 10 g,黄芪 10 g,当归 10 g,白芍 10 g,生地 10 g,白术 10 g,黄芩 10 g,桑寄生 10 g,狗脊 10 g,菟丝子 10 g,川断 10 g,苎麻根 10 g,杜仲 10 g,炒地榆 10 g。水煎服,每日 1 剂,连服 20 日。

五诊 2008 年 2 月 18 日。

阴道流血 11 天净,孕 3 个月,无腹痛,无腰酸。现阴道流血止,故去炒地榆,原方继用,巩固治疗。拟方如下:

党参 10 g,黄芪 10 g,当归 10 g,白芍 10 g,生地 10 g,白术 10 g,黄芩 10 g,桑寄生 10 g,狗脊 10 g,菟丝子 10 g,川断 10 g,苎麻根 10 g,杜仲 10 g。水煎服,每日 1 剂,连服 20 日。

按 习惯性流产为自然流产连续 3 次及 3 次以上,每次流产往往发生在同一妊娠月份。诊断时应注意其连续性和自然殒堕的特点。患者诊断符合以上特征。《景岳全书·妇人归》中曰:"凡妊娠数堕胎者,必以气脉亏损而然,而亏损之由,有禀赋之素弱者,有年力之衰残者……"患者体形较弱,面色萎黄,为气血两虚、冲任不足,不能载胎养胎,故屡孕屡堕;精神倦怠,舌淡苔薄,脉细弱均为气血不足之象。滑胎的治疗原则为"预培其损",即孕前调补,孕后即行保胎治疗。故本症患者孕前采用"健脾益气、养血调冲"法治疗。拟方调经八珍汤加减。方中八珍汤补益气血,又加香附、茺蔚子、丹参、丹皮调气血之品。全方共奏健脾益气,养血调冲之效。时值经前,乳房胀痛,徐老善用木蝴蝶、木贼草疏肝调气,消除乳房胀痛。三诊时患者已有孕,由于有滑胎病史,故即行安胎治疗,采用益肾健脾、养血固冲的安胎饮,治疗时间超过上次流产月份也是"预培其损"保胎之要点。

病例 2 魏某,女,31 岁。初诊日期:1987 年 2 月 11 日。

停经 44 天,腰酸腹痛 7 天。

初诊 诉有 3 次自然流产史(均停经两个半月左右)。平素月经规则,12 岁初潮,5~6/28 天,量中等,色鲜红,痛经(一),末次月经

1986 年 12 月 28 日,期量如常,停经后有早孕反应,但能正常进食,7 天前自觉腹痛、腰酸,未予特殊治疗,近几日缓解,今日门诊查尿 HCG (+),偶有腹痛、腰酸,无阴道流血,口淡无味,二便调。舌质暗红,苔薄白,脉细弱,两尺重按尤甚。诊其为:①胎动不安;②滑胎(习惯性流产),证属脾肾亏虚。治宜健脾益肾,养血安胎。拟寿胎丸合泰山磐石散加减(自拟方安胎饮加减)。处方:

太子参 15 g,黄芪 10 g,当归 10 g,白芍 10 g,熟地 10 g,杜仲 10 g,川断 10 g,桑寄生 10 g,菟丝子 10 g,白术 6 g,黄芩 6 g,砂仁(后下)3 g。水煎服,每日 1 剂,连服 7 剂。

二诊　1987 年 2 月 18 日。

服药后腹痛消失,仍腰酸,无阴道流血及腹坠,睡眠、饮食可,大小便正常。舌质淡暗,苔薄白,脉细涩弱。拟健脾益肾,养血安胎之剂:

太子参 10 g,当归 10 g,白芍 10 g,生、熟地各 10 g,菟丝子 10 g,川断 10 g,杜仲 10 g,桑寄生 10 g,白术 6 g,黄芩 10 g,甘草 6 g,砂仁(后下)6 g。水煎服,每日 1 剂,连服 7 剂。

三诊　1987 年 2 月 25 日。

无腹痛、腰酸及阴道流血,舌脉同前。仍予健脾益肾,养血安胎之剂:

黄芪 10 g,太子参 10 g,当归 10 g,生地 10 g,菟丝子 15 g,川断 10 g,杜仲 10 g,桑寄生 10 g,白术 10 g,黄芩 10 g,苎麻根 10 g。水煎服,每日 1 剂,连服 20 剂。

四诊　1987 年 3 月 18 日。

停经近 3 个月,无明显不适。B 超示宫内妊娠,见胎心搏动。继予健脾益肾,养血安胎之剂:

党参 10 g,炙黄芪 12 g,当归 10 g,生地 15 g,熟地 15 g,生白术 10 g,黄芩 6 g,川断 10 g,白芍 10 g,桑寄生 10 g,菟丝子 10 g,杜仲 10 g,炙甘草 6 g,苎麻根 10 g。继续服用 15 剂后停药。

按　宋代陈自明在《妇人大全良方·妊娠数堕胎方论第一》中明确提出了"数堕胎"的概念:"若血气虚损者,子脏为风寒所苦,则血气不足,故不能养胎,所以数堕胎也。"宋代齐仲甫首次在《女科百问》中指出了滑胎的临床特点是"应期而下":"妊娠三月,曾经坠胎,至其月日复坠者,何也? 答曰:……若气血虚损……不能荫养其胎,故数坠胎也。假令妊娠三月……不善摄生伤经,则坠胎,后再有妊,至其月日,仍前犯之,所以复坠也。"直至清代叶天士所著的《叶氏女科证治》中指出:"人身有三月而堕者,有六七月而堕者,有屡孕屡堕者,由于气血不足。名曰滑胎。"这是第一次将"屡孕屡堕"命名为"滑胎"。其病因病机归纳起来,不外以下几个方面:一是夫妇肾气不盛,胎元禀赋素弱,胎元不固;二是气血不足,胎失所养,胎元不固;三是房事不节,色欲过度,精血暗耗,不能养胎固胎;四是瘀血滞留胞宫,胎不得新血所养;五是跌仆闪挫,误服伤胎之物损伤胎元等。肾虚不能载胎、脾虚气血乏源,均能使胎失摄养而致滑胎。至于保胎之法,丹溪提倡"大补气血",节斋谓"在养脾胃"。本案患者素体肾虚,而肾主生殖,任主胞胎,胞脉系于肾,肾虚则冲任不固;脾为后天之源,脾虚不能化生水谷精微,则气血俱虚,冲任不足,导致不能养胎载胎,故脾肾亏虚则屡孕屡堕;腰为肾之腑,肾虚则腰酸;冲任不足,胞脉失养则小腹隐痛。面色欠华,舌质暗红,脉细弱、两尺重按尤甚,均为脾肾亏虚之征。综观舌脉证,本病病位在脾肾、冲任、胞宫,病性属虚,证属脾肾亏虚。徐老则以健脾益肾、养血安胎为主,方用菟丝子、桑寄生、杜仲壮腰膝,补肾固胎,参、术、芪、归等健脾益气,养血安胎,并用砂仁、当归使气机条畅,升降有度,胎气自安。"预培其损"治疗超过上次流产月份而终止,为治疗滑胎的关键之一。

病例3 付某,女,37 岁。初诊日期:2008 年 10 月 14 日。

阴道出血 3 天伴腰酸。

初诊 述 13 岁初潮,月经周期为 3/30 天,色黯,伴腰酸,末次月经 2008 年 9 月 17 日,1—0—4—0,曾剖宫产 1 胎夭折,自然流产 4 胎,均发生在孕 40～50 天。末孕 2008 年 2 月 2 日,孕 40 天自然流产加清宫。近 3 天出现少量阴道流血,色黯红,伴腰酸,自测尿 HCG(＋),要求保胎治疗,无明显腹痛,诊其为胎动不安、滑胎(先兆流产、习惯性流产），证属肾虚证。此为肾气不足，胎失所系，反复殒堕，反复宫腔操作，损伤肾气，肾虚系胞无力，冲任不固，故见胎动不安，腰酸。肾虚失于温煦，血无阳化，故下血色黯淡，舌暗红，脉细滑、尺弱均属肾虚之象。治宜补肾健脾，养血安胎。自拟方安胎饮加减：

党参 10g，黄芪 10g，当归 10g，白芍 10g，生地 10g，白术 10g，黄芩 10g，菟丝子 10g，川断 10g，桑寄生 10g，狗脊 10g，苎麻根 10g，杜仲 10g，旱莲草 10g。水煎服，每日 1 剂，连服 20 天。

二诊　2008 年 11 月 8 日。

服药后现孕 53 天，无腹痛，无腰酸，无阴道流血。上方去凉血止血药旱莲草，水煎服，每日 1 剂，连服 20 天。

三诊　2008 年 12 月 6 日。

孕 81 天，呕吐等早孕反应明显，口苦，呕吐物为酸水和食物。治宜补肾健脾，清肝止呕安胎。方拟徐老验方反应停：

苏梗 10g，藿香 10g，制半夏 10g，茯苓 10g，白术 10g，黄芩 10g，川连 3g，苎麻根 10g，广木香 5g，砂仁 5g（后下），菟丝子 10g，川断 10g，桑寄生 10g。水煎服，每日 1 剂，连服 20 天。

四诊　2009 年 1 月 3 日。

孕 109 天，无腹痛、无腰酸、无阴道流血，呕吐减轻。B 超检查示胎心发育正常。继续补肾健脾，养血安胎治疗。处方：

党参 10g，黄芪 10g，当归 10g，白芍 10g，生地 10g，白术 10g，黄芩 10g，菟丝子 10g，川断 10g，桑寄生 10g，狗脊 10g，苎麻根 10g，杜仲 10g。水煎服，每日 1 剂，连服 20 天。如此治疗 4 次而收功。

按　先兆流产系流产动态变化过程中的先兆阶段，如治疗及时正确，可以向愈，转为正常妊娠。临床常表现为：多发生于妊娠早期；以阴道少量下血、腰酸、腹痛、下坠为主要症状，各项妊娠指标检测均在正常范围内。习惯性流产是流产的特殊情况之一，即自然流产连续发生 3 次以上者。疾病发生率随着堕胎发生的次数增加而增加。患者停经 38 天，少量阴道出血 3 天，尿 HCG（＋）；既往曾连续自然流产 4 次。符合先兆流产及习惯性流产变化。本病相当于中医的"胎动不安""滑胎"范畴。中医认为,本病的主要病因病机是冲任损伤,胎元不固。《医林纂要探源·卷八·银苎酒》指出:"肾为作强之官。此乃其人本弱,或素娇养,或家甚贫俭,一时劳役伤力,而遂至伤胎系也。"先天禀赋不足,或孕后房事不节,损伤肾气,肾虚冲任不固,胎失所系,以致胎元不固而发为胎漏、胎动不安。患者首诊少量阴道出血,色暗淡,腰酸不适;舌质暗淡,苔薄白,脉细滑,辨证当为肾虚证,治宜益肾固冲安胎,方选安胎饮。方中菟丝子、续断、桑寄生、杜仲、苎麻根、旱莲草益肾固冲,止血安胎;党参、黄芪益气健脾;当归、白芍、生地养血生津以养胎;黄芩、白术清胎热、健中州为安胎之圣药。全方益肾、健脾、养血、固冲,冲任健固,胎元自安。二诊流血止,腰酸愈,舌脉同前,故继拟原方易旱莲草为狗脊,以强腰固冲安胎,并依据兼证而加减治疗。患者习惯性流产,故治疗应超过既往流产的月份,仍为治疗之要点之一。

病例4 王某,女,38 岁。初诊日期:2008 年 11 月 11 日。

停经 35 天,腹痛伴阴道流血 3 天。

初诊 患者平素月经规则,14 岁初潮,5/30 天,量中等,色暗红,无痛经。末次月经 2008 年 10 月 7 日,期量如常,停经后自测尿 HCG(＋)。3 天前,无明显诱因下出现腹痛隐隐,伴少量阴道流血,色暗,无腰酸,未见烂肉样组织排出,饮食、睡眠可,二便调。未予诊治。刻下腹痛隐隐,少量阴道流血,色暗,无腰酸,睡眠、饮食可,二便调。结婚 20 年,1—0—3—1,自然流产 3 次＋清宫,发生在停经 45~60 天时胚胎停止发育。舌质淡暗,边有齿痕,苔薄白。诊其为:①胎动不安;②滑胎(先兆流产、习惯性流产),证属脾肾两虚。治宜补肾健脾,固冲安胎。拟方安胎饮。处方:

党参 10 g,黄芪 10 g,当归 10 g,白芍 10 g,生地 10 g,白术 10 g,黄芩 10 g,桑寄生 10 g,狗脊 10 g,菟丝子 10 g,川断 10 g,苎麻根 10 g,杜仲 10 g,炒地榆 10 g。水煎服,每日 1 剂,连服 20 剂。

二诊 2008 年 11 月 29 日。

孕 53 天,上次阴道流血 5 天净,近 2 天又出现少量阴道流血,色淡红,质稀薄,神疲肢倦,气短懒言,无腹痛、腰酸、睡眠、饮食可,二便调。舌质淡红,苔薄白,脉滑无力,原方加旱莲草 10 g,砂仁(后下)6 g。水煎服,每日 1 剂,连服 20 剂。

三诊 2008 年 12 月 29 日。

孕 82 天,无腹痛、腰酸及阴道流血,睡眠、饮食可,二便调,舌脉如常。上方去止血药。处方:

党参 10 g,黄芪 10 g,当归 10 g,白芍 10 g,生地 10 g,白术 10 g,黄芩 10 g,桑寄生 10 g,狗脊 10 g,菟丝子 10 g,川断 10 g,苎麻根 10 g,杜仲 10 g。水煎服,每日 1 剂,连服 20 剂。

按 宋代陈自明在《妇人大全良方》中明确提出了"数堕胎"的概念。宋代齐仲甫首次在《女科百问》中指出了滑胎的临床特点是"应期而下"。清代叶天士所著的《叶氏女科证治》中第一次将"屡孕屡堕"命名为"滑胎"。徐老认为:肾气的盛衰不仅影响胚胎的形成,而且关系到胚胎的生长发育,故确立了补肾健脾、固冲安胎之法,采用寿胎丸基础上化裁,药用菟丝子、桑寄生、川断、党参、黄芪、白术、苎麻根健脾益肾,同时予杜仲、狗脊以壮腰膝,白芍、生地、黄芩滋养阴血、清热安胎,并用砂仁、当归条畅气机,升降有度,全方共奏健脾益肾、固冲安胎之功。正如《医学衷中参西录》中指出:"男女生育皆赖肾气作强,肾旺自能荫胎。"肾气盛则胎元固,自无胎漏、胎动不安之虞。二诊时,鉴于患者"近两天又出现少量阴道流血,色淡红,质稀薄,神疲肢倦,气短懒言……舌质淡红,苔薄白,脉滑无力",徐老辨证属气虚证,秉承《妇人归》中"凡胎孕不固,无非气血损伤之病,盖气虚则提摄不固,血虚则灌溉不周,所以多致堕胎、小产"的精髓,予方中参、芪、术补中益气,固摄冲任;归、芍补血以濡养胎元;苎麻根、炒地榆、旱莲草止血安胎;砂仁理气安胎,且使补而不滞,同时坚持"肾主生殖",予寿胎丸固肾安胎。全方共奏益气养血、固冲止血之效。三诊时,患者已超过以往最大流产月份,无大碍,治以健脾养血、固肾养胎即可。

(李伟莉 徐云霞 储继军)

十六、恶　　阻

病例1　宋某某,女,30岁,工人,已婚。就诊时间:1974年6月10日。

初诊　停经59天,尿妊娠试验阳性,近两周来,呕吐频作,不能进食,伴有头晕目眩,消瘦神疲,卧床不起,查尿酮体阳性。经西医治疗,症状未见好转,甚则吐出少许紫红色痰涎,脉象缓滑,舌质淡红,苔薄白。证属中焦虚寒,胃气不降。治宜温胃降逆止呕。方用加味温胆汤化裁:

党参10g,白术10g,灶心土50g,制半夏10g,云茯苓10g,陈皮6g,甘草6g,枳实6g,竹茹6g,旋覆花6g,枇杷叶6g,藿香梗6g。5剂,每日1剂,水煎服。

二诊　1974年6月16日。

症见好转,偶于进食前后仍有呕吐,能进流质饮食。嘱其停止输液,诊脉缓滑,舌质淡红,苔薄白,守原方再服5剂。呕吐未作,食欲亦增。

三诊　1974年6月24日。

呕吐停止,能进饮食,精神好转,加味温胆汤加党参10g,白术10g。5剂,每日1剂,水煎服。

病例2　张某某,女,28岁,教师,已婚。就诊时间:1981年10月5日。

停经63天,频繁呕吐20天。

初诊　停经63天,尿妊娠试验阳性。近20天来呕吐频繁,头晕心烦,低热,胸胁胀闷不适,形体消瘦,精力不支,查尿酮体阳性。应用补液、补充维生素、冬眠疗法等措施治疗两周,疗效不显。呕出苦水夹有咖啡色血液,饮食点滴不进,病情日渐严重,妇产科考虑终止妊娠。患者慕名来诊,脉来滑数,舌质红,尖赤苔薄黄。证属肝郁化热,逆而犯胃。治宜清肝和胃,降逆止呕。处方:

制半夏 10 g,云茯苓 10 g,陈皮 6 g,甘草 6 g,枳实 6 g,竹茹 6 g,旋覆花 6 g,枇杷叶 6 g,藿香梗 6 g,黄芩 10 g,黄连 3 g,麦冬 10 g,芦根 12 g。5 剂。每日 1 剂,嘱少量多次服法。

二诊　1981 年 10 月 11 日。

患者服 3 剂后呕吐减轻,有时饮食已吐出,但吐后再进饮食不吐,苔、脉同前。再审原方续服 5 剂。

三诊　1981 年 10 月 16 日。

呕吐停止,能进流质饮食,舌质淡红,苔薄白,予加味温胆汤加黄芩 10 g,白术 10 g。5 剂。身体逐渐康复。

病例 3　苏某某,女,27 岁,工人,已婚。初诊日期:1981 年 4 月 10 日。

停经 70 天,恶心呕吐 1 个月。

初诊　第一胎妊娠 70 天,呕吐 1 个月,于停经 40 天即有恶心呕哕,逐渐加剧,食入即吐,甚则呕吐苦水及血性物。曾在某医院住院治疗 10 天,用中药香砂六君汤配合输液,效果不显,反复呕哕,不能进食。诊见头目眩晕,面色苍黄,神倦乏力,形体消瘦,小溲短赤,大便干燥。证属素体胃弱肝郁,孕后血盛于下,冲脉之气上逆,导致胃失和降。治宜调和肝脾,降逆止呕。拟用当归芍药散加黄芩、竹茹、制半夏、枇杷叶,处方:

白芍 10 g,当归 10 g,川芎 6 g,炒白术 10 g,茯苓 10 g,泽泻 10 g,黄芩 10 g,竹茹 10 g,制半夏 10 g,枇杷叶 10 g。嘱服 5 剂,每日 1 剂,水煎服。

复诊　1981 年 4 月 15 日。

药后呕吐次数减少,食欲稍增,病情有所改善,原方续服 5 剂。上述方药共服 15 剂后,能进普通饮食,纳畅神怡,基本痊愈。

病例 4 王某,女,30 岁。初诊日期:2011 年 6 月 10 日。

停经 59 天,恶心、呕吐 2 周。

初诊 停经 59 天,尿妊娠试验阳性,10 天前 B 超检查示宫内妊娠,见胎心搏动。近两周来,呕吐频作,不能进食,伴有头晕目眩,消瘦神疲,卧床不起,查尿酮体阳性。西医曾用支持疗法,症状未见好转,甚则吐出少许紫红色痰涎,脉象缓滑,舌质淡红,苔薄白。证属冲气上逆,胃失和降。治宜健脾和胃。方用香砂六君子汤化裁:

广木香 5 g,砂仁 5 g,白术 10 g,制半夏 10 g,云茯苓 10 g,黄芩 10 g,黄连 3 g,苎麻根 10 g,竹茹 6 g,苏梗 10 g,藿香 10 g。5 剂,每日 1 剂,水煎服。

二诊 2011 年 6 月 16 日。

症见好转,偶于进食前后仍有呕吐,能进流质饮食。嘱其停止输液,诊脉缓滑,舌质淡红,苔薄白,守原方再服 5 剂。呕吐未作,食欲亦增。

三诊 2011 年 6 月 24 日。

呕吐停止,能进饮食,精神好转,上方加党参 10 g、白术 10 g。5 剂。

按 恶阻即谓呕吐恶心,头眩恶食择食是也。《备急千金要方》中曰:"凡妇人虚羸,血气不足,肾气又弱,或当风饮冷太过,心下有痰水者,欲有胎而喜病阻,所谓欲有胎者,其人月水尚来,颜色肌肤如常,但苦沉重愦闷,不欲食饮,又不知其患所在,脉理顺时平和,则是欲有娠也。"妊娠呕吐是妊娠早期征象之一,多发生在怀孕 2～3 个月,轻者即妊娠反应,出现食欲减退、择食、清晨恶心及轻度呕吐等现象,一般在 3～4 周后即自行消失,对生活和工作影响不大,不需特殊治疗。少数妇女反应严重,呈持续性呕吐,甚至不能进食、进水,伴有上腹饮闷不适,头晕乏力或喜食酸咸之物等,尿酮体阳性,现代医学称之为"妊娠呕吐"。徐老认为妇女妊娠后,胎元初凝,经血不泻,血聚养胎,胞宫内实,致使冲气上逆,胃失和降,遂发恶阻。治疗本病,徐老应用自拟经验方加味温胆汤随证加减,屡试屡验。病例三与前两例有所不同,症见头目眩晕,面色苍黄,神倦乏力,形体消瘦,乃素体胃弱肝郁,冲脉之气上逆所致,治以调和肝脾,降逆止呕。此外,徐老指出,妊娠恶阻是以呕吐为主要症状。故在饮食方面,均以清淡、稀软、容易消化的食物为主,避免闻臭、腥、腐、香窜食品,少食或不食油腻厚味。胃气虚弱者以牛奶、豆浆、蛋羹、米粥、软饭、软面条为主;肝热气逆者,则宜多吃蔬菜和水果。进食方法,以每次少量多次进餐为好。

(李伟莉　余欣慧)

十七、妊娠黄疸

病例 1　孙某某,女,26 岁,工人,已婚。初诊日期:1990 年 7 月 14 日。

停经 7 个月,胸腹部瘙痒渐及全身 2 个月。

初诊　患者于 1990 年元旦结婚,当月受孕,现已妊娠 7 个月。自今年 5 月下旬开始,即感胸腹部瘙痒,渐遍及全身,巩膜及周身皮肤也随之发黄,西医诊断为妊娠期肝内胆汁淤积症。给服利胆醇、维生素等药物 1 个月,病情无好转,遂转中医治疗。刻下见巩膜及全身皮肤发黄,周身瘙痒,夜甚于昼,大便灰白而干,小便黄赤,伴纳差、倦怠,舌红,苔薄黄腻,脉滑数,肝区触痛不明显,查血清胆红素 50mmol/L,谷丙转氨酶 130U,HbsAg(-),B 超检查示肝胆无异常。中医诊断:妊娠黄疸(妊娠身痒)。乃湿热蕴于肝胆,迫使胆液外泄,浸渍肌肤所致。治宜清热利湿,退黄止痒。方用退黄止痒汤加味治之:

茵陈、茯苓、车前子、地肤子各 12 g,白术、白芍各 10 g,柴胡、山栀、防风、炒枳实、黄连、黄柏、黄芩、大黄(后下)、甘草各 6 g。5 剂,水煎服,每日 1 剂。

二诊　1990 年 7 月 20 日。

服药 5 剂后,痒感减轻,目黄退半,大便转黄,小便转清,唯纳食未见增加,舌淡红,苔薄黄稍腻,脉滑数。继用前方去大黄,加砂仁 6 g,炒麦芽 15 g。7 剂。

三诊　1990 年 8 月 2 日。

药后诸症消除,复查胆红素、谷丙转氨酶等正常。

同年 9 月顺产 1 男婴,母子平安。

病例 2　王某某,女,28 岁,干部,已婚。初诊日期:1988 年 9 月

18 日。

停经 7 个月,全身皮肤瘙痒黄染 10 天。

初诊　患者自述妊娠 7 个月时,全身皮肤出现瘙痒,夜间尤甚,影响睡眠,当地医院给予扑尔敏等治疗,瘙痒不见好转,随之出现全身黄染,伴尿黄、目黄,在当地医院查谷丙转氨酶 70U,总胆红素 35mmol/L,HbsAg(－),肝胆 B 超检查示正常,查血常规:白细胞 $7.8×10^9$/L,中性粒细胞 68%,妇科有关检查亦正常。刻诊全身瘙痒伴皮肤轻度黄染,右胁不适,无疼痛,纳差,口苦,晨起为重,乏力,小便黄,大便正常,舌质淡红,苔薄黄稍腻,脉弦数。查血压 105/75 mmHg,一般情况良好,全身皮肤黄染并见多处搔抓痕迹,巩膜轻度黄染,咽无红肿,扁桃体不大,心肺正常,腹软,肝脾未及,肝区有轻度叩击痛,余(－)。西医诊断:妊娠期肝内胆汁汁淤积症。中医诊断:妊娠黄疸(妊娠身痒)。治宜疏肝利胆,清热利湿,退黄止痒。方以退黄止痒汤化裁:

丹皮、山栀、黄连、黄芩、黄柏、柴胡、防风、蝉衣、甘草各 6 g,白术、茯苓、当归、白芍、地肤子各 10 g,茵陈 12 g。5 剂,水煎服,每日 1 剂。

二诊　1988 年 9 月 23 日。

服上药 5 剂后,瘙痒、黄疸减轻,继守上方再进 5 剂。

上方连续服 15 剂后,瘙痒、黄疸全部消失,纳食正常,复查谷丙转氨酶、总胆红素均正常。随访至正常分娩无复发。

病例 3　曾某某,女,24 岁,已婚。初诊日期:2009 年 7 月 28 日。

停经 8 个月,全身瘙痒十余天。

初诊　妊娠 32 周,突发全身瘙痒,外院查胆酸升高至 2.01 μmol/L,肝肾功能正常,B 超检查示单胎,活胎。2007 年孕 36 周时曾因"妊娠肝内胆汁淤积症",胎死腹中,行引产术。刻下浑身瘙痒难忍,眠差,纳食正常,全身皮肤、巩膜无黄染,二便正常,舌红,苔薄黄腻,脉弦滑数。西医诊断:妊娠肝内胆汁淤积症。中医诊断:妊娠身痒。辨证属肝郁脾虚,湿热内蕴。治以调和肝脾,清热利湿,佐以安胎。方用解毒归芍散(自拟):

当归、白芍、白术、茯苓、泽泻、黄连、黄芩、黄柏、山栀、茵陈、地肤子、杜仲、苎麻根各 10 g，川芎 5 g。10 剂，水煎服，每日 1 剂。

禁食海鲜之品。

复诊　2009 年 8 月 8 日。

服药 10 剂后，瘙痒症状明显减轻，睡眠可，舌淡尖红，苔薄白，脉浮滑。效不更方，原方继进 10 剂。复查时身痒消失，血胆酸值恢复正常。2009 年 9 月足月顺产一健康男胎。

按　妊娠肝内胆汁淤积症又称复发性妊娠黄疸，是一种原因不明的良性疾病，以全身上下瘙痒、淤胆的生化改变为特征。属中医"黄疸""妊娠身痒"范畴，是由于感受湿热疫毒等外邪，导致湿浊阻滞，脾胃肝胆功能失调，胆液不循常道，随血泛溢引起的病证。《金匮要略·黄疸病》中指出："黄家所得，以湿得之。"徐老认为，本病发生的关键是肝脾功能失调，湿热内蕴，胆液不循常道，随血外溢，发为身痒、黄疸。例 1 妊娠黄疸，乃属湿热并重，徐老自拟退黄止痒汤[茵陈、柴胡、白芍、天花粉、炒枳实、山栀、大黄（后下）、黄柏、黄连、黄芩、甘草]治之。本方乃茵陈蒿汤合四逆散加黄连、黄柏、黄芩、天花粉而成，具有清热利湿、疏肝利胆、退黄止痒之效。茵陈蒿汤为清热利湿退黄之方；四逆散功在疏肝解郁和脾；黄连、黄柏、黄芩、山栀药性苦寒，清热燥湿止痒；天花粉甘寒，清热养阴生津，以制三黄之燥伤胎。原方加入车前子、茯苓淡渗利湿，使湿邪从小便而出，正如《金匮要略·黄疸病》中云："诸病黄家，但利其小便。"例 2 根据症状、体征结合舌脉辨证为肝郁脾虚，湿热郁于肝胆，热入血分，风胜作痒。治疗以退黄止痒汤加当归、防风、地肤子、蝉衣养血祛风止痒，取"治风先治血，血行风自灭"之意，使邪去而不伤正。疗效显著。例 3 以归芍散加减，归芍散调肝和脾；黄连、黄芩、黄柏、山栀、茵陈清热利湿；川芎、地肤子祛风止痒；杜仲、苎麻根固肾安胎，治病安胎并举。大黄既可通下泄热又可凉血清热，徐老一般使用于本病便结者，遵循"有故无殒，亦无殒也""中病即止"的原则。在治疗中，需注意饮食有节，勿进食不洁之品及恣食辛热肥甘之物。

（李伟莉　徐经凤　余欣慧）

十八、妊 娠 咳 嗽

病例 1 张某某,女,30 岁,农民,已婚。初诊日期:1980 年 3 月 2 日。

妊娠 7 个月,咳嗽两月余。

初诊 妊娠 7 个月,咳嗽 2 个月余,胸部听诊两肺呼吸音粗糙,并有干湿性啰音。胸透:两肺纹理增强,余(-),血常规示白细胞正常。患者曾用枇杷露、杏仁止咳糖浆、抗生素等治疗,效果不显。就诊时主诉咳嗽痰多、不易咳出、痰稀呈泡沫样,有时痰中带有血丝,晨起夜卧咳剧,微恶寒,四肢欠温,胸闷纳少,脉弦滑,舌质淡红,苔白。证属脾虚肺寒,胎气壅塞,肺气不宣,而为"子咳"证。治宜宣肺降逆,止咳化痰。方用以苏杏楼贝二陈汤加白及:

苏子 10 g,炒杏仁 10 g,栝楼皮 6 g,川贝母 6 g,制半夏 10 g,化橘红 6 g,云茯苓 10 g,桔梗 10 g,前胡 6 g,紫菀 10 g,款冬花 10 g,白及 6 g,甘草 6 g。嘱服 5 剂。

复诊 1980 年 3 月 10 日。

服药后咳嗽减轻,痰中已不带血丝,原方减白及,再服 5 剂而痊愈。

病例 2 吴某某,女,35 岁,医生,已婚。初诊日期:1980 年 3 月 30 日。

妊娠 8 个月,咳嗽两月余。

初诊 患者两个月前因受寒感冒,咳嗽气逆,咳痰稀白,夜晚咳剧。胸透:两肺纹理增强,肺野未见实质性病变,心脏不大,膈肌光滑。经用咳必清、枇杷露、川贝精片、杏仁止咳糖浆等中西药物治疗无效。头晕胸闷,纳少运迟,咳剧时伴呕吐,小便不能自控,诊脉浮滑,舌质淡

红,苔白。证属脾虚肺寒,胎气壅塞,肺失宣化。治宜宣肺降逆,止咳化痰。处方:

苏子 10 g,炒杏仁 10 g,栝楼皮 6 g,川贝母 6 g,制半夏 10 g,化橘红 6 g,云茯苓 10 g,桔梗 10 g,前胡 6 g,紫菀 10 g,款冬花 10 g,甘草6 g。嘱服 5 剂。

复诊　1980 年 4 月 6 日。

服药后疗效显著,咳嗽已止,食欲增加,嘱原方再服 5 剂,以巩固疗效。以后,该患者停药观察至分娩,咳嗽未见复发。

病例 3　曾某,女,31 岁。初诊日期:2011 年 3 月 10 日。

妊娠 7 个月,咳嗽 1 月余。

初诊　妊娠 7 个月,咳嗽 1 个月余,患者曾用枇杷露、止咳糖浆、抗生素等治疗,效果不显。就诊时主诉咳嗽痰多、不易咳出、痰稀呈泡沫样,有时痰中带有血丝,晨起夜卧咳剧,微恶寒,四肢欠温,胸部听诊两肺呼吸音粗糙,并有干湿性啰音,血常规示白细胞正常,舌质淡红,苔白,脉弦滑。证属脾虚肺寒,胎气壅塞,肺气不宣,而为"子咳"证。治宜宣肺降逆,止咳化痰。方用苏杏楼贝二陈汤加白及:

苏子 10 g,炒杏仁 10 g,栝楼皮 6 g,川贝母 6 g,制半夏 10 g,化橘红 6 g,云茯苓 10 g,桔梗 10 g,前胡 6 g,紫菀 10 g,款冬花 10 g,白及6 g,甘草 6 g。嘱服 10 剂。

复诊　2011 年 3 月 20 日。

服药后咳嗽减轻,痰中已不带血丝,原方减白及,再服 10 剂而痊愈。

按　妊娠咳嗽,中医病名"子嗽"。《竹林女科》中亦云:"妊娠四五月,咳嗽五心烦热,胎动不安,名曰子嗽。"指妊娠期中出现干咳,日久不止,甚则五心烦热,胎动不安的病症。一般认为,子嗽一证,多因阴虚火旺或痰火上扰,肺失清肃所致。但徐老临证所见案中两例"子嗽"患者,均因脾虚体弱,寒邪袭肺,兼之胎气壅塞,气机阻滞,痰湿不能运化,痰湿与外邪相感应,导致肺气宣肃功能不利,咳痰不已,治疗以经验方苏杏楼贝二陈汤益肺降气,止咳化痰。该方针对孕妇素体脾虚、复感寒邪侵袭肺系,导致久咳不已、痰涎壅盛而设,临床对于症见痰多色白,胸闷气短,甚至小便不能自控者,确能收到良好疗效。本病因咳嗽发生于妊娠期间,须注意胎孕情况,治疗必须止嗽与安胎并举。遇腰酸、胎动不安者,须加补肾固腰安胎之品,而对过于降气、豁痰、滑利等碍胎药物必须慎用。

(李伟莉　徐云霞　余欣慧)

十九、妊 娠 水 肿

病例1 王某,女,26 岁,干部,已婚。初诊日期:1988 年 7 月
8 日。

妊娠 6 个月,两足水肿、胸胁胀闷 10 日。

初诊 患者妊娠 6 个月,近 10 日来觉两足水肿,胸胁胀闷,纳差,
心烦烘热,小溲短少,大便溏薄,日行 2 次,按下肢示凹陷性水肿,尿常
规、血压、妇检均正常,脉弦滑,舌质淡,苔薄白微腻。证属肝郁脾虚,
治宜调肝健脾,清热利湿安胎。方用五皮归芍散化裁:

大腹皮 10 g,桑白皮 10 g,陈皮 5 g,当归 10 g,白芍 10 g,川芎 5 g,
白术 10 g,茯苓 10 g,泽泻 10 g,黄芩 10 g,砂仁 5 g。5 剂,水煎服,每日
1 剂。

复诊 1988 年 7 月 14 日。

服药后,肿势顿减,纳谷亦香,小溲通畅,大便成形,胸胁胀闷减
轻,唯时有心烦,苔薄白,舌淡红,脉滑。上方加枸杞子 10 g,养阴宁
心,5 剂痊愈。

病例2 吴某某,女,33 岁,教师,已婚。初诊日期:1982 年 6 月
5 日。

停经 7 个月,腹部异常增大,胸胁胀满身肿半月。

初诊 第一胎妊娠时因"羊水过多"而引产,并发现胎儿畸形。本
次妊娠后期,又出现腹部异常增大,每周体重增加超过 500 g,患者精
神紧张,胸胁满闷,腹胀尿少,喘逆不能平卧,遍身水肿,下肢及外阴部
水肿显著,纳差,乏力,血压 140/95 mmHg,尿常规检查:蛋白(+),白
细胞少许。证属肝郁脾虚,运化失职,水湿停聚胞宫,泛溢肌肤。治宜
调和肝脾,行水利湿。方用五皮归芍散化裁:

当归、白芍、茯苓、白术、泽泻、大腹皮、猪苓、防己各 10 g,黄芪 15 g,川芎、陈皮、生姜皮各 5 g。5 剂,水煎服,每日 1 剂。另嘱低盐饮食。

复诊　1982 年 6 月 12 日。

服药后尿量增多,喘逆、胀满减轻,原方加车前子 30 g 继服。

上述方药加减,共服 25 剂,患者水肿消退,睡眠、饮食渐趋正常。停药后随访至分娩,母子健康。

病例 3　黄某,女,28 岁,工人,已婚。初诊日期:1990 年 3 月 16 日。

停经 7 月,自觉腹部突然增大,心慌、胸闷 1 个月。

初诊　妊娠 7 个月(第二胎),因第一胎妊娠水肿严重,羊水过多,产一死婴。近 1 个月来,自觉腹部突然增大,心慌、胸闷,气急,不能平卧,时有头晕,恶心呕吐,查血压 125/85 mmHg,子宫底在剑脐之间,相当于妊娠 8 个月大小,腹膨大有波动感,胎方位与胎心音均不清楚,有胎动,X 线摄片示胎儿颅骨完整。诊为羊水过多症,即收住院治疗。由于患者不同意引产,给予 50% 葡萄糖 60 ml 加维生素 C 3 g,每日 1 次静脉注射,并口服氢氯噻嗪 25 mg,地西泮 2.5 mg,均每日 3 次,治疗 3 天,未见显效。3 月 16 日邀中医会诊,诊见腹部膨大如鼓,胸腹胀满,有时上气喘逆,纳谷不振,气短乏力,小便短少,大便稀溏,舌质淡,苔白滑,脉象缓滑。此为脾肾阳虚,气化不利,肝脾气滞,水湿稽留,泛溢为肿。治宜温阳运脾,理气行水。方用五皮归芍散化裁:

茯苓、白术、当归、白芍、泽泻、大腹皮各 10 g,陈皮、生姜皮、川芎、制附子、干姜各 5 g。5 剂,水煎服,每日 1 剂。

二诊　1990 年 3 月 22 日。

服上方 5 剂后,小便增多,水肿渐消,羊水渐减,心慌、胸闷明显减轻,胎方位已能触清,左枕前,并能听到胎心音。守上方续进 5 剂。

三诊　1990 年 3 月 29 日。

水肿消退,胸闷、腹胀已瘥,纳谷亦振,随以香砂六君子汤调理。

后随访,患者足月生产一女婴,现母女安康。

病例4 王某,女,32岁,职员,已婚。初诊日期:2011年2月16日。

孕7个月余,腹部肿胀1个月。

初诊 妊娠7个月余(第二胎),因第一胎妊娠水肿严重,羊水过多,产一死婴。近1个月来,自觉腹部明显增大,伴心慌、胸闷、气急、不能平卧,时有头晕、恶心呕吐,查血压125/85 mmHg,子宫底在剑脐之间,相当于妊娠8个月大小,腹膨大有波动感,胎方位与胎心音均不清楚,有胎动,X线摄片示胎儿颅骨完整。诊为羊水过多,曾住院治疗,予利尿对症治疗未见显效。舌质淡,苔白滑,脉象缓滑。此为脾肾阳虚,气化不利,肝脾气滞,水湿稽留,泛溢为肿。治宜温阳运脾,理气行水。方用五皮归芍散化裁:

茯苓、白术、当归、白芍、泽泻、大腹皮各10g,陈皮、生姜皮、川芎、制附子、干姜各5g。10剂,水煎服,每日1剂。

二诊 2011年2月26日。

服上方10剂后,小便增多,水肿渐消,羊水见减,心慌、胸闷明显减轻,上方续进10剂。

三诊 2011年3月5日。

水肿消退,胸闷、腹胀已瘥,纳谷亦振,胎方位已能触清,左枕前,并能听到胎心音。随以香砂六君子汤调理。

后随访,患者足月生产一女婴,现母女安康。

按 妊娠期间,肢体面目发生肿胀,休息后仍不能自行消退,称为妊娠水肿。因肿胀部位及程度不同,古人又分为子肿、子满、子气、皱脚、脆脚等。对本症的辨证论治,徐老多强调肝郁脾虚,常用五皮归芍散治之。《素问·至真要大论》中云:"诸湿肿满,皆属于脾。"脾虚则运化受阻,不能制水,水饮不化,湿邪流注肌肤,形成水肿。复因妊娠后,气血聚以养胎,则血虚生热,胎热上炎,引起心烦。故治以五皮散健脾利湿,归芍散调和肝脾,养血安胎,加黄芩清热除烦以安胎;砂仁为安胎要药,又为健脾和胃主药,配以枸杞子养阴,方药合拍,故收速效。
徐老治疗妊娠水肿,以五皮归芍散为主方,灵活化裁。徐老认为妇人
妊娠,尤重视肝、脾二经,以肝主藏血,血以养胎;脾主健运,化饮食而
输精微。妇人妊娠后,多因耗血而血虚,脾气虚弱而失健运,则饮食不
为精微而湿留生肿,肝郁则气滞,气滞水亦滞。徐老抓住肝脾不调这
一病理特点,治以调和肝脾为主,以五皮饮健脾化湿,理气消肿,以治
水肿之标,以归芍散调和肝脾,养血安胎以固本。但在方药运用时,徐
老不拘于此,灵活化裁,可见徐老用方贵在明标本、辨虚实。灵活权
变,出奇制胜。此外,徐老指出在饮食方面,不要吃高盐的食物,比如
腌制食品(咸菜、咸鸭蛋、牛肉干、猪肉脯等);多喝水,多吃富含铁、叶
酸等的食物。如果水肿严重的话,可以多吃些利尿消肿的食物,如红
豆汤、冬瓜鲤鱼汤。

(李伟莉　余欣慧)

二十、产 后 身 痛

病例1 徐某某,女,36岁,农民,已婚。初诊日期:1974年10月15日。

产后周身关节痛楚、麻木重着近2个月。

初诊 第三胎产后54天,周身关节痛楚,麻木重着,腰膝、足跟痛甚,活动受限。阴雨天、气候变化时加剧。头晕目眩,心悸纳少,恶露已净,乳汁缺乏。舌质淡红,苔薄白,脉沉弦。证属产后"百节空虚",卫阳不固,风寒湿乘虚侵袭。治宜祛风散湿,活络舒筋止痛。方用舒筋散:

丝瓜藤10g,夜交藤10g,海风藤10g,活血藤10g,络石藤10g,当归10g,赤、白芍各10g,狗脊10g,桑寄生10g,寻骨风10g,伸筋草10g,鹿御草10g,另加威灵仙10g。5剂,水煎服,每日1剂。

复诊 1974年10月20日。

服药后,周身关节酸痛有好转。嘱原方继服。

先后服舒筋散方20剂。病情基本好转。观察3年余,未见复发。

病例2 张某某,女,30岁,工人,已婚。初诊日期:1976年4月25日。

产后手足麻木刺痛3个月余。

初诊 第一胎,产后3个月余。手足麻木刺痛,继则周身关节游走性胀痛活动不利。曾服泼尼松、吲哚美辛和中药独活寄生汤等,当时有好转,但停药后复痛。伴低热,疲倦乏力,体重减轻,胃纳欠佳,头晕面黄,心悸失眠。舌质淡红,苔薄白,脉沉弦。证属产后体弱,风寒湿邪侵袭经络。治宜祛风散湿,活络止痛。方用舒筋散加威灵仙:

丝瓜藤10g,夜交藤10g,海风藤10g,活血藤10g,络石藤10g,

当归 10 g,赤、白芍各 10 g,狗脊 10 g,桑寄生 10 g,寻骨风 10 g,伸筋草 10 g,鹿衔草 10 g,威灵仙 10 g。5 剂,水煎服,每日 1 剂。

复诊　1976 年 4 月 30 日。

服舒筋散以祛邪通络之后,病情好转,纳增,守原法原方。

上述方药共服 30 剂。体重增加,关节痛基本消失,停药。观察 2 年余,未见复发。

病例 3　姜某,女,26 岁,干部,已婚。初诊日期:1986 年 10 月 30 日。

产后周身酸痛 47 天。

初诊　患者产后 40 天因外出感受风寒,第二天周身关节酸痛,自服板蓝根冲剂 3 天,症状未缓解。近日症状逐渐加重,肩背、腰膝及两踝关节酸痛,两足背及踝关节微肿,活动受限,纳差乏力,心悸气促,形寒肢冷。舌淡苔薄白,脉沉细。证属产后体虚,复感风寒。治宜祛风散寒,通络止痛。方用舒筋散加荆芥、防风:

丝瓜藤 10 g,夜交藤 10 g,海风藤 10 g,活血藤 10 g,络石藤 10 g,当归 10 g,赤、白芍各 10 g,狗脊 10 g,桑寄生 10 g,寻骨风 10 g,伸筋草 10 g,鹿衔草 10 g,荆芥 10 g,防风 10 g。7 剂,水煎服,每日 1 剂。

二诊　1986 年 11 月 7 日。

周身关节酸痛明显减轻,行动自如,睡眠明显改善,纳佳,舌淡苔薄白,脉滑。处方:原方去荆芥、防风,加川牛膝 10 g。7 剂,水煎服,每日 1 剂。

三诊　1986 年 11 月 14 日。

症状好转,无关节酸痛,仅阴雨天略感酸楚,处方:舒筋散 5 剂,以巩固疗效。

服上方药共 19 剂,诸症消失。随访半年未复发。

按　妇女在分娩之后,出现关节疼痛、肢体痠麻,有类于风湿痛症者,称为产后身痛,俗名产后风。往往产褥期便出现,可延至数月或经年不愈。以产后冬春寒冷季节和接触冷水后容易发生本病。病情有轻重、缓急之不同,轻者只局部关节疼痛,重者全身或四肢肿痛乏力,甚或痿痹致残,难于活动行走。致病的主要原因为产后血脉空虚、风冷乘之、血为寒凝。徐老拟方舒筋散,舒筋活络,祛风散湿,通瘀止痛。方中当归、白芍和血养血;狗脊、桑寄生补肝肾,强筋骨,养血祛风,和营通络;寻骨风、伸筋草祛风胜湿,舒筋活络;鹿衔草功同人参,扶正祛邪,强筋健骨,补肝肾,益精髓;丝瓜藤、活血藤、络石藤、海风藤、夜交藤,祛风胜湿,活血散寒,通经活络,强筋骨,利关节。李时珍云:"凡藤皆入络。"故通治诸痿痹痛。

(李伟莉　余欣慧)

二十一、产 后 发 热

病例 1　尚某某,女,26 岁,农民,已婚。初诊日期:1984 年 8 月 13 日。

产后发热 25 天。

初诊　患者 1984 年 7 月 20 日第二胎足月分娩,胎盘自娩,自诉产时出血较多。产后一直低热,以午后、夜间为甚,骨蒸潮热,心烦盗汗,口干喜饮,大便干结,乳少,恶露干净 6 天。当地卫生院曾给予青霉素肌注 3 天无效。诊之两颧红赤,舌红少津,无苔,脉细数。为失血过多,血虚阴亏之发热。治宜清虚热,滋阴血。方用蒿芩地丹四物汤加糯稻根、五味子:

青蒿 10 g,黄芩 10 g,地骨皮 10 g,丹皮 10 g,当归 10 g,白芍 10 g,川芎 5 g,生地 15 g,白薇 10 g,银柴胡 10 g,糯稻根 30 g,五味子 10 g。5 剂,水煎服,每日 1 剂。

二诊　1984 年 8 月 22 日。

服药后发热渐退,盗汗、骨蒸已除,唯午后尚觉低热,乳少,口干便结,舌红少苔,脉细数。拟蒿芩地丹四物汤加生首乌 20 g,胡桃仁 12 g。3 剂,水煎服,每日 1 剂。

三诊　1984 年 8 月 26 日。

服上药 2 剂后发热已除,大便通畅,乳汁略增。改治法为益气养血通乳,处方:

八珍汤加炙黄芪 15 g,穿山甲 10 g,王不留行子 10 g。5 剂,水煎服,每日 1 剂。

病例 2　查某,女,25 岁,教师,已婚。初诊日期:1985 年 9 月 7 日。

产后发热 17 天。

初诊　患者第一胎剖宫产,住院期间即有发热,每日下午发热,用青霉素、庆大霉素及甲硝唑治疗。出院后仍午后发热(37.4℃左右),手足心热,心烦寐差,口干咽燥,气短头晕,体倦乏力,溲赤便干。诊之颧赤唇红,舌红苔少,脉虚细而数。化验血常规正常。为阴虚发热,兼有气虚。治宜清虚热滋阴血,佐以益气。处方:

青蒿 10 g,黄芩 10 g,地骨皮 10 g,丹皮 10 g,当归 10 g,白芍 10 g,川芎 5 g,生地 15 g,银柴胡 10 g,白薇 10 g,炙黄芪 15 g,北沙参 10 g,麦冬 10 g。5 剂,水煎服,每日 1 剂。

复诊　1995 年 9 月 13 日。

服药后发热症除,尚有口干咽燥,大便干结,体倦乏力,舌淡红,脉虚细,治宜益气养血滋阴。拟方:八珍汤加炙黄芪 15 g,玄参 10 g,麦冬 10 g,生首乌 20 g,5 剂善后。

按　产后发热,产科病症之一,出自《医学纲目》,早在《素问·通评虚实论》中就有"乳子而病热""乳子中风热"的记载,迨至汉代,《金匮要略·妇人产后病脉证治篇》则有产后发热的证治。临床表现为产妇分娩后持续发热,或突然高热,并伴有其他症状,多因产后感染邪毒、正邪交争,或外邪袭表、营卫不和或阴血骤虚、阳气浮散等所致。此两案乃产后阴虚发热,徐氏认为阴虚为本,火烁为标,虽火炎不甚,然可消灼真阴,复伤阴血,乃致虚火更甚,日迁不退。且虚火不降,阴液难以内守,养阴也难奏效。故治则上虽标本同治,但重在治标,以银柴胡、地骨皮、白薇等清虚热,退骨蒸,凉血为主,辅以四物养血滋阴。兼证中尤其重视盗汗的治疗,认为汗出复耗阴液,因果相干,则虚火尤燔,故每每加以滋阴敛汗之品。另外,虚热退后,阴血难以速复,徐氏多投以八珍汤加减善后,益气养血,阴血自复。治疗本病,徐老主张及早诊治,防止病情转变或变生他证。

(李伟莉　李大剑)

二十二、产后恶露不绝

病例 张某,女,35 岁,职员,已婚。初诊日期:2011 年 5 月 1 日。产后 25 天阴道流血不净。

初诊 患者 25 天前自然分娩,现产后 25 天,阴道流血未净,量少色紫红,淋漓不止,时多时少。经用缩宫素、抗生素、益母草膏等治疗无效。B 超检查无异常。头晕心悸,下腹隐痛,低热疲乏。舌质略红,苔薄黄,脉沉弦且数。证属胞脉瘀阻,郁久化热。治宜逐瘀清热止血。方用加味生化汤:

当归 10 g,川芎 5 g,红花 10 g,桃仁 10 g,肉桂 3 g,炮姜 3 g,丹皮 10 g,益母草 10 g,山楂 15 g,蒲黄 10 g,乌梅 10 g,甘草 5 g,金银花、连翘各 10 g。15 剂,水煎服,每日 1 剂。

二诊 2011 年 5 月 29 日。

服上药后阴道流血增多,排出黄豆大小坏死组织 1 块,流血减止,腹痛消失。再予原方 10 剂以巩固疗效。

三诊 2011 年 6 月 20 日。

恶露停止,头晕心悸,眠差纳少,腰膝酸软乏力。治以调补足三阴。处方:八珍汤加山药、菟丝子、枸杞子、关沙苑,5 剂,水煎服,每日 1 剂。15 剂服完,症状消失。

按 产后胞宫复旧所产生的余血浊液,称为恶露。一般恶露颜色由红转淡,大约 10 天内完全排净。如果超过 10 天仍淋漓不净,称"恶露不绝"。本病大多是因子宫复旧不全、胎盘残留或产后感染所引起。古称"胞阻"。一般为气虚、血热、虚瘀夹杂所致。徐老认为产后妇女百脉亏虚,瘀血内阻,恶露不绝,多为虚瘀并见,治疗当扶正而不滞邪,祛瘀而不伤正,采用自拟"加味生化汤"。本方既能生血,又能祛瘀。在治疗中补中有化,化中有补。恶露不绝中的虚瘀总是以温补气血,调养冲任为主,注意补中化瘀,酌情加用收涩止血之品,特别是方中益母草,辛苦微寒,既能化瘀,又能止血,故全方疗效可期。徐老善用加味生化汤,本方对人工流产后的恶露不绝,也确有疗效。徐老认为,运用逐瘀为主,止血为辅的逐瘀止血法,对少数病例,服药后流血量可略有增多,1～2 天后才逐渐停止流血。这是药物作用的表现,并非病情加剧。

(李伟莉　徐经凤)

二十三、产 后 缺 乳

病例 1 吴某某,女,25 岁,干部,已婚。初诊日期:1980 年 10 月 20 日。

产后乳汁量少、清稀 10 天。

初诊 产后 10 天,乳汁量少,清稀,产妇面色无华,神疲,头晕目眩,腰酸,胸腹胀闷,形体瘦削,乳房松软,未感乳胀,授乳时乳儿哭闹不休,脉细弱,舌淡,苔薄白。证属气血虚亏,乳汁不足。治宜补益气血,通乳。方用通乳汤:

黄芪 10 g,党参 10 g,白术 10 g,当归 10 g,熟地 10 g,通草 5 g,王不留行籽 10 g,漏芦 10 g,瞿麦 10 g,麦冬 10 g,冬葵子 10 g,白芷 10 g。3 剂,水煎服,每日 1 剂。

复诊 1980 年 10 月 23 日。

服药后,乳房充盈,乳汁通畅,分泌量增多,原方继服 3 剂。

随访 2 个月,奶水正常,母婴健康。

病例 2 李某某,女,23 岁,工人,已婚。初诊日期:1982 年 4 月 16 日。

产后乳汁不出 5 天。

初诊 患者于 5 日前行剖宫术产一男婴。产后乳汁不出,婴儿昼夜啼哭,产妇心烦不寐。曾服催乳药,效不佳。诊见患者面色少华,头昏乏力,汗出,纳差,两乳微胀,能挤出少量淡黄色液体,脉细,舌淡,苔薄白。证属产后气血不足,乳络不通。治宜补气补血,通络下乳。方用通乳汤:

黄芪 10 g,党参 10 g,白术 10 g,当归 10 g,熟地 10 g,通草 5 g,王不留行籽 10 g,漏芦 10 g,瞿麦 10 g,麦冬 10 g,冬葵子 10 g,白芷 10 g。水

煎服,每日 1 剂,连续 5 剂。同时嘱患者加强营养,调节情志,起居有常。

复诊　1982 年 4 月 21 日。

服药后,乳汁渐增,仍不足喂养。原方继服 3 剂。

随访 2 周,奶水正常,母子均安。

按　乳汁为血所化,赖气以运行。故产后乳汁的多少与气血的关系极为密切。历来对产后缺乳,均责之于产后气血两虚,乳汁化源不足;或产后情志不遂,肝失调达,气滞血瘀,乳汁运行不畅。根据"虚者补之,实者通之"的原则,治疗以补气养血或疏肝解郁为主,前者佐以利之,后者佐以通之。徐老认为产后以虚为主,由虚致滞,导致乳络不畅,故本病虚中夹实,治疗以补益气血为主,兼以通络下乳。本案两例患者一则乳房松软,一则乳房微胀,但全身及舌脉表现以虚象为主,故徐老投以自拟通乳汤治疗,方中黄芪、党参补气培元,熟地、当归养血活血,配王不留行籽活血通经、下乳汁;白术、麦冬健胃生津,以充气血之源;通草、瞿麦、冬葵子利水通络下乳;漏芦、白芷归阳明经,通乳散结,促进乳汁排泄,全方共奏补气养血、通络下乳之功。

(李伟莉　余欣慧)

二十四、不 孕 症

病例1 韩某,女,26岁,电脑公司职员。初诊日期:2008年11月1日。

人流后未避孕不孕2年。

初诊 患者2006年10月份停经42天时自然流产后清宫,其后至今,夫妻同居未避孕而未孕。男方生殖功能正常,患者月经规则,15岁初潮,7～8/30天,末次月经2006年10月14日,量中等,夹血块,色暗,伴腹痛。现偶有小腹胀痛,白带偏多,色淡黄,睡眠、饮食可,二便调。舌暗红有瘀点,苔偏腻略黄,脉弦涩。B超检查示子宫附件未见明显异常。诊断为断绪,证属湿热瘀阻。患者经期前后,房事不节,湿热之邪乘虚而入,上犯胞宫、胞络,与血搏结,日久成瘀,瘀滞胞宫不能摄精成孕,表现为不孕;瘀血阻滞,冲任不畅,不通则痛,故经来腹痛,经色暗有块;湿热蕴结于下,损伤冲任,故带下量多,色淡黄,舌质暗红有瘀点,脉弦涩均为血瘀之证。治宜清热利湿,活血化瘀。拟方墓头回方:

当归10g,白芍10g,川芎5g,红藤10g,败酱草10g,三棱10g,莪术10g,鱼腥草10g,延胡索10g,茯苓15g,墓头回10g,白花蛇舌草10g,蜀羊泉10g,椿白皮10g。水煎服,每日1剂,连服15剂。

二诊 2008年12月30日。

末次月经12月12日,期量如常,夹血块,经行腹痛减轻,现无腹痛,白带不多,舌暗,苔薄腻,脉弦涩。继守原法,处方如下:

银花10g,连翘10g,红花10g,红藤10g,当归10g,白芍10g,紫花地丁10g,三棱10g,莪术10g,落铁打10g,丹皮10g,石见穿10g,蜀羊泉10g,甘草5g。水煎服,每日1剂,连服15剂。

三诊 2009年1月22日。

末次月经 2009 年 12 月 12 日,停经 40 天,5 天前无明显诱因下出现腰酸,今日白带夹血丝,色暗。无明显腹痛,二便调。舌淡胖,苔薄白腻,脉细滑尺弱。自测尿 HCG(+)。

党参 10 g,黄芪 10 g,当归 10 g,白芍 10 g,生地 10 g,白术 10 g,黄芩 10 g,桑寄生 10 g,狗脊 10 g,菟丝子 10 g,川断 10 g,苎麻根 10 g,杜仲 10 g,旱莲草 10 g。水煎服,每日 1 剂,连服 20 剂。

四诊　2009 年 2 月 10 日。

停经 57 天,无腹痛,无腰酸,无阴道流血。B 超检查见胎心搏动。

党参 10 g,黄芪 10 g,当归 10 g,白芍 10 g,生地 10 g,白术 10 g,黄芩 10 g,桑寄生 10 g,狗脊 10 g,菟丝子 10 g,川断 10 g,苎麻根 10 g,杜仲 10 g。

按　关于"断绪"之病名可见如下:①隋代巢元方《诸病源候论·卷三十八》引《养生方》。指女子婚后多年不孕,断绝家族之余绪。即女性不孕症。②亦称断续。见唐代孙思邈《千金要方·卷二·妇人方》。指女子曾经孕产,经两年以上不复受娠者。即继发性不孕症。目前多指后者。历代妇科医籍均辟有"求嗣""种子""嗣育"门。其病因病机不外乎肾虚、肝郁、痰湿、血瘀。临床上,该类患者由于经期前后,房事不节,湿热之邪乘虚而入,上犯胞宫、胞络,与血搏结,日久成瘀,瘀滞胞宫不能摄精成孕。本案中徐老从患者病史、经量、色质及舌脉出发,以"有不良妊娠史,月经色暗夹血块,伴腹痛。偶有小腹胀痛,白带偏多,色淡黄。舌暗红有瘀点,苔偏腻略黄,脉弦涩"为辨证要点,重点把握"湿热瘀阻"之病机,从"湿热瘀"着手,予以清热利湿、活血化瘀。自拟墓头回方,药用红藤、败酱草、土茯苓、墓头回、白花蛇舌草、蜀羊泉、椿白皮清热利湿;当归、白芍、川芎、三棱、莪术、鱼腥草、延胡索化瘀止痛;全方共奏清热利湿、化瘀止痛之功。

二诊时湿渐去,瘀热为主,治宜清热解毒,化瘀通络。自拟经验方"双阻汤",方中红藤、银花、连翘、石见穿活血化瘀通络;蜀羊泉清热解毒利湿;当归、白芍、三棱、莪术、紫花地丁活血散瘀止痛。诸药合用,共奏清热化瘀通络之功。湿热去,气血调和,则受孕可待。

三诊时,患者妊娠后出现流产症状,考虑患者湿热瘀长期为患,伤及肾气、冲任,又以"阴道流血量少色暗,腰酸,舌质淡胖,脉细滑尺弱"为辨证要点,着重把握肾虚之病机,通过"补肾"、"益气养血",达到载胎、养胎。方中菟丝子、川断、桑寄生、杜仲、狗脊补肾固冲强腰,黄芪、党参健脾益气,当归、白芍、旱莲草养血,生地、黄芩、苎麻根凉血止血,白术、黄芩为"安胎圣药",肾气充、脾气旺,胎元得固,诸证自消。

四诊时患者已无阴道流血,但基于肾虚之体质特点,继续予补肾健脾、养血安胎之剂,使胎元旺盛。治疗须达到没有流产症状,而且停经超过上次流产停经月份而止。

病例2 谢某,女,28岁。初诊日期:2009年7月11日。
同居3年未避孕未孕。

初诊 患者诉结婚3年未避孕一直未孕。夫妻生活正常,丈夫检查无异常,一直未予诊治。平素月经规则,16岁初潮,5/27～28天,量中等,色红,无痛经。末次月经2009年7月10日,期、量如常。最近2～3个月带下增多,时有阴痒。刻下正值经期,经量尚可,色暗有血块,无痛经,睡眠、饮食可,二便调。舌质暗红有瘀点,苔黄腻,脉细涩。诊其为不孕症,证属湿热瘀结。患者经期前后,房事不节,湿热之邪乘虚而入,上犯胞宫、胞络,与血搏结,日久成瘀,瘀滞胞宫不能摄精成孕。湿热蕴结下焦,损伤冲任,故带下量多,时伴阴痒。舌质暗红有瘀点,苔黄腻,脉细涩均为湿热瘀结之征。治宜清热解毒利湿,化瘀调经。拟方墓头回方加减。处方:

当归10g,白芍10g,川芎5g,红藤10g,败酱草10g,三棱10g,莪术10g,鱼腥草10g,延胡索10g,土茯苓15g,墓头回10g,白花蛇舌草10,蜀羊泉10,椿白皮10g。水煎服,每日1剂,连服15剂。

二诊 2009年8月12日。

服药后经来潮1次,末次月经2009年8月2日,月经量多,有血块,经行腹部胀满不适,饮食、睡眠可。舌质暗红,尖有瘀点,苔薄黄,脉细涩。治宜清热解毒,化瘀通络。拟方双阻汤加减。处方:

银花 10 g,连翘 10 g,红花 10 g,红藤 10 g,当归 10 g,白芍 10 g,紫花地丁 10 g,三棱 10 g,莪术 10 g,丹皮 10 g,石见穿 10 g,蜀羊泉 10 g,落得打 10 g,甘草 10 g。水煎服,每日 1 剂,连服 15 剂。

三诊　2009 年 9 月 12 日。

服药后末次月经 2009 年 8 月 27 日,量中等,色红,有血块。刻下小腹部坠胀不适。舌质暗红,苔薄白,脉细。治宜清热解毒,活血调经。拟方二丹红藤败酱汤加减。处方:

丹皮 10 g,丹参 10 g,当归 10 g,赤芍 10 g,红藤 10 g,败酱草 10 g,三棱 10 g,莪术 10 g,薏苡仁 10 g,黄芩 10 g,延胡索 10 g,甘草 5 g。水煎服,每日 1 剂,连服 15 剂。

四诊　2009 年 10 月 6 日。

服药后经来 1 次,末次月经 2009 年 9 月 28 日,量中等,色红,血块少,腹部坠胀不适明显减轻。舌质淡红稍暗,苔薄黄,脉细。治宜活血化瘀,调经助孕。拟方血府逐瘀汤加减。处方:

当归 10 g,白芍 10 g,川芎 5 g,红花 10 g,桃仁 10 g,生地 10 g,柴胡 10 g,桔梗 10 g,枳壳 10 g,川牛膝 10 g,甘草 5 g。水煎服,每日 1 剂,连服 15 剂。

五诊　2009 年 11 月 7 日。

末次月经 2009 年 9 月 28 日。停经 39 天,无腹痛、腰酸及阴道流血。当地医院测尿 HCG(＋)。舌质淡红,苔薄白,脉细滑。治宜补气养血,固肾安胎。拟方安胎饮。处方:

党参 10 g,黄芪 10 g,当归 10 g,白芍 10 g,生地 10 g,白术 10 g,黄芩 10 g,桑寄生 10 g,狗脊 10 g,菟丝子 10 g,川断 10 g,苎麻根 10 g,杜仲 10。水煎服,每日 1 剂,连服 15 剂。

按　"全不产",病证名,出自《千金要方》,即原发性不孕症。中医多从肾虚、肝郁、痰湿、血瘀等论治。徐老从患者病史、舌脉证出发,以"日久不孕,经来腹部不适,白带量多,舌质暗红有瘀点,苔黄腻,脉细涩"为辨证要点,从"湿热瘀"着手,治疗首以清热利湿、活血化瘀为法,自拟墓头回方。复诊待湿渐去,瘀热为主,治宜清热解毒,化瘀通络,自拟经验方"双阻汤",方中银花、连翘、地丁、红藤、蜀羊泉清热解毒；当归、白芍养血调经；丹皮、三棱、莪术活血化瘀，调经散结；落得打、石见穿清热利湿，化瘀通络；甘草调和诸药。诸药合用，共奏清热化瘀通络之功。湿热去，气血调和，则受孕可待。徐老认为"瘀"乃顽邪，在坚持活血化瘀过程中兼顾正气，力求做到活血化瘀而不伤正、疏肝理气而不耗气，达到运气活血、调经助孕的目的。在成功受孕后以补肾、益气养血为主，以消堕胎之虞。

（李伟莉　储继军）

二十五、脏　　躁

病例 1　龚某,29 岁,农民,已婚。初诊日期:1984 年 12 月10 日。
精神恍惚、自觉身热汗出时伴皮肤瘙痒如蚁行 1 年余。

初诊　患者足月顺产 3 胎,人流 2 次。1983 年 5 月行输卵管结扎绝育。术中、术后情况良好,但患者对此绝育术心存疑虑而久难释怀。常感精神恍惚,疲乏无力,头晕头痛,心悸耳鸣,少寐多梦,纳差食少,自觉身热而汗出,有时又觉皮肤瘙痒如蚁行,肌肉跳动。经多方多次检查皆未有异常发现。月经周期正常,经量中等,颜色正常,经期小腹微有胀感。脉细略数。舌苔薄白,舌质淡红。辨病属脏躁,为阴液亏损,心肝肾失于濡养,志火内动而见诸证。治宜滋肾养心调肝,安神益智。方用百合甘麦大枣汤。

百合 10 g,炙甘草 10 g,麦冬 10 g,知母 10 g,生地 10 g,炒枣仁 10 g,茯神 10 g,远志 10 g,合欢皮 10 g,珍珠母 30 g,五味子 5 g,大枣 5 枚。10 剂,水煎服,每日 1 剂。并给予适当安慰和绝育术预后的合理科学的解释。

服药后病情显著好转,头昏、头痛及皮肤异样感觉减轻,纳增寐安,精神较前好转。继续服用百合甘麦大枣汤 10 剂,渐觉诸症消失。停药半年随访,已恢复正常的生活和劳动。

病例 2　孙某,18 岁,中学生,未婚。初诊日期:1985 年 8 月25 日。

心情郁闷、心中烦乱近两个月。

初诊　患者因高考落榜,心情郁闷,精神不振,感头晕、头痛,心中烦乱,易哭易怒,失眠盗汗,有时半夜起床悲伤哭泣,不能自控,经精神病院诊断为"癔病",嘱用复方冬眠灵等对症治疗,效果不显。患者表情淡漠,目光呆滞,少言寡语,语无伦次,既往无类似病史。平素月经正常,现月经周期先后无定期,量少色淡、无痛经,舌质淡红夹赤,舌苔薄白,脉弦细。辨病属脏躁。为情志忧郁,肝失疏泄,郁而化火,上扰心神所致。治宜滋阴潜阳,安神益智。方用百合甘麦大枣汤加减:

夏枯草 10 g,百合 10 g,炙甘草 10 g,麦冬 10 g,知母 10 g,生地 10 g,炒枣仁 10 g,茯神 10 g,远志 10 g,合欢皮 10 g,珍珠母 30 g,五味子 5 g,大枣 5 枚。5 剂,水煎服,每日 1 剂。

治疗期间给予恰当的暗示,经治 2 个月余服药 30 剂,诸症好转 1 年以后随访,告知已考取某大学读书。

病例 3 柯某,女,45 岁,农民,已婚。初诊日期:2011 年 1 月 16 日。

反复精神恍惚 2 年。

初诊 患者足月顺产 3 胎,人流 2 次。2001 年 5 月行输卵管结扎绝育。术中、术后情况良好,但患者对此绝育术心存疑虑而久难释怀。近 2 年患者常感精神恍惚,疲乏无力,头晕头痛,少寐多梦,纳差食少,自觉身热而汗出,或畏寒怕冷,发作时自欲悲哭,默默无语,甚则哭笑无常。多次检查皆未有异常发现。月经周期不规则,经量中等,颜色正常,经期小腹微有胀感。舌质淡红,舌苔薄白,脉细略数。证属脏躁,为阴液亏损,心肝肾失于濡养,志火内动而见诸症。治宜滋肾养心调肝,安神益智。方用百合甘麦大枣汤:

百合 10 g,炙甘草 10 g,麦冬 10 g,知母 10 g,生地 10 g,炒枣仁 10 g,茯神 10 g,远志 10 g,合欢皮 10 g,珍珠母 30 g,五味子 5 g,大枣 5 枚。15 剂,水煎服,每日 1 剂。并给予适当安慰和绝育术预后的合理科学的解释。

二诊 2011 年 2 月 15 日。

服药后病情显著好转,头昏、头痛感觉减轻,纳增寐安,精神较前好转。继续服用百合甘麦大枣汤 15 剂,渐觉诸症消失。停药半年随访,已恢复正常的生活和劳动。

按　"脏躁"一词始见于《金匮要略·妇人杂病》篇:"妇人脏躁,喜悲伤欲哭,像如神灵所作,数欠伸,甘麦大枣汤主之。"尤在泾曰:"此证沈氏所谓子宫血虚,受风化热者是也。血虚脏躁,则内火扰而神不宁,悲伤欲哭,有如神灵,而实为虚病。"徐老认为本病之发生与患者体质因素有关,脏躁者,脏阴不足也。精血内亏,五脏失于濡养,五志之火内动,上扰心神,以致脏躁。本病是以精神、情志异常为主的病证,可发生于妇女各个时期,与患者的体质因素关系密切,易发于阴液不足之体,临床以虚证多见。虽属虚证,但徐老没有用大补之法补其虚,虽有五志之火,徐老没有用苦降之法清其火,而是紧紧把握"脏属阴,阴虚而火乘之则为躁""阴液既伤,穷必及肾"这一精髓理论,选用甘寒柔润、镇静安神之品以"滋肾调肝、养心健脾"。本病之发生与素体脏虚、阴液不足有关,平素宜服滋阴润燥之品,忌服辛苦酸辣之物,以免灼伤阴液,导致阴虚火旺,热扰心神。生活要有规律,要注意摄生,避免紧张和情绪过激,保证充足的睡眠时间,心情要开朗、愉悦。

(李伟莉　余欣慧)

二十六、癥　　瘕

病例 1　何某,女,43 岁,工人,已婚。初诊日期:1975 年 4 月 21 日。

月经过多 3 年。

初诊　在某医院诊断为子宫肌瘤。足产 3 胎,人流 3 胎,于 1968 年行人流扎管绝育术。月经周期 10~12/30~40 天。末次月经 1975 年 4 月 8 日,量多,色紫红有块,12 天方净。下腹胀痛,腰腿酸楚,头晕心悸,轻度水肿,疲乏无力,纳少眠差,白带量多,质稀,平时腹部感觉坠胀。妇科检查:宫颈轻度糜烂,宫体增大如孕 6 周大小,质硬凹凸不平,白带查滴虫、真菌均为(一)。宫颈刮片(一)。舌质淡红尖有紫点,脉沉弦。证属癥瘕积聚。治宜化瘀消癥散结。处方:

桂枝 10 g,茯苓 10 g,赤芍 10 g,桃仁 10 g,丹皮 10 g,三棱 10 g,莪术 10 g,橘核 10 g,槟榔 10 g,鸡内金 5 g,焦山楂 15 g。10 剂,每日 1 剂,水煎早晚 2 次分服。

二诊　1975 年 5 月 17 日。

服上方 10 剂,月经于 5 月 16 日来潮,经量显著减少,腹痛好转,腰腿酸减轻,经期治以化瘀止血。方用桃红二丹四物汤:

桃仁 10 g,红花 10 g,炒丹皮 6 g,丹参 9 g,当归 10 g,赤芍 10 g,川芎 5 g,生地 12 g,炒蒲黄(另包)9 g,益母草 9 g,延胡索 6 g。5 剂,每日 1 剂,水煎早晚 2 次分服。

三诊　1975 年 5 月 26 日。

服药后,经量减少。

经期用桃红二丹四物汤,平时用化癥汤,经治 3 个月,病情显著改善,月经周期 7~8/35 天。月经量减少,行经期缩短,经期反应减轻,贫血症状改善,健康水平提高。妇检:宫体缩小至 5 周大小,观察 2

年,月经过多未见复发。

病例2 江某,女,40 岁,教师,已婚。初诊日期:1975 年 9 月 24 日。

月经过多 4 年余。

初诊 足产 2 胎,人流 3 胎。于 1969 年行人流＋上环术,后因月经过多将节育环取出,现未避孕亦未受孕。月经周期 10～15/23～28 天,末次月经 1975 年 9 月 5 日。经量先多后少,色紫红有血块,腰腹酸胀痛,因 10 天淋漓不尽,经注射丙酸睾丸素 6 支后血止。头晕目眩,心悸疲乏,下肢水肿。舌质淡苔薄白。舌尖有紫瘀点,脉沉弦。妇检:宫颈轻度糜烂,宫体增大、8 周大小,质硬,形状不规则,无压痛,附件(一)。印象:子宫肌瘤,拟手术治疗,因患者形体肥胖,有高血压、高血脂病史,手术有顾虑,希望中医治疗。证属瘀血留滞,积结成块。治宜化癥消积。处方:

桂枝 10 g,茯苓 10 g,赤芍 10 g,桃仁 10 g,丹皮 10 g,三棱 10 g,莪术 10 g,橘核 10 g,槟榔 10 g,鸡内金 5 g,焦山楂 15 g,丹参 12 g。15 剂,每日 1 剂,水煎早晚 2 次分服。

二诊 1975 年 10 月 30 日。

服上方 15 剂,病情改善,月经量减少,行经期缩短,全身症状好转。嘱每次经前、经后、经期(加蒲黄 10 g)各服化癥汤 5 剂,上述方药连服 3 个月后,月经周期 7/28 天,经量略多。妇检:宫体缩小。已经恢复正常工作。

病例3 汪某,女,42 岁,工人,已婚。初诊日期 1992 年 3 月 20 日。

月经过多伴少腹疼痛 1 年多。

初诊 月经周期 10～12/32～40 天,末次月经:1992 年 3 月 8 日,月经已 13 天未净,量多色紫红有块,下腹胀痛,贫血貌,头晕心悸,纳少眠差多梦,水肿,疲乏,平时白带多、下腹胀坠。足产 2 胎,人流 1

胎,10 年前扎管绝育。B 超查子宫 6 cm×5.1 cm×4.1 cm,附件未见异常,提示子宫肌瘤。舌体胖边有齿痕。证属瘀血阻滞,积结胞中。治宜化瘀消癥。处方:

桂枝 10 g,茯苓 10 g,赤芍 10 g,桃仁 10 g,丹皮 10 g,三棱 10 g,莪术 10 g,橘核 10 g,槟榔 10 g,鸡内金 5 g,焦山楂 15 g,樗白皮 10 g。10 剂,水煎服,连服 10 天。

复诊　1992 年 4 月 11 日。

服上方 10 剂,月经于 4 月 10 日来潮,经量显著减少,腹痛好转,经期治以化瘀止血。处方:桃红二丹四物汤,3 剂。

按上述方药,经期用桃红二丹四物汤、平时用化癥汤 3 个月,病情显著好转。月经量减少,贫血症状改善,妇检子宫体较前缩小。观察 3 年余,情况良好。

病例 4　李某,女,54 岁。初诊日期:2008 年 10 月 26 日。

月经量多 10 余年。

初诊　既往月经规则,16 岁初潮,5～6/30 天,量中等,色红,无痛经。近 10 年月经量明显增多,在当地医院 B 超示子宫肌瘤(后壁可探及 38 mm×36 mm 大小的回声团块)。月经约 10 天方净,量多,夹血块,伴腰酸,偶有左下腹痛,伴头晕、乏力,在当地医院予对症治疗,无明显好转。末次月经 10 月 7 日,约 10 天净,量多,夹血块。刻下经后,诉左下腹痛。舌淡,苔薄微黄腻,边有瘀点,脉细涩。诊其为癥瘕,证属气虚血瘀型。月经量多日久,致血虚不能载气,气虚不能运血,气血滞于胞宫冲任,结为肿块。经脉气血运行受阻,不通则痛,故见下腹痛,月经先后不定,经行难净。经期凝血下行,则经血量多有块。瘀久化热故见苔薄微黄腻。治宜清热凉血,化瘀止血。拟方固经汤:

炒当归 10 g,炒白芍 10 g,生地 10 g,红茜草 10 g,炒地榆 10 g,仙鹤草 10 g,丹皮 10 g,山栀 10 g,茺蔚子 10 g,旱莲草 10 g,大蓟 10 g,小蓟 10 g,蒲黄 10 g,侧柏叶 10 g,炒槐花 10 g,红蚤休 10 g。水煎服,每日 1 剂,连服 15 天。

二诊　2008 年 11 月 23 日。

末次月经 11 月 4 日,量中等,夹血块,8 天净。时感头晕、乏力,舌淡,苔薄白,脉细。现热象消失,治法改为健脾益气,化瘀止血。拟方固冲汤。处方:

党参 10 g,黄芪 10 g,炒白术 10 g,炒当归 10 g,炒白芍 10 g,生地 10 g,红茜草 10 g,煅乌贼骨 10 g,山萸肉 10 g,炒荆芥 10 g,炒地榆 10 g,仙鹤草 10 g,樗白皮 10 g。水煎服,每日 1 剂,连服 15 天。

三诊　2008 年 12 月 25 日。

末次月经 12 月 5 日,量中等,无明显血块,6 天净。舌淡红,苔薄,脉细。继续原方治疗。处方:党参 10 g,黄芪 10 g,炒白术 10 g,炒当归 10 g,炒白芍 10 g,生地 10 g,红茜草 10 g,煅乌贼骨 10 g,山萸肉 10 g,炒荆芥 10 g,炒地榆 10 g,仙鹤草 10 g,樗白皮 10 g。水煎服,每日 1 剂,连服 15 天。

四诊　2009 年 1 月 20 日。

末次月经 1 月 6 日,量中等,6 天净。无心慌、乏力。已见两次月经周期、经期正常,刻下经后,宜调补。选方调经八珍汤:

太子参 10 g,白术 10 g,茯苓 10 g,甘草 5 g,当归 10 g,白芍 10 g,川芎 5 g,生地 10 g,丹皮 10 g,丹参 10 g,香附 10 g,茺蔚子 10 g。水煎服,每日 1 剂,连服 15 天。

按　中医无子宫肌瘤病名,根据其临床表现,与中医"癥瘕"相似,癥瘕是中医特有的病症名称,是基于中医的理论,对人体病理变化作出的诊断。妇女下腹有结块,或胀,或满,或痛者,称为"癥瘕"。癥与瘕,按其病变性质有所不同。癥,坚硬成块,固定不移,推揉不散,痛有定处,病属血分;瘕,痞满无形,时聚时散,推揉转动,痛无定处,病属气分。病机多因脏腑失调,气血阻滞,瘀血内结,气聚为瘕,血瘀为癥,证候以气滞、血瘀、痰湿、湿热四型多见。诊断癥瘕时,首先要鉴别善证与恶证;确定为善证者,还要鉴别其性质,辨证是按包块的性质、大小、部位、病程的长短、兼症和月经情况,辨其在气在血,属痰湿还是热毒。治疗时应根据辨证特点,以理气、活血、除湿、清热等为主,结合化瘀消癥,并合理使用虫类药。徐老学古不泥古,守法不囿于法,认为桂枝茯苓丸温阳行气、活血化瘀的法旨可循,结合自己临证所得,以活血化瘀、软坚散结为其治疗大法。徐老依其法而拟出化癥汤,全方无峻猛破血之品却能奏温通经脉、行气活血、化癥散结之效,令癥块缓消失于无形之中。验之临床,颇多良效,能调整月经周期,减少经量,纠正贫血,控制肌瘤生长,使包块缩小或消失。必要时还可配合外治,如保留灌肠、中药热敷法、穴位照射及针灸等。不拘于一方一法,可提高疗效。

(李伟莉　余欣慧)

二十七、慢性盆腔炎

病例1 赵某,女,28 岁,已婚,工人。初诊日期:1987 年 1 月 15 日。

下腹疼痛加剧 4 天,带下量多色黄质稠。

初诊 1 年前曾行人流术,术后下腹疼痛、阴道流血 20 余天未尽,曾用青霉素等西药治疗 3 天,腹痛减轻。自此以后经常下腹痛,腰酸,经期前后不定,带下量多,大便干燥。生育 1 胎,人流 1 次。妇科检查:阴道分泌物增多,子宫压痛,附件右侧可触及鸡蛋大小包块,表面光滑,有轻度压痛,左侧(一)。脉沉弦。此乃热毒蕴结下焦致气滞血瘀。治宜活血化瘀,清热解毒。

丹皮 10 g,丹参 10 g,红藤 10 g,败酱 10 g,当归 10 g,赤芍 10 g,三棱 10 g,莪术 10 g,延胡索 10 g,黄芩 5 g,薏苡仁 5 g,甘草 5 g 大黄 5 g。5 剂,水煎服,每日 1 剂。

复诊 1987 年 1 月 20 日。

服药后腹痛减轻,带下量减少,大便偏稀。上方去大黄,再服 5 剂。

共服二丹败酱红藤汤 15 剂,诸证消失。妇科检查左侧包块消失。

病例2 吴某,30 岁,已婚,干部。初诊日期:1992 年 10 月28 日。

时感小腹疼痛、腰酸 2 年。

初诊 2 年前产后阴道流血拖延近 50 天方止,时感小腹疼痛、腰酸,虽经治疗仍有发作。近日腹痛加剧,带下色黄,舌淡、苔白、脉弦细。妇科检查:阴道分泌物增多,黄白相兼,质稠,子宫压痛,右侧附件可触及包块,压痛明显。B超检查提示右侧附件包块。证属癥瘕。治宜活血化瘀,清热解毒。处方:

　　丹皮、丹参、败酱、红藤、当归、赤芍、三棱、莪术、延胡索各 10 g,黄芩、薏苡仁、甘草各 5 g。5 剂,水煎服,每日 1 剂。

　　复诊　1992 年 11 月 4 日。

　　服药后腹痛等症减轻,带下量减,药已中病,效不更方,继服 10 剂。12 月 23 日 B 超复查见子宫附件正常。追访半年,疗效巩固。

　　病例 3　张某,26 岁,已婚,干部,初诊日期:1991 年 10 月 6 日。

　　下腹坠痛 1 年。

　　初诊　结婚 1 年多未孕,常觉下腹坠痛,月经前后不定期,色黯红,间有血块,带下量多,头晕乏力,纳呆,失眠多梦,腰骶酸痛,身体消瘦,面色无华。舌质淡红边有瘀点,苔薄黄,脉沉细弦。妇科检查:子宫左侧可触及一鸡蛋样大小的包块,表面光滑,活动尚可,压痛明显,右侧附件(一),B 超检查子宫左侧可见一 4.1 cm×3.2 cm 混合性包块,边界清,内部分布不均匀,右侧附件(一),提示:左侧卵巢囊肿。证属气滞血瘀,恶血内积。治宜活血消瘀,清热解毒。处方:

　　丹皮、丹参、败酱、红藤、当归、赤芍、三棱、莪术、延胡索各 10 g,黄芩、薏苡仁、甘草各 5 g,山楂 10 g。5 剂,水煎服,每日 1 剂。

　　复诊　1991 年 10 月 12 日。

　　服药后诸症减轻,继服上方 10 剂。1992 年元月 B 超复查,右侧包块消失。以归脾丸善后。

　　按　中医古籍无"盆腔炎"之病名,根据慢性盆腔炎的特点,应属于带下病、癥瘕、痛经、不孕症等病证范畴。徐老认为本病的病因病机多为湿热瘀结、气滞血瘀,可概括为湿、热、瘀。其病多发生于经行、产后或人流术后,身体正气虚弱,防御功能下降的情况下,病邪乘虚而入,湿热瘀阻,导致盆腔炎。病邪长期滞留,瘀久成积,形成癥瘕。徐老治疗此病以清热解毒、活血化瘀为主,方用二丹红藤败酱汤(经验方)。方中用红藤、败酱草,既可清热解毒,又可化瘀止痛;丹皮、黄芩清热凉血;当归、赤芍、丹参养血活血;三棱、莪术化瘀消癥;延胡索理气化瘀止痛;薏苡仁健脾利湿。慢性盆腔炎病在血分,非用活血化瘀之品不足以奏效,在诸多活血化瘀之品中,徐老喜用三棱、莪术,他认为此对药虽为破气破血之品,但临床使用药性平和,无伤正气之弊,在消除癥瘕积聚方面,疗效显著。

(李伟莉　徐云霞　余欣慧)

二十八、阴　　痒

病例1　余某,女,36岁,工人,已婚。初诊日期:1974年5月29日。

外阴有时发痒3年,逐渐加剧半年。

初诊　3年前曾患滴虫性阴道炎,经治好转,外阴有时发痒,近半年来外阴瘙痒逐渐加剧,反复查白带、滴虫、真菌均为阴性,曾用甲硝唑片内服、外用治疗3个月亦无疗效。妇科检查未见明显异常。查尿糖、血糖均为阴性。诊断:阴痒。患者自诉外阴瘙痒难忍,睡在被褥内身体温暖时以及衣服的摩擦,情绪紧张均致瘙痒加重,每日须热水烫洗数次仍不能解除痛苦,影响工作和眠食。诊脉沉缓、舌质淡红苔薄黄。证属湿热蕴结下焦,郁久化燥生风。治以祛风、利湿、止痒。方用止痒消风散:

炒苍术10g,苦参10g,知母10g,荆芥10g,防风10g,当归10g,牛蒡子10g,蝉衣3g,大胡麻10g,白鲜皮10g,地肤子10g,生地10g,木通5g。7剂,每天1剂,水煎服。

苦参汤:苦参30g,百部15g,花椒15g,蛇床子15g,土槿皮15g,地肤子15g。7剂,煎水先熏洗后坐浴,每天1剂。

复诊　1974年6月12日。

服止痒消风散和外用苦参汤后,瘙痒明显好转,嘱继用上方药治疗。经治2个月余,外阴瘙痒完全消失,观察3年,未见复发。

病例2　庞某,女,28岁,干部,已婚。初诊日期:1975年6月15日。

外阴瘙痒半年。

初诊　2年前因外阴瘙痒而就医,经某医院检查为外阴湿疹,按炎症治疗未见好转,近半年症状逐渐加重,每日须热水烫洗数次,仍未能解除痛苦,头晕心烦,结婚 3 年未孕。月经 5～7/28 天。量中等、色紫红有块,腹痛腰酸楚,白带时多。查滴虫、真菌均为阴性。妇科检查:双侧大小阴唇均呈灰白色,肥厚粗糙,肛门周围色素减退。诊脉弦数,舌质淡红尖赤,苔薄黄。证属湿热下注,郁久生风。治则燥湿清热、祛风止痒。方用止痒消风散:

炒苍术、苦参、知母、荆芥、防风、当归、牛蒡子、大胡麻、白鲜皮、地肤子、生地各 10 g,木通 5 g,蝉衣 3 g。5 剂,水煎内服,每天 1 剂。

苦参汤:苦参 30 g,百部、花椒、蛇床子、土槿皮、地肤子各 15 g。5 剂,外用,煎水先熏洗后坐浴。

二诊 1975 年 7 月 6 日。

经用止痒消风散 10 剂,苦参洗剂 15 剂,病情明显好转,外阴瘙痒减轻。嘱停服止痒消风散,只用苦参汤外用熏洗。

三诊 1975 年 9 月 23 日。

经治疗 3 个月余,自觉症状消失,全身情况好转。妇科检查:会阴处仅有 0.5 厘米大小区域色素减退,余恢复正常,停药随访 3 年余,未见复发。

病例 3 汪某,女,36 岁,工人,已婚。初诊日期:1981 年 4 月 12 日。

阴部痒痛伴白带增多近 5 个月。

初诊 阴部痒痛近 5 个月,白带增多,色黄有异味,精神疲乏。口苦欲饮,小便黄,大便干结。舌质红,苔黄腻。妇科检查:外阴及大腿内侧近阴部处红肿有抓痕,阴道内及阴道口有大量黄色泡沫样分泌物,气味臭秽,阴道黏膜潮红;子宫、附件未见异常。实验室检查:阴道分泌物涂片可见滴虫。印象:滴虫性阴道炎。证属中医阴痒。为湿热下注,虫邪入侵。治宜杀虫止痒,清热燥湿。方用止痒消风散:

炒苍术、苦参、知母、荆芥、防风、当归、牛蒡子、大胡麻、白鲜皮、地肤子、生地各 10 g,木通 5 g,蝉衣 3 g。5 剂,煎水内服,每日 1 剂。

苦参汤：苦参 30 g，百部、蛇床子、土槿皮、地肤子各 15 g，千里光 10 g，外用，煎水先熏后洗，每日 1 剂。

复诊　1981 年 4 月 19 日。

经用药治疗后，诸证减轻，白带偶有增多，继用上次方药各 5 剂。经用上法治疗半个月后白带正常，诸证消失，阴道分泌物涂片检查未见滴虫。

按　阴痒出自《肘后备急方》卷五，又名阴门痒、外阴瘙痒，指妇女外阴及阴中瘙痒，甚则波及肛门。阴痒是一个症状，很多全身性、局部性的疾病均可发生阴痒。《妇科撮要》谓"妇人阴内痒痛，内热倦怠，饮食少思，此肝脾郁怒，元气亏损湿热所致"。究其病源多因脾虚湿盛，郁久化热，湿热蕴结，注于下焦；或忧思郁怒，肝郁生热，夹湿下注；或因外阴不洁，久坐湿地，病虫乘虚侵袭所致；或年老体弱，肝肾阴虚，精血亏耗，血虚生风化燥，而致外阴干涩作痒。临床以湿热为患多见。徐老从局部与整体考虑，内外同治，标本兼顾。一方面止痒消风散化裁内服以清热燥湿，杀虫止痒，调整体内阴阳，一方面用外治法使药物直达病所。苦参汤中蛇床子、百部、花椒、土槿皮清热利湿，杀虫止痒，地肤子长于清利下焦湿热而祛风止痒。若外阴灼热肿痛，去花椒之刺激，加千里光，以清热解毒消肿。另外，需要注意经期卫生，保持外阴清洁干燥，切忌搔抓，不要用热水洗烫，忌用肥皂，衣着特别是内裤要宽松透气，忌酒及辛辣或过敏食物。

（李伟莉　余欣慧）

二十九、黄　褐　斑

病例1　金某某,女,28 岁,干部,已婚。初诊日期:1995 年 3 月 10 日。

面部黄褐斑 2 年。

初诊　患者自产后面部两颧即开始起黄褐斑,逐渐加深,加大,伴月经后期,经量少,色淡,烦躁易怒,便秘,舌淡,苔薄腻,脉沉细。证属冲任失调,气血瘀滞。方用祛斑八珍汤:

党参 10g,白术 10g,茯苓 10g,甘草 5g,当归 10g,生地 10g,川芎 5g,白芍 10g,白芷 10g,白鲜皮 10g,地肤子 10g,制首乌 10g。7 剂,每日 1 剂,水煎服。

复诊　1995 年 3 月 17 日

药后面部黄褐斑略有些隐退,按上方,继服 15 剂。

三诊　1995 年 4 月 10 日。

月经按期而行,经量少,面部黄褐斑渐消。继服 10 剂。3 个月后随访,面部黄褐斑已基本消退,月经正常。

病例2　张某某,35 岁,女,工人,已婚。初诊日期:1984 年 5 月 20 日。

面部黄褐斑半年。

初诊　患者近半年面部黄褐斑渐增,月经后期,经量少,色淡质稀,神疲乏力,面色苍白。方用祛斑八珍汤:

党参 10g,白术 10g,茯苓 10g,甘草 5g,当归 10g,生地 10g,川芎 5g,白芍 10g,白芷 10g,白鲜皮 10g,地肤子 10g,制首乌 10g。

7 剂后,脸部黄褐斑隐退。继用上方 20 剂,黄褐斑全部消退,月经按期而至,精力渐充。

病例3 陆某某,女,46岁,已婚。初诊日期:1987年9月18日。面部黄褐斑1年。

初诊 患者1年来,月经不调,经量少,色黯有块,少腹隐痛,伴腰膝酸软,手足心热,面部自两颧先起点状褐色斑疹,以后逐渐增多、色加深。舌淡苔黄腻,脉沉细。证属肾阴不足,气血瘀滞。方用祛斑八珍汤:

党参10g,白术10g,茯苓10g,甘草5g,当归10g,生地10g,川芎5g,白芍10g,白芷10g,白鲜皮10g,地肤子10g,制首乌10g。

10剂后,面部黄褐斑缩小,色变淡。继服15剂,面部黄褐斑全部消退,月经恢复正常。随访1年未复发。

按 黄褐斑俗称蝴蝶斑,也叫"妊娠斑"。中医学称为"肝斑"或"黧黑斑",它是一种常见的获得性色素沉着性皮肤病。黧黑斑出自《外科正宗》:"黧黑斑者,水亏不能制水,血弱不能华肉,以致火燥结成斑黑,色枯不泽。"《太平圣惠方》:"由脏腑有痰饮,或皮肤受风邪,致令气血不调。"黄褐斑形成的原因主要是因女性内分泌失调,精神压力大,各种疾病等以及体内缺少维生素及外用化学药物刺激引起。徐老认为该病主要是因人体内阴阳失衡所致:肝气郁结,致使血瘀颜面;脾胃虚弱,气血不能润泽颜面,湿热上升至颜面形成斑点;肾阳不足,阳气弥散,血瘀颜面形成黄褐斑。基于此,徐老从气血入手,首选八珍,益气和血,养荣祛斑,外病内治,常能奏效。在八珍补气养血的基础上,加用首乌补益肝肾,养血祛斑;地肤子、白鲜皮、白芷祛风燥湿。现代研究认为,白芷具有美白祛斑之功效。

(李伟莉 余欣慧)

三十、郁　证

病例　蔡某,女,37 岁,职工,初诊日期:1997 年 3 月 16 日。

心情抑郁,悲伤欲哭 3 年。

初诊　患者自述 3 年来心情抑郁,对任何事物不关心,情绪不宁,坐卧不安,胸闷,善太息,心悸胆怯,寐差多梦,起因于下岗,做生意失利。在某专科医院诊为抑郁性神经症。服用西药效果不佳。转我处诊治。刻诊神情恍惚、淡漠,悲忧欲哭,面色㿠白,舌质淡红,苔薄,脉弦细。证属肝郁气滞,心神不宁,拟舒解为法,佐以宁神。方用徐氏疏经散:

太子参 15 g,合欢花 10 g,柴胡 6 g,陈皮 6 g,甘松 10 g,炒白芍 10 g,玫瑰花 10 g,月季花 10 g,绿萼梅 10 g,茯神 12 g,珍珠母(先煎) 50 g,煅龙、牡(先煎)各 30 g。

上方服用 5 剂,症状基本改善,效不更方,上方再进 30 剂,症状全无,精神大振,随访半年无反复。

按　抑郁性神经症,属祖国医学"郁证"范畴。《金匮要略·妇人杂病》篇中提出了"脏躁"及"妇人咽中如有炙"等证,实质上是郁证的主要临床表现,所载述的治法方药沿用至今。郁证以心情抑郁、胸脘痞闷、胁肋胀痛,或易怒欲哭,或咽中有异物感为主要表现,多由情志不舒、气机郁滞而致。病理变化和心、肝、脾关系密切。肝喜条达,若情怀抑郁,则肝气不舒;脾主健运,忧愁思虑,则脾运失健;心主神明,悲哀过度,则心气受损。气郁常是诸郁的先导,气郁日久,影响及血,则血行不畅,而致血郁;气郁化火,又可形成火郁;气滞不行,津液凝聚成痰,可致痰郁;脾运不健,或水湿停聚而成湿郁;或食积不消而成食郁。徐老遵经旨在治疗上以疏理气机、调整阴阳为原则,选用疏经散为主方。方中多用花类中药,理气疏肝而不伤阴,故临床取得较好的疗效。此外,徐老特别指出,郁证为情志致病,注意精神调摄,保持乐观情绪,有助于防止发病,促进恢复健康。

(李伟莉　余欣慧)

下篇 学术经验

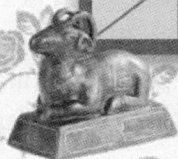

一、徐志华先生治学经验

徐志华,男,1925年出生,主任医师,教授,安徽中医妇科三大学术流派之一——徐氏妇科第四代传人、全国著名中医妇科专家、中国20世纪100名临床大家之一、国务院政府特殊津贴获得者。徐志华教授出生于安徽庐江县徐氏中医妇科世家,13岁随先父学习中医,1958年进入安徽中医学院(现安徽中医药大学)前身——安徽中医进修学校师资温习班学习。之后留校执教,首任《伤寒论》和《中医妇科》教师,为安徽中医学院妇科学科奠基人,1997年退休,从事中医妇科60年。其历任安徽中医学院妇科教研室主任、妇科主任,全国高等中医药教材编审委员会委员,《长江医话》副主编,全国中等医药学校教材《中医妇科学》主审,全国中医妇科专业委员会委员,安徽省中医药学会常务理事,安徽省中医药学会妇科专业委员会主任委员,安徽省药品评审委员会委员。

(一)立志高远,医德高尚

先生出生于中医妇科世家,祖父徐竹岩,晚清秀才,江南世传名医,以善疗妇科血证闻名,因避战乱由皖南青阳迁至皖中庐江,父亲徐焕章继承世传,精通妇科经、带病。先生自幼聪颖,酷爱读书,备受家庭熏陶,仰慕父亲济世之术,抱有"不为良相即为良医"的信念,开始从医之路。人无志则不能学,志向高远必将终生探求。先生志向高远,研习医学,一日不怠,不仅医道精深,而且医德高尚。先生常曰:"为医者必以疗病为己任,愈病为殊荣,视病人为亲人,不可一日懈怠。"凡来求诊者,均详细询问,再三揣摩,胸无定论,不下处方。拟方用药,务求精当,少则1帖,多则3剂,至日不复诊者,常亲临病家诊视,唯恐有误。路远病重或夜间病急者,不顾风雨,毅然出诊。遇有窘迫,解囊相助。先生以 72 岁高龄退休后,体弱多病,本欲静养,然慕名而登门求诊者仍日不下数十,为全济世救人之心愿,对其中病情疑难,再三求治者,不分贵贱,抱病临诊。遣方用药,务求廉验,中病即止,不为利益所驱使。先生之高风亮节,由此可见一斑。

(二)熟读经典,精通医药

先生自幼随父学医,天资聪颖,酷爱读书,深受传统中医之熏陶。父之授业,教之甚严,上至岐黄,下至百家典籍,均令一一研读。先生一丝不苟,废寝忘食,精研《内经》《金匮要略》《伤寒论》《本草纲目》等经典,熟诵方药,博览医案,后进高校深造,既受到传统的中医师承学习,又得到正规大学的系统教育,具有扎实的中医功底。先生不仅中医基础理论扎实,对中药也十分熟悉。13 岁开始,其父以学徒之规,带其临诊见习,并让其参与中药采集、辨伪、炮制、配方,习徒六载,已能熟知药性及其配伍技巧。先生回顾其学医经历认为,在学习中医过程中,要遵循一定的规律,先抄方药、背经文,再逐渐理解消化;或者按部就班先学习中西医基础理论,然后进行临床实践,最后再学习,不断提高。在学习内容上,对中医基础理论一定要熟悉,经典著作一定要通读、熟读,最好能背诵;基本方剂、基本药性一定要熟背,尤其对于药性的掌握,先生常教诲"熟练掌握一种中药的药性就好比士兵掌握武器的性能,只有对其非常熟悉才能运用自如"。精医通药是其后续发展的一个重要积淀。

(三)刻苦勤奋,善于学习

先生早年接受家庭浓厚的中医氛围熏陶,严格的师承教育,后来又相继接受了中医经典专项进修学习,无论何种学习,他都刻苦钻研、勤于思考。跟师时他认真临证抄方,在老师的指导下学习中医经典,夜晚挑灯常至午夜。对于书本中和抄方、临床中的不懂或不理解问题,他一方面自我思考,一方面查阅其他文献或向老师请教以获得理解。学习中他还不断总结先师的经验和读书的体会,写下了大量的读书笔记和临证体会,获得了老师的充分肯定。先生成名之后,仍然孜孜不倦,工作之余,从不外出,闭门读书,被称为中医学院"四大书呆"之一。先生认为学医尤其是学习中医的确是一个艰苦的过程。首先学医并不是一蹴而就的事情,而是一个较为漫长、渐进的过程,尤其是学习中医,它需要学习者抛弃私欲之杂念,具备持续的恒心、毅力进行潜心刻苦专研,否则只能半途而废。问起徐老的学习要诀,他会告诉你:勤奋、勤奋、再勤奋。

对读书,先生认为要"博""精"结合。第一要"博"。既要读医学书,也要读非医学书,医学书也要读各家,这样才能做到博采众长,触类旁通,为我所用。例如医学类书籍,先生不仅读《内经》《金匮要略》《伤寒论》《本草纲目》,还读非医学类书籍,涉猎广泛,如哲学类、文学类等。其次要"精"。对于重要的或经典的医学著作不但要读,而且要精读,要一句一句地读,要读懂,其中一些重要的原文要背记。这些著作包括《灵枢》《素问》《金匮要略》《伤寒》《本草纲目》以及重要的专科著作。他认为,《内经》《难经》《神农本草经》和《伤寒杂病论》初步奠定了中医的理论体系,是学习中医的必读书籍。先生崇拜《医林改错》,仔细研读,认为《医林改错》在继承古代气血学说的基础上创造性地提出了气血与疾病关系的理论,极大地发展了活血化瘀治法,王清任创制的许多方药至今仍广泛应用于临床。师承古人,为其晚年所倡的"妇人多瘀"的学术观点奠定了基础。先生认为"悟"是读书的关键所在。所谓"悟",一是悟在读书时,即读懂作者的含义,发现书中关键之点;二是悟在日后的临证中,诊治患者时,要细心体会,反复思考,悟出心得;当临床遇到常规方法不能处理的疑难问题时,要回想所读书中的其他观点、方法,尝试"同病异治"的新途径。

(四)重视临床,教学相长

先生从 13 岁开始,跟其父临诊见习,19 岁涉入医疗生涯,行医于乡里,入中医学院后一边教学,一边临床,文革期间,被打成"反动学术权威"下放至皖南歙县"立功赎罪",热情为当地农民防病治病,足迹踏遍两地的山山水水,由于先生医技高明,疗效卓著,迅速被传为"省里来的妇科神医"。先生以 72 岁高龄退休后,多家医院用高薪聘请均被其谢绝,年迈之体,仍在安徽中医学院附属医院坚持半日制门诊。先生曰:"学医者不可一日没有临床。"正是在临床实践的基础上,先生才能不断地发现问题,不断地思考问题,不断地创造新理论、新方药。1975 年,安徽中医学院及其附属医院恢复重建,先生任附属医院中医妇科主任和教研组长,先生首任《伤寒论》和《中医妇科》教师,并在附属医院妇科上门诊,一边教学,一边临床。先生教学,不囿书本,讲解疾病,结合临床,与学生共讨临诊验案或误案之心得,启发学生学习重在思索,并举一反三;先生临床带教,晓之以理,指导学习辨证拟方,须知所以然,深受学生爱戴,每以受其教诲而为荣。1972 年先生编写了安徽中医学院妇科教材《中医妇科》一书,先后参编卫生部组织的全国高等院校二版教材《中医妇科学讲义》和《中医妇科》四版教材。

(五)勤于思考,善于总结

先生从医 60 年,不是止于应付临床,而是在实践中勇于探索,在实践中深入思考,在实践中不断总结。随着时代的变迁,疾病谱和发病原因的不断变化,先生感到古方已不能完全应治今病,他勤于耕耘,善于思考,结合西医辨病观及新技术、新疗法,很快得出了妇人病辨证与辨病相结合的要领,在整理家传经验方的基础上,展开了承古辟今中医诊疗经验总结、整理工作。先生总结自己的亲诊有效经验方 200 首(其中妇科经验方百余首),并冠以方名,编为方歌。在其经验方中,屡可见先生承古训、立新说之处,如治带方中多辅以化瘀之品。先生认为,妇女生殖器炎症所致带下病,不外是受累组织的肿胀、瘀血、渗出物或分泌物增多所致。提出了带下病多见湿热瘀互结的观点,充实并发扬了先贤刘完素"带下俱是湿热互结"及傅青主"带下俱是湿证"的理论。提出月经病治疗的四期疗法,即月经中期宜补,来潮宜泻;月经前期宜调肝,月经后期宜和脾。临证常曰调经要诀有三:"先期、量多、崩漏者多血热,后期、量少、闭经者多阻滞,经血淋漓及盆腔生殖器官感染者多瘀热。"临证诊病,注重调理气血及肝、脾、肾,总结出"逐瘀为主,巧投桃红四物,攻补兼施,妙用加味八珍"的调理气血二要诀。先生认为"妇人病多见虚实夹杂,所累者不外气血",治病要诀在于明白气血,力倡"妇人以气血流畅为贵",善用活血化瘀和周期用药治疗妇科疾病,确立"三法二十四方"为其主要临证经验方,并将其屡用屡验者研制成宫血宁糖浆、复方归芍糖浆、盆腔炎糖浆、孕育丹糖浆等5种院内制剂,创下年销售2万余瓶记录。由于先生师古而不泥古,勤于实践,求诊者甚多,年门诊15 000余人,活人无数,名闻遐迩。先生虽医务繁忙,仍挤出时间撰书立说,在《安医学报》上连续发表"妇科验方选案",对自己临床应用疗效显著的13首经验方详加推介。先生先后发表学术论文30余篇,出版著作10余部。1987年先生与安徽中医学院计算机中医应用研究所合作,研制成《徐志华中医妇科专家电脑诊疗系统》软件,向国内外推广,享誉海内外。

(六)发皇古义,融汇新知

先生认为作为一名现代中医,必须做到"与时俱进",学习掌握以西医为代表的现代科学技术知识。运用现代科技手段诊断疾病,认识疾病的解剖、病理,运用中医的思维治疗疾病、运用中医或西医(如手术)的方法解决病痛。临床上西学中用,以中为主,如先生在治疗不孕症无排卵时,常在中药周期治疗基础上合理使用氯米芬促排卵,大大提高临床治愈率。谈及妇科疾病的病机时,徐老认为目前因社会开放,反复流产的现象较多,患者易感湿热之邪,而邪入于内,与血互结,形成瘀血之症。故临床实证多而虚证少,实证又以湿、热、瘀多见,故而创立了双阻汤、墓头回等方药,清热利湿,活血通络。简而言之,先生的临证思路一般是先通过病史询问,再结合体格检查、望诊、影像学和其他必要的实验室检查,确定疾病的西医诊断,并分析疾病此时的主要病理改变,然后以中医的脏腑、气血、经络的理论为指导,分析确定该疾病所属的证型,再以相应的方药治疗,真正体现了"西学中用,以中为主,中西结合"的诊治思想。

(七)传承中医,视为己任

先生既被授予家传,又接受高等院校的正规教育,成为中医妇科知名专家,对中医的传承有其独到的见解。他认为,第一,理论学习是传承的重要组成部分,通过理论学习不但更容易掌握老师的经验,还有推而广之的可能。先生常教育后学者成才并非一朝一夕,且是多方面因素共同成就的。首先,个人需勤奋好学,接受祖国的优秀文化,同时不断学习新技术、新疗法,用于诊治现代疾病。亦即,学习的方法是刻苦勤奋,技巧是勤于思考、总结。第二,临床实践是传承中最基本和最重要的内容。只有大量的跟师临床,才能学到老师经验之精髓和真谛。通过临床实践可以学到老师的思维、方法、技巧,可以理解、巩固、体会老师和书本的知识,悟出老师的真学。因此,临床实践的方法是认真、技巧和思考。第三,师生互动。这是传承的重要方法之一。对临床、学习中的问题与疑惑,通过咨询、讨论,可以提升对知识的理解,开发自己的思路,获得新的知识。学习—实践—思考—再学习—再实践—再思考,这是包括传承在内的学习规律。对具体徒弟的要求,先生认为为人正直、谦虚好学、潜心钻研、热爱中医是基本的前提,有较为全面、坚实的中医基础知识和一定的西医知识,有较为丰富的临床实践体验是较为合适的人选。

另外,先生教人,诲人不倦,毫无保留。一学子毕业后回基层工作,常被月经病所惑,返校求教。先生告之曰:"妇人气血,上应于太阴,下应治潮,所累者不外气血,气病之中,以瘀滞者多见,瘀滞致因寒、热、虚、实,务需详察。"调经之法,概而为三:先期、量多、崩漏者多血热,后期、量少、闭经者多瘀滞,衍期、淋漓不净及盆腔炎者多瘀热。对于常法不效者,必须西医辨病,不可无效延误,误人害己。并针对所问,授之以方,受先生教诲者,无计其数,悟其真谛,并分布于省内外,成为一地名医及学科带头人者不下百计。可谓学子数千,贤人百计。

最后,先生还特别强调指出,中医学不仅是一门自然科学,也是一门人文科学(强调"医乃仁术")和社会学(七情病因),是三者的有机结合。其内涵丰富,与新世纪医学模式颇多吻合。在科技高度发达的新时代里,中医学在保障人类健康,防治疾病方面蕴藏着极大的潜力并具有广阔的前景。先生希望国家对中医的发展应该有一个明确的短、中、远期规划,认真研究名中医的培养方式,对中医政策、财政的投入不应该太多落后于西医。感到欣慰的是近年来国家大力发展中医药政策的相继出台、实施为中医药学的发展提供了很好的机遇,先生殷切希望青年同道们发奋钻研,探赜索隐,发皇古义,融汇新知,以振兴中医为己任,在国家大力发展中医药、弘扬祖国优秀文化政策的支持下,勇于奋进,努力为中医的发扬光大做出自己的贡献。

(李伟莉　徐云霞　储继军)

二、徐志华先生学术思想

（一）妇科病从"瘀"论治

瘀血学说及活血化瘀法是中医学的重要组成部分，广泛应用于中医临床各科，而对中医妇科学尤为重要。徐老认为，引起瘀血的原因较多，但究其本质无外乎气血的改变。气虚、气滞导致血行不畅；寒凝、热郁致使血液黏稠度增大；此外，外伤亦是瘀血的重要成因。对于妇科疾病，徐老指出，经期不定，经色紫暗、瘀块，经行不畅，小腹胀痛或刺痛、甚则拒按，下血块后痛减，或少腹癥瘕积聚等症状多与瘀血相关，在治疗上应注重活血化瘀。现将徐老在妇科瘀血治疗方面的临床经验总结如下。

1. 化瘀调经

徐老认为，妇女以血为本，血则以流畅为贵。然而妇女的生理病理特点决定了无论寒热虚实，最后均会导致气血瘀结，而气血瘀结一般首先表现在月经方面的改变，如闭经、崩漏、月经过多、经期延长等。唐容川云："女子胞中之血，一月一换，除旧生新，旧血即瘀血。"

（1）化瘀止血调经　徐老指出，各种内外出血，均有形成瘀血的可能，其机制有二：一是出血之后，离经之血，无论是排出体外，还是存于体内，或滞于肌肤，必然会有血液滞留，积聚成瘀。《血证论》中云："吐衄便漏，其血无不离经……即是离经之血，虽清血、鲜血亦是瘀血。"妇科出血，多为经血流行不畅，以致瘀血内阻。二是对血证治法不当，过用寒凉、固涩之品，使血凝而成瘀。由于瘀血引起出血一般血色紫暗，夹有血块，或伴痛经，舌质表现不一，新瘀可如常人，久瘀可见瘀斑、瘀点，重者舌呈青紫，脉以沉弦或沉涩为常见。

①月经先期、月经量多、崩漏　气虚、血热及外伤等原因均会引起

瘀血,从而导致月经先期、月经量多、崩漏。其主证多见月经先期或周期紊乱,经量多、色紫红有块,下腹痛。《医宗金鉴》云:"先期血多有块,色紫稠黏,乃内有瘀血。"在此类疾病的治疗中,徐老采用化瘀止血调经的方法。徐老经验方:逐瘀止崩汤(当归、川芎、制没药、五灵脂、炒蒲黄、三七粉、阿胶、炒艾叶、牡丹皮、丹参、乌贼骨、生龙骨、生牡蛎),方中当归、川芎名佛手散,调经和血;牡丹皮、丹参、制没药、五灵脂活血逐瘀镇痛;阿胶、炒艾叶止血温经;乌贼骨、生龙骨、生牡蛎止血固涩;炒蒲黄、三七粉化瘀止血。全方合用能化瘀止血调经。此外,对瘀血阻滞胞脉,恶血不去,新血不能归经而致的崩漏,如子宫肌瘤、盆腔炎症等引起的月经过多,用本方逐瘀止血,效果良好。

②经期延长、经间期出血 导致经期延长的瘀血病因与上述月经先期、月经量多、崩漏基本相似。由于瘀血阻滞,新血难安,血不归经,形成月经淋漓不净。其主证多见经期延长,经色紫暗,量少淋漓不净,或月经中期出血。徐老治疗这些疾病亦用化瘀止血调经法。徐老经验方:桃红二丹四物汤(桃仁、红花、牡丹皮、丹参、当归、白芍、川芎、生地黄、炒蒲黄、益母草、血余炭)。此方以桃红四物汤为基本方养血活血调经;加入牡丹皮、丹参活血化瘀清热;炒蒲黄、益母草、血余炭化瘀止血,全方配合有化瘀止血调经之功。

(2)化瘀行滞通经 气虚、血虚、寒凝等内外因素均可引起血瘀。《医林改错》云:"元气既虚,必不能达于血管,血管无气,必停留而瘀。"血液在环流中"盈则畅,亏则迟",血虚则血流缓慢滞涩,故而为瘀;寒性收引,凝涩,易伤阳气,寒邪客入血脉,使经脉挛缩拘急,血液凝滞不畅,故因寒作瘀。《校注妇人良方》云:"寒气客于血室,血凝不利。"由这些原因引起的月经病多表现为:月经后期、量少,或闭经,或月经后期、量少色紫有块,伴下腹痛,舌有紫点,脉沉涩。徐老治疗此类疾病多采用化瘀行滞通经法。徐老经验方:通经散(丹参、肉桂、炮穿山甲、刘寄奴、乌药、川牛膝、当归、白芍、川芎、莪术、三棱、红花、桃仁)。该方亦是桃红四物汤加减而成,桃红四物去熟地黄之滋腻,加丹参以养血活血调经;莪术、三棱对药破血行气、消积止痛;同时配合炮穿山甲、刘寄奴破血通经,肉桂散寒通经,川牛膝引血下行。全方共奏化瘀行滞通经之效。有热象去肉桂,加牡丹皮,久瘀加土鳖虫。《医学衷中参西录》云以三棱、莪术"为化瘀血之要药"。又云:"三棱、莪术性近和平,而以治女子瘀血,虽坚如铁石亦能徐徐消除。"故本方对素有宿疾,瘀阻胞宫,以致闭经或月经后期量少,淋漓不畅者疗效显著。对输卵管阻塞不孕症,亦有一定的疗效。

2. 化瘀止痛

瘀血阻滞经络,气血运行障碍,造成血脉不通,不通则痛。瘀血痛的特点,为刺痛、绞痛或胀痛,痛处固定,拒按,反复发作,久痛不愈。王清任认为:"凡肚腹疼痛,总不移动是瘀血。"朱丹溪说:"经水将来作痛者,血实也。临行时,腰痛腹痛,乃是郁滞有瘀血。"故痛经、子宫内膜异位症、盆腔炎等所引起的腹痛,多为瘀血阻滞。

(1)痛经 气虚、气滞、血虚、寒凝等因素均可导致瘀血的形成,气虚鼓动力量薄弱,而致血行迟滞、涩凝,进而成瘀。《医宗金鉴》云:"血之凝结为瘀,必先由于气滞。"

①原发性痛经 该病由于气滞血瘀,经行不畅,胞脉瘀阻,不通则痛。其主要表现为经期或经前下腹剧痛,块下痛减,盆腔多无明显器质性病变。徐老嘱宜理气活血,行瘀止痛。方选膈下逐瘀汤(《医林改错》方,药用当归、赤芍、川芎、牡丹皮、红花、桃仁、香附、乌药、枳壳、延胡索、五灵脂、甘草),方中香附、乌药、枳壳理气行滞;红花、桃仁、当归、赤芍、川芎活血化瘀;延胡索、五灵脂化瘀定痛;牡丹皮凉血止血;甘草缓急止痛,调和诸药。气顺血调则疼痛自止,有热象的加川楝子;寒象加吴茱萸;膜样痛经加郁金。

②继发性痛经 该病由于郁热瘀血壅滞阻结,经行不畅。主要表现为经期下腹剧痛,且进行性加重。盆腔多有明显的器质性病变,如子宫内膜异位症、盆腔炎、子宫肌瘤等。徐老嘱治法宜行气清热,逐瘀止痛。方选用宣郁通经汤(《傅青主妇科》方,药用当归、白芍、牡丹皮、香附、郁金、白芥子、栀子、黄芩、柴胡、甘草),方中当归、白芍养血活血;牡丹皮、栀子、黄芩清热凉血;香附、郁金、柴胡疏肝理气;白芥子利

气散结止痛;甘草缓急止痛、调和诸药。全方合用有行气清热,逐瘀止痛之效。痛甚加延胡索、川楝子、制乳香、制没药以行滞清热镇痛;盆腔癥积包块加莪术、三棱以破积消癥。

（2）经行头痛　气滞、寒凝、外伤导致瘀血内留,经行时气血下注于胞宫,冲气夹瘀血上逆,阻滞脑络,以致清窍受蒙,不通则痛。主要表现为头痛部位固定,痛如锥刺,按之更剧,伴有经行不爽,量少色紫有块,少腹痛,经血畅通则头痛缓解,腹痛减轻,舌边有紫点,脉象沉弦。徐老运用活血化瘀、祛风止痛法治疗。徐老经验方:头痛逐瘀汤（当归、赤芍、白芍、川芎、红花、丹参、藁本、菊花、僵蚕、刺蒺藜、蔓荆子、制乳香、制没药）。方用当归、赤芍、白芍、川芎、红花、丹参、制乳香、制没药活血化瘀;藁本、菊花、僵蚕、刺蒺藜、蔓荆子祛风止痛。痛甚加露蜂房,尤在泾在《金匮翼》中指出:"治头风久病,须加芎、芍、红花少许,非独治风,兼活血止痛也。"本方对缓解血管神经性头痛,疗效显著。

3. 化瘀消癥

癥瘕是妇科临床的常见病、难治病。唐容川说:"瘀血在经脉脏腑之间,结为癥瘕。"瘀血阻滞经脉,久而结为癥积包块,按之坚硬,固定不移。如盆腔炎性包块、子宫肌瘤、卵巢囊肿、异位妊娠等盆腔肿块。可见瘀血内结是形成癥瘕的主要原因。徐老治疗该类疾病主要采用活血化瘀法,如配合他法共同治疗,效果良好。

（1）子宫肌瘤　古称石瘕。气滞、寒凝、血热等因素引起瘀血形成,这种瘀血,既是疾病结果,又是病因,因果相干,病程日久,结于胞宫而成。《灵枢·水胀篇》中云:"石瘕生于胞中……恶血当泻不泻,血不以留之,日以益大,状如怀子,月事不以时下。"亦说明瘀血留滞胞宫,聚为癥瘕。该病主要表现为月经量多有血块,经期延长,下腹胀痛。妇检可见子宫体增大,质硬,形状不规则,无压痛。治宜化瘀消癥。徐老经验方:化癥汤（桂枝、茯苓、赤芍、牡丹皮、桃仁、莪术、三棱、焦山楂、鸡内金、槟榔、橘核）。本方以桂枝茯苓丸（《金匮要略》）为基本方化瘀散结;加入莪术、三棱、焦山楂、鸡内金破血行气以化癥;槟榔、橘核理气以活血化癥。全方功能活血化瘀,消癥散结,白带多加樗白皮以燥湿止带。该方对盆腔炎性包块和陈旧性异位妊娠包块,则疗效较差。

(2)输卵管阻塞不孕症　本病是由于输卵管炎症粘连,引起输卵管阻塞不通,阻碍卵子与精子相遇而致不孕,盆腔子宫内膜异位症也可使输卵管粘连扭曲而造成不孕。本病一向被认为是女性不孕的主要原因,治疗颇为棘手。徐老认为,瘀血是导致本病的主要成因,寒热虚实均可导致瘀血。此外,手术创伤及各种手术后遗症、人流、产伤等,亦可使人体的脏腑气血、组织器官损伤,影响气血运行,均可导致瘀血的产生而致不孕。本病必须进行输卵管通畅(通液或碘油造影)试验,才能作出诊断。徐老认为,本病病机是邪瘀交阻,胞脉不通。治宜活血化瘀,通经散结,应根据患者处于月经周期的不同时间而灵活选方用药。平时用经验方通经散加土鳖虫化瘀通络;经期用经验方二丹四物汤(牡丹皮、丹参、当归、白芍、川芎、生地黄、香附、月季花、玫瑰花、茺蔚子、延胡索、怀牛膝、郁金),方以二丹四物清热养血化瘀;香附、月季花、玫瑰花、郁金疏肝理气,气行则血行;茺蔚子活血调经;怀牛膝益肾调经;延胡索活血化瘀定痛。全方理气活血,化瘀调经。两方先后配合,化瘀通络,调经助孕。

综上所述,瘀血所致的妇科疾病虽复杂,然病情万变而病机为一,在辨证清楚的前提下牢牢抓住活血化瘀之法,以徐老的基本方灵活加减,应证而变,必能收到较好的疗效。

(二)逐瘀为主,妙用桃红四物

徐老治疗妇科病注重气血。深悟人之一身全赖气血以维系,认为"妇人经血,上应太阴,下应海潮,所伤者不外气血","治病要诀在于明白气血"。先生仰学前贤,师古不泥,力倡"妇人以气血流畅为贵",临诊拟方无不首重气血。概其要,可为两要诀。

徐老认为,因气血郁滞所致的血瘀证广泛存在于妇产科疾病的各个阶段。妇科疾病,就其症状多为血块、带、痛,究其现代病理改变,常是病变部位的组织增生、破损、炎症及血流郁滞等改变,所谓"气血郁滞,积而成瘀"。这种瘀血,既是疾病结果,又是病因,因果相干,致使许多妇科病迁延难愈,甚至成为顽症痼疾。因此活血化瘀法为妇科调理气血法则中的重要组成部分,而桃红四物汤可视为治疗诸多妇科瘀血证的基本方剂。

(1)理气化瘀 "气为血帅",气不畅则血亦不畅。"血之凝滞为瘀,必先由于气滞",故气散则血随而散。此类病证多由情志不遂、肝气郁结所致,常表现为胸胁、脘腹胀满疼痛,气机不顺等。木郁则常土壅,故徐老治疗此类疾病,多从肝、胃入手,理气行滞为主,和血活血为辅。选药常分两类,病急暂用者,多选气中之血药,如香附、乌药、木香、延胡索、广郁金之类;病缓症轻或不耐行气药之温燥者,上药改用炮制品,或以性缓质轻之花类药代之,如月季花、玫瑰花、绿萼梅、佛手、木蝴蝶等,代表验方如治疗经行胁满腹胀的理气通经散(桃仁、红花、当归、赤芍、川芎、香附、郁金、月季花、玫瑰花)。

(2)活血化瘀 气滞日久,则瘀血停积,脉络阻滞,多表现为痛经、经血失调等。徐老对此类病证,多以基本方去熟地之滋腻,喜用对药三棱、莪术,认为此对药均入肝、脾经,可消肝郁之积,理脾虚之滞,实证用之破血行气、消积止痛,虚证用之祛瘀畅血。如欲理气行滞,则用对药香附、莪术,认为气中之血药香附,得血中之气药莪术,则理气行滞力强,莪术得香附则缓其行气破血之力,甚宜妇人用之。如治疗痛经的"痛经散"(桃红四物汤去熟地,加香附、莪术、郁金、乌药、丹皮、川楝子)及治疗月经后期的过期饮(桃红四物汤加香附、肉桂、莪术、丹参、益母草)。症异而选用同一对药,可明其理。

(3)清热化瘀 热邪内侵或湿热壅遏气阻,皆可致瘀。经曰"火主暴速",此类血瘀证多见经血妄行或湿毒带下。对于此类病证,徐老多以基本方易桃仁、红花为丹皮、丹参,意取二丹寒凉苦降之功,养血化瘀,清热除烦,烦除志安,安则静,静生水,水盛则火自平,适宜妇人"阴常不足"之体,且丹皮炒之能止血,故二丹相伍,能清、能养、能生、能止。大凡瘀热血证,每多用之,如二丹解毒四物汤(二丹四物汤、黄芩、黄柏、黄连）。瘀热气逆血上行者,常用生甘草、川牛膝,取生甘草泻火凉血,牛膝下行降逆,两药相伍,有釜底抽薪之意,如治疗血热经行吐衄,常用二丹四物汤加此对药。湿热瘀阻带下者,每以桃红四物汤去熟地,加用薏苡仁、黄柏、丹皮三药,取薏苡仁甘淡健脾、利湿、清热,黄柏黄寒入肾,清热、坚阴、泻火、燥湿,配丹皮通血脉中热结。三药相伍,除湿之源,清热之窜,去瘀之结,相得益彰,至臻至善。

（4）温经化瘀　寒独留则血凝泣,凝则脉不通。湿与寒同类,易相结而致病,致使气血凝滞成瘀,多表现为冷痛,经血迟滞、过少、停闭、不孕等,治宜温行。徐老欣赏肉桂一味,其散寒邪而利气,下行而补肾,能导火归源以通其气,达子宫而破血,能走能守,如配以养血之品,有鼓舞气血之功。寒湿为病,徐老每以肉桂配白芥子,取其内外宣通之功,而无阻隔窠囊留滞之患。两药相伍散寒导滞,内外搜剔,以除寒湿淹滞、黏腻之性。如寒甚者多伍鹿角胶,取其益阳补肾、强精活血之功,湿甚者多伍泽兰,取其活血、破瘀、通经、行水之力。其经验方温胞饮（四物汤、肉桂、白芥子、红花、蒲黄、延胡索等）治疗寒湿痛经,疗效甚好。

（5）破血化瘀　瘀血癥聚,积久成之为病,总由气血胶结而成。积在体,表现为积块、疼痛、月经紊乱,甚则出现崩漏、闭经、不孕等重症。徐老治疗此症不遵古人"用诸虫啮血以消干血"之训,认为虫类药荡剔走窜,耗阴伤液,伤损正气,无攻逐之事,主张于活血化瘀方剂中少佐破血之品即可。如瘀热积者,多用红藤、败酱草、穿山甲,取其清热破瘀通络、散结之效,盆腔炎块甚为适宜。陈瘀宿滞者,多用桂枝、刘寄奴、山楂三药相伍,既奏温通经脉、化瘀消积之力,又济理中助运之效,此亦"治血必治脾"之理。如经验方化瘀汤（桃红四物汤去熟地,加三棱、莪术、刘寄奴、山楂）加减治疗子宫肌瘤,长服无弊,获效良好。

徐老施用化瘀法,不唯胀、痛、血、块、舌紫、脉涩等症,对于久病不愈、常法不效者,亦多用之。认为行血活血方药服用得当,常获有病治病、无病防病之效,如同产后服用生化汤可达保健防病之理一样。至于本虚标实者,只要病需亦可谨慎用之,如胎漏、胎动不安,常法不效者可改投本法,此即"有故无殒,亦无殒也"之理也。

(三)攻补兼施,巧用八珍

对于妇人气血虚弱而变生他疾的虚实夹杂症及"虚人之积,不便攻治者",徐老采用益气养血治其本、审因用药治其标之法,寓攻于补或攻补兼施,选用八珍汤为基本方,随证加减。

(1)宣解八珍 妇人经行、产后,阴血虚于下,阳气越于上,极易为外邪所伤而致病。如经行、产后感冒、咳嗽等,多用防风、荆芥、白芷三药,认为此三药同用,祛风止痛,升清降浊,开窍逐水,理血行滞,如经验方荆防八珍汤(八珍汤、荆芥、防风、白芷)即为治疗经行感冒而设。

(2)活血八珍 虚人之积而不便攻治者,宜攻补兼施以求克敌。徐老治疗此类病症,每以益气养血,行滞活血为主,如消积八珍汤(八珍汤、三棱、莪术、鸡内金、山楂)疗癥瘕,种子八珍汤(八珍汤、丹参、红花、茺蔚子、香附)治虚滞不孕等。

(3)固冲八珍 气血虚弱,变证多端。血失气帅则妄行无度,气虚血滞则血溢脉外,气不运化则水湿泛溢等。此类病症多兼阴虚,故止血多选金樱子、覆盆子、山茱萸、乌梅肉,以求酸涩敛阴、阴阳双调;利湿多选淡渗之法,用如蜀羊泉、白花蛇舌草、白薇、薏苡仁等甘寒之属以避免伤耗阴液。如止带八珍汤(八珍汤、薏苡仁、蜀羊泉、白花蛇舌草、樗白皮)、固下八珍汤(八珍汤、乌梅、川续断、金樱子、樗白皮)疗崩漏等。

(4)温补八珍 对于气血不足之虚寒证,治当温补。其宜温阳者,多选用甘酸体润之品,如巴戟天、肉苁蓉、锁阳等,以填精益肾,使阳生阴长;其肝肾不足多选子类,如女贞子、菟丝子、枸杞子、覆盆子等,意在求阳不忘阴,甚适妇人阴类之体。如生精助孕八珍汤(八珍汤、枸杞子、肉苁蓉、锁阳、关沙苑)、五子八珍汤(八珍汤、女贞子、枸杞子、覆盆子、菟丝子、沙苑子)疗不孕,多获良效。

(5)养阴八珍 血虚则精竭水结,故需精血同补。徐老推崇"静能生水"之意,多用黄精、麦冬、合欢皮,取其润肺、宁心、安神之功,心和神清志安,则血生阴长。少用滋腻滞补之品,实乃在于"调补"二字。如养心八珍汤(八珍汤、酸枣仁、麦冬、合欢皮、远志)疗经行不寐,养阴八珍汤(八珍汤、黄精、玉竹、麦冬、五味子)疗阴虚血少之月经病等。

(6)清热八珍　妇人"阳常有余"则不耐火热,"阴常不足"则易生内热。欲清火热,必先养血,因阴血以养火血盛而火不亢烈。徐老善用丹皮、芦根、大蓟、小蓟之类,取其清热、生津凉血、祛瘀之功,是"抑之即以培之,清火即是补血"之意。如凉血八珍汤(八珍汤、芦根、苎麻根、大蓟、小蓟)治经间期出血,即取此意。

(7)通利八珍　血气两者,原不相离,血中有气,气即是水。湿之质即水也,故妇人水湿之病,治疗当予养气血,利湿浊。徐老多用猪苓、茯苓配泽泻,取其甘平渗泄、入肾利湿而兼祛热降浊之功。气虚者辅以黄芪,气滞者辅以天仙藤,下壅湿热者辅以茵陈之类。如消肿八珍汤(八珍汤、黄芪、泽泻、猪苓、天仙藤)疗经行水肿,即是以养气血为主旨。

(8)和中八珍　血生于心火,而下藏于肝,气生于肾水,而上主于肺,其间运上下者,脾也。妇人中焦失调者,当以养气血,和中州。徐老常取姜半夏、川黄连、谷芽联用,取川黄连 1～2 g,反佐于大队补益剂之中,有防滞腻、痞满之弊的作用,谷芽快胃消谷,通利中焦枢纽,半夏消痞散满,开胃行津,胃纳脾运正常,阴阳平衡,水火既济,则经血调畅。

上述八珍,病情万变而病机为一,均系由气血虚弱所致之虚实夹杂证。如果说,活血化瘀法施之以暂,那么调补气血法则施之以久。不同病症,不同加减,灵活机巧,应证而变。

(四)周期用药,调经助孕

祖国医学认为,女人的月经与生育是依靠肾气—冲任—天癸—胞宫间的平衡。人以血为本,月经以血为用。《丹溪心法》云:"经水不调,不能成胎。"《妇女秘科》指出:"女子无子,多以经候小调。"故有"种子必先调经"之说。治疗重在调理肾、肝、脾。肾为先天之本,藏精,主生殖;肝藏血,主疏泄,精血同源;脾为后天之本,升化之源,脾气健,则气血旺。在数十年临床实践中,徐老根据中医月经周期分为行经期、经后期(卵泡期)、经间期(排卵期)、经前期(黄体期)四个不同阶段的理论,针对不同的病机特点,选用不同的方药进行周期治疗。行经期调经活血通络,主以二丹桃红四物汤活血调经;经后期,补肾养血促卵泡发育;经间期,补肾通络,促卵泡排出;经前期,补肾温阳,促黄体成熟,自拟孕育汤主之。分期治疗,达到调整脏腑、冲任、胞宫的阴阳相对平衡,达到种子的目的。现代医学研究证明:中医药的月经周期治疗,能有效地促使下丘脑功能恢复,促垂体分泌卵泡生成素(FSH)、黄体生成素(LH)值正常,恢复卵巢功能,达到卵泡生长发育成熟、排出。疗效可靠,切实可行,是中医药治疗不孕症的一大特色。

(五)病证结合,中西贯通

病是对疾病全过程的特点与规律所作的概括,证是对疾病当前阶段的病位、病性等所作的结论。病注重从贯穿疾病始终的根本矛盾上认识病情,证主要是从机体反应状况上认识病情。徐老认为,辨病和辨证对于中医诊治来说,都是非常重要的。辨病有利于从疾病全过程、特征上认识疾病的本质,重视疾病的基本矛盾;辨证则重在从疾病当前的表现中判断病变的位置与性质,抓住当前的主要矛盾。正由于"病"与"证"对疾病本质反映的侧重面有所不同,"辨病"与"辨证"相结合,从而有利于对疾病本质的全面认识。

临床进行思维分析时,有时是先辨病然后再辨证,有时是先辨证然后再辨病。如果通过辨病而确定了病种,便可根据该病的一般演变规律而提示常见的证型,因而是在辨病基础上进行辨证。当疾病的本质尚反映不够充分时,先辨证不仅有利于当前的治疗,并且通过对证的变化的观察,有利于对疾病本质的揭示,从而确定病名。徐老认为,病证结合不仅对充实中医、加强中医现代化起到积极的作用,而且对中医的科研、剂型改革、衡量疾病是临床治愈还是病理性治愈将起到重要作用,甚至能对某个疾病的治疗有新突破。同时,徐老强调:病证结合,切莫西化,而是要将西医的一些检查阳性体征及实验结果纳入到中医的辨证之中,这样既有利于疾病的早期发现和早期诊断,也有利于拓展临床思路,还能在一些疾病无证可辨的情况下为中医论治提供依据。如治疗输卵管阻塞性不孕症时徐老重视先通过现代医学的子宫输卵管碘油造影客观明确子宫输卵管情况,再坚持中医辨证论治,做到病证结合,大大提高了临床疗效,减少了盲目服药,贻误诊治。如输卵管严重粘连需要借助手术或现代医学辅助生殖技术达到受孕的目的。

总之,徐老认为:病证结合实际上就是中西医结合的内涵之一,它以中医辨证为本,也不忽视现代医学的诊断手段,在辨证用药的同时加上辨病用药,能拓宽中医的临床、科研发展。

(六)病多情志不遂为因,治要疏肝解郁为先

健康之机体是体内既相互对立、又相互统一的阴阳双方处于相对的动态平衡之中。即所谓"阴平阳秘,精神乃治"。这一相互对立统一的相对平衡遭到破坏,即可导致疾病的发生。临证所见,阴阳失衡之肇端,每以情志所伤占居首位。凡情志所伤又每以肝先受邪。肝为风木之脏,喜条达而恶抑郁,主疏理一身之气机。人体五脏之气,如肺气之宣肃,心气之运血,脾气之散精,肾气之封藏,均各司其职,唯有肝气之疏泄,涉及整个机体各器官的生理功能,调节控制整个机体的动态变化。肝气疏泄功能正常,则气血和谐,情悦体健。肝者干也,其性好动而干犯他脏,情志不遂则先及肝气,肝气不舒,疏泄失司,即成病害。诚如丹溪先生谓:"一旦怫郁,诸病生焉。"故有"万病不离乎郁,诸郁皆属于肝"之说。在临床上,凡内、妇病症,溯本穷源,无不与情志不遂休戚相关,这一点在妇科病症中表现尤为突出。所以徐老临诊每先叩问患者有否情志失和因素,治病喜用疏肝解郁之剂。凡遇有情怀不畅者多在求本方中伍入流动疏理之品,以遂其肝木条达之性。

(七)临证注意言谈举止,寓心疗于药疗之中

诊断的正确与否和治疗效果的好坏,与医者之言谈举止有着极为

密切的关系。不同的语言表达方式与不同的仪表行为,反映了不同的思想感情与不同的道德风貌。明代医家李中梓就告诫我们,医生必须"宅心醇谨,举动安和,言无轻吐"。通过长期临床实践观察后,先生认为,我们要有谨慎的言谈与端庄的举止,这不单纯是一个道德修养的问题,而是这一特定职业的迫切需要。我们注意到了这个方面,患者即感如沐春风,从而有祛病愈疾良好希望的寄托。观察发现,有不少患者对医生的言语动作特别关注,往往以此作为自身疾病的一面镜子,善于从中去揣测预后之吉凶。医者若能紧紧把握住患者的心理活动,根据不同的情况,分别将恰到好处的情绪开导,并给出切合病机的药物调理,这对于疾病的防微杜渐和促使早日恢复健康有着非常积极的作用。有时因为运用了适宜的情绪开导,竟可使部分患者不药而瘥,或成倍地增强了药物本身具有的治疗功能。徐老尝治一中年闭经患者,几经转医,服药数十帖不效,后邀先生诊治,运用启发诱导式诊断方法,让患者尽情陈诉病之源由,将心底里的郁结全部地倾吐出来,结果用药守原方略事增损,计日即收全功。祖国医学一向以"治病必求于本"作为辨证论治的根本总则,针对不同心理状态的患者,施以适当的心理治疗,其宗旨亦就是治病"求本"。

(八)效法昔贤纲领准绳,师之莫泥随机应变

在数千年的祖国医学发展史上,前贤总结出了许多证治纲领准绳。诸如"胎前宜凉""产后宜温"等。所有这些的确值得我们效法。但对于前人的学术观点,无论它是历代沿用已形成了定论,还是存有争鸣的一家之言,徐老并不尽信,亦不贸然否定,而是拿到实践当中去验证它。效法的宗旨是师其所长,因而受益,特别是对于一家之言,我们也要高度重视。短短一言,往往是毕生实践经验的总结,经过实践验证后,值得借鉴的我们就要继承运用,倘若有异议,欲正前人之误,必须要持审慎态度,以事实为依据去修正充实。兹就明代方广撰《丹溪心法附余》中提出的崩漏三大治疗法则,略述徐老的观点。方氏指出:"初用止血以塞其流,中用清热凉血以澄其源,末用补血以还其

旧。"数百年来一直被医界视为治疗崩漏之规矩。徐老认为崩漏下血理宜止血塞流为先，但临证见血止血，妄用峻塞之剂，仅是权宜之计，势必导致朝止夕发或反不能止。必须把握病机，溯本穷源，以辨证为立法遣药之先导，寓"塞流"于"澄源"之中，源本既得澄清，其流自能遏止。如因瘀血滞留血脉，血不循其正规，离经之血妄行者，妄投止血峻塞之品，岂不是闭门留寇，已瘀再瘀；若用活血化瘀之剂，待瘀血一去，血循常道，其血自止。"澄源"亦不能尽用"清热凉血"。因肇致下血者有寒有热，有瘀有虚，倘若皆用"清热凉血"治之，证属血分有热者为之有幸；证属命门火衰，温煦无能致成崩漏者，譬犹冰沍之地，复遭寒霜，非但无益，反受其害。所以先生主张，我们需要效法昔贤纲领准绳，但师之莫泥，必须随机应变。

(九)屡验者拟固定处方，据病情投看家之药

任何疾病都有一定的辨证治疗规律可循，久经临床实践以后，虽用药思路愈加宽阔，但择方遣药亦益加精缩，将从中的规律总结加工以后，便可拟出固定处方。几十年来，先生拟了部分固定处方，既方便了临床运用，又有利于总结提高。如治盆腔炎的"复方红藤糖浆"、治输卵管性不孕的"篡头回方""双阻汤"等均属此类。兹就治胎漏、胎动不安、滑胎的"安胎饮"，赘述数言。治疗滑胎的基本原则是"保胎"，但其措施不一，朱丹溪主张"大补气血"，傅青主倡"安胎重脾胃，补其气之不足，泻其火之有余"。先生认为保胎的关键在于脾肾。肾为先天之根，安身立命之源，胎居母腹，赖肾以载。脾为后天之本，气血生化之源，胎孕既成，必赖母体气血滋养。立法健脾益肾，奠安"两天"(先天、后天)为主，自拟"安胎饮"加减施治(党参、黄芪、当归、白芍、生地、白术、黄芩、桑寄生、狗脊、菟丝子、川断、苎麻根、杜仲、山药等)，俾肾壮则先天之根不怯，脾健则后天之本雄厚，"两天"之气安奠，庶无胎元滑堕之虞。在用药上，凡久经临床实践后，常有个人的惯投必用药物，亦即"看家之药"。先生认为医者惯用某药，非为嗜好使然，亦不是以一药而应百病，而是说明了医者对某药的功能有着较为全面和较为深

刻的认识与理解,通晓某药的配伍应用,因而治疗某一类疾患有其独特之处。如明代医家张景岳善用熟地,屡起沉疴,而被誉为"张熟地"。先生在临床上比较惯用龙骨、牡蛎等味,龙、牡二味,同归肝肾,俱主收敛,收浮越之气,敛耗散之血,是"戢阳固阴"之要药。在临床上阴不为阳守,阳不为阴固者屡见不鲜。如阴不守其阳则常见经行头痛、经行发热、经行吐血、自汗、盗汗、惊悸、失寐等症;阳不固其阴则常见经行先期、经来量多、崩漏、带下、阴挺等症。凡属此类,皆投以龙骨、牡蛎,分别伍入各经见证之药,阴既益则阳遂和,阳既戢则阴自固。两药并用,戢阳固阴,常获阴平阳秘、病痊体泰之效。

(李伟莉　余欣慧)

三、徐志华先生临证思辨特点

徐志华教授从事中医妇科临床 60 余年,擅长治疗崩漏、先兆流产、湿热瘀结证不孕症等妇科病证。在数十年的临证实践中,逐渐形成自己独特的诊疗方法和思辨规律,现总结如下:

(一)崩漏临证思辨特点

崩漏是妇科常见的病证,对于该病证,徐老进行了数十年的研究与探索,形成了自己独特的诊疗体系,现分述如下:

1. 崩漏血热证的思辨特点

(1)诊病特点　习惯运用望诊、问诊。望诊主要看患者阴道流血量、色、质,面色,患者精神状态、形体胖瘦、舌苔;问诊主要包括问患者过去的月经情况、伴随症状、妊娠史及妇科检查、饮食、二便情况等,同时还要结合现代医学检查如基础体温、B 超、血常规以及有无刮宫史等情况。

(2)辨证思路　徐老认为素体阴虚,或久病失血伤阴,阴虚内热,虚火内炽,扰动血海,加之阴虚失守,冲任失约,故经血非时妄行;血崩失血则阴愈亏,冲任更伤,以致崩漏反复难愈。素体阳盛,肝火易动;或素性抑郁,郁久化火;或感受热邪,或过服辛温香燥助阳之品,热伏冲任,扰动血海,迫血妄行而成崩漏。如《傅青主女科·血崩》中云:"冲脉太热而血即沸,血崩之为病,正冲脉之太热也。"经血非时暴下,血色鲜红或深红,质地稠黏多属实热;淋漓漏下,血色紫红,质稠多属虚热;临证以"经血非时而下,量少淋漓,血色鲜红而质稠;或经血非时暴下,或淋漓不净又时而增多,血色深红或鲜红,质稠,或有血块"为局部辨证。全身辨证是在局部辨证基础上,结合患者病史、发病诱因、全身证候、舌象、脉象进行辨证分型,并随证加减用药。

（3）治则治法　清热养阴，化瘀凉血。

（4）处方用药　自拟清化固经汤：生地 15 g，白芍 10 g，丹皮 10 g，生卷柏 10 g，紫珠草 10 g，红茜草 10 g，红蚤休 10 g，地榆 10 g，炒蒲黄 10 g，黄芩 10 g，黄柏 10 g，益母草 10 g。方中丹皮、黄柏、生卷柏、红茜草、紫珠草、红蚤休凉血止血；生地、白芍养血止血；炒蒲黄化瘀止血；益母草缩宫止血。全方共奏清热化瘀，凉血止血之效，以达固守堤防、修复冲任损伤之寓意。

【引用医案】

王某，女，20 岁，学生，未婚。初诊日期：2008 年 9 月 12 日。

月经量多 20 余日。

初诊　患者 14 岁月经初潮，5～7/25～28 天，量中等，色红，有小血块，痛经（一），否认性生活史，素嗜辛辣。近 3 个月每次月经 20 日左右方净，量先少后多，色鲜红，质稠，时有血块，无明显腹痛。末次月经 2008 年 8 月 23 日，两个月前我院 B 超检查示子宫附件无异常，曾经予西药止血剂治疗而无效。刻下患者诉头晕心烦、心悸心慌，偶口干苦，溲赤便结。舌红，苔薄黄，脉弦数。诊断为崩漏，证属热郁冲任。患者素嗜辛辣，实热内蕴，冲任损伤，血海沸溢，迫血妄行，故经来不去；血为热灼，故血色红质稠，心烦，口干苦，溲赤便结以及舌红，苔薄黄，脉弦数均为血热崩中之证。治宜清热凉血，化瘀止血。拟方清化固经汤加减：

生地 15 g，白芍 10 g，丹皮 10 g，生卷柏 10 g，紫珠草 10 g，红茜草 10 g，红蚤休 10 g，地榆炭 10 g，炒蒲黄 10 g，黄柏 10 g，黄芩 10 g，益母草 10 g，大、小蓟各 15 g。水煎服，6 剂。

二诊　2008 年 9 月 17 日。

服药第 5 天血止。刻下头晕乏力，口干无苦，溲赤好转，大便正常，舌质偏红，苔薄白，脉细略数，此乃气血虚弱、营阴不足所致，治以调补三阴为要。方用补肾八珍汤加减：

菟丝子 10 g，枸杞子 10 g，山药 10 g，党参 10 g，白术 10 g，茯苓 10 g，当归 10 g，白芍 10 g，熟地 10 g，川芎 6 g，关沙苑 10 g，炙甘草 6 g。

水煎服,7剂。

三诊　2008年9月24日。

患者前天月经来潮,量多,色鲜红,有小血块,轻微口干、头晕,二便调,舌质偏红,苔薄白,脉滑数,继予清化固经汤10剂。

四诊　2008年10月4日。

现患者月经将净,无头晕乏力、口干无苦,二便调,舌质淡红,苔薄白,脉细略数,继续予补肾八珍汤口服,并嘱禁食辛辣。

其后每于经期服用清化固经汤,非经期服用补肾八珍汤,调理3个月而愈。

按　崩漏是妇科常见重症,祖国医学早有"塞流、澄源、复旧"治疗三法。徐老最忌见血止血,否则易有滞邪留瘀之弊。因此,止血必须澄源。若只塞流而不澄其源,则炎上之火不可遏;只澄源而不复其旧,则孤独之阳无以主。《济阴纲目》中崩漏门眉批云:"止涩之中须寓清凉,而清凉之中又须破瘀解结。"说明清热凉血,化瘀止血为治疗崩漏的基本法则之一,不止之中寓有止意。徐老于临证中掌握好补与清的主次,通与涩的适应证,立方遣药,标本兼治,灵活配伍。血止"塞流"之后,还要"澄源"巩固,促使患者早日康复,防止崩漏再发。

其清化固经汤,便是清热养阴,以治血热有瘀而阴伤加堤决的经验方,寓清凉以止血;其逐瘀止崩汤,仍是以消瘀为主,辅以止血,二法并用,求其"经脉以通,元气以从",瘀得以逐,则血循常道,气血畅则瘀自消,故而崩漏愈。其补肾八珍汤便是澄源复旧,侧重调补脾胃,也是东垣强调的"下血证须用四君子补气药收工"的发挥。

2. 崩漏血瘀证的思辨特点

(1)诊病特点　习惯运用望诊、问诊。望诊主要看患者阴道流血量、色、质,面色,患者精神状态、形体胖瘦、舌苔;问诊主要包括问患者过去的月经情况、伴随症状、妊娠史及妇科检查、饮食、二便情况等,同时还要结合现代医学检查如基础体温、B超、血常规以及有无刮宫史等情况。

(2)辨证思路　徐老认为情志所伤,肝气郁结,气滞血瘀;或经期、产后余血未尽又感受寒、热邪气,寒凝热灼而致血瘀,瘀阻冲任,旧血不去,新血难安,发为崩漏。也有因元气虚弱,无力行血,血运迟缓,因虚而瘀或久漏成瘀者。临证以"经血非时而下,时下时止,或淋漓不净,色紫黑有块"为局部辨证。全身辨证是在局部辨证的基础上,结合患者病史、发病诱因、全身证候、舌象、脉象进行辨证分型,并随证加减。

(3)治则治法　养血活血,化瘀止血。

(4)处方用药　桃红二丹四物汤:桃仁6g,红花6g,丹皮6g,丹参9g,当归9g,赤芍9g,川芎5g,生地12g,炒蒲黄9g(另包),益母草9g,血余炭9g。本方以桃红四物汤加味而成。四物汤为调经和血之祖方,加之桃、红活血化瘀。月经乃妇人之生理,经血乃离经之血,离经之血俱为瘀血。今量少紫暗、黏稠,更当断为瘀滞无疑,如纯以温化,恐有温助血行或助瘀化热之弊,或纯以固涩,又必有留滞助邪之虑。徐氏治以活血化瘀,拟药寒温并行,丹皮、益母草凉血祛瘀,丹参化瘀行血、蒲黄、血余炭化瘀调经、炒炭后祛瘀止血。全方意在通瘀,瘀去新生,气血流畅,出血自止。如下腹痛加延胡索;腰酸痛加川牛膝;淋漓不止加红蚤休。

【引用医案】

汪某,女,30岁,工人,已婚。初诊日期:2002年4月20日初诊。

月经量多13天

患者自3个月前行人流术后,经行前后无定期,量多,夹血块,时间延长。本次月经来潮已13天,出血量多,不能坐立,夹瘀块、色暗,腹痛,头晕,神疲,舌黯红,苔薄,脉沉涩。证属血瘀崩漏。方用桃红二丹四物汤:

桃仁6g,红花6g,丹皮6g,丹参9g,当归9g,赤芍9g,川芎5g,生地12g,炒蒲黄(另包)9g,益母草9g,血余炭9g。每日1剂,共服4剂。

复诊　2002年4月25日。

血止,仅头晕、神疲。继服补肾八珍汤:关沙苑10g,山药10g,菟丝子 10 g,枸杞子 10 g,党参 10 g,白术 10 g,茯苓 10 g,当归 10 g,白芍 10 g,川芎 5 g,熟地 15 g,甘草 5 g。水煎服,每日 1 剂,共服 6 剂。如此调理 4 个月后痊愈。

按 此类月经病在妇科门诊较为常见。因瘀滞阻络而致行经期延长,治当活血化瘀为主,止血调经为辅。徐老持桃红二丹四物汤化裁,避开见血止血常规,不施权宜之计。亦即《内经》"通因通用"之法。如瘀血不去,阻于脉中,出血难止。新出之血复成瘀血,如此因果互干,必将导致病程迁延,阴伤邪留,变生他证或病趋加重。徐老施用此方要点有三:①经期延长,量时多时少或淋漓不净,色紫暗;②宫内放置节育环或经期淋浴、房事不洁而致经期延长,量中或少;③小腹隐痛,舌质紫暗或有瘀点。并常在本方基础上,加用乌梅肉、红蚤休。徐老认为,经期延长无论何因所致,均致气血伤耗,阴分不足,乌梅止血生津收敛,红蚤休凉血止血收敛,两药合用为辅,使主方化瘀而不伤正,温化而不助热,故常收桴鼓之效。

从徐老治疗经验中可以看出,投桃红二丹四物汤后,病虽趋愈,然有形之血已去,营阴已虚,倘若不予还旧,多致化源匮乏,阴血亦虚。故以补肾八珍汤加味,调理善后,首重健脾养胃,以裕生化之源。化源丰盛,则营阴自能充盈,气血调和,冲任调达而月经正常。

3. 崩漏气虚证的思辨特点

(1)诊病特点 习惯运用望诊、问诊。望诊主要看患者阴道流血量、色、质,面色,患者精神状态、形体胖瘦、舌苔;问诊主要包括问患者过去的月经情况、伴随症状、妊娠史及妇科检查、饮食、二便情况等,同时还要结合现代医学检查如基础体温、B 超、血常规以及有无刮宫史等情况。

(2)辨证思路 徐老认为忧思过度,或饮食劳倦损伤脾气,脾气亏虚,统摄无权,冲任失固,不能制约经血而成崩漏。如《妇科玉尺·崩漏》中云:"思虑伤脾,不能摄血,致令妄行。"临证以"经血非时而至,崩中暴下继而淋漓,血色淡而质薄"为局部辨证。全身辨证是在局部辨证的基础上,结合患者病史、发病诱因、全身证候、舌象、脉象进行辨证分型,并随证加减。

(3)治则治法　补脾摄血,益气调经。

(4)处方用药　固冲汤:党参10 g,黄芪15 g,炒白术10 g,煅龙骨、牡蛎(先煎)各20 g,山萸肉10 g,乌贼骨(先煎)10 g,红茜草10 g,炒荆芥10 g,炒地榆10 g,樗白皮10 g,白芍10 g。方解:方中党参、黄芪、白术补气培元,固中摄血;白芍、山萸肉补肝肾,益冲任;茜草、荆芥、地榆、樗白皮育阴收涩,固冲敛血;龙骨、牡蛎峻补督脉,摄纳元气,安五脏,益心神,有涩血养益之功,无留邪伤正之弊;乌贼骨一药,收涩活血兼备,涩血而不致瘀,共奏健脾益气、固冲止血之效。全方配伍较严谨,药力集中。

【引用医案】

张某,女,35岁,干部,已婚。初诊日期:2009年8月20日。

月经紊乱2年,阴道流血10天。

初诊　患者既往月经规则,17岁初潮,4/28天,量中等,色红,痛经(+)。近2年月经紊乱,6—20/30—60天。末次月经2009年7月12日,10天未净,量多,夹血块,伴下腹隐痛,偶有头晕、乏力。刻下阴道流血未净,舌质暗有瘀点,脉细涩。诊其为崩漏,证属气虚血瘀证。此为患者经期、产后防范不慎,外邪入侵,与血搏结成瘀,瘀阻冲任、胞宫,血不归经而妄行,且病久脾气虚弱不能统摄血液,遂成崩漏;冲任、胞宫瘀血阻滞,新血不安,故月经10余天淋漓不净;离经之瘀时聚时散,故近2年月经紊乱,时出时止;瘀阻冲任、胞宫,不通则痛,故小腹隐痛;舌质暗有瘀点,脉细涩均为血瘀之证;偶有头晕、乏力、脉细为脾虚气弱之证。治宜健脾益气,固经止血。方用固冲汤:

党参10 g,黄芪10 g,炒白术10 g,炒当归10 g,炒白芍10 g,生地10 g,红茜草10 g,煅乌贼骨10 g,山萸肉10 g,炒荆芥10 g,炒地榆10 g,仙鹤草10 g,樗白皮10 g。水煎服,每日1剂,连服15剂。

二诊　2009年9月10日。

服药后经来1次,末次月经2009年8月15日,8天净,胃脘部不适,腿肿、手肿伴腰酸痛,余症如前。原方继服,每日1剂,连服15剂。

三诊　2009 年 10 月 16 日

末次月经 2009 年 9 月 18 日,5 天净,腹痛 5 天,伴恶心呕吐、乏力。舌质淡红稍暗,苔薄白,脉细滑。治宜活血化瘀,行气止痛。自拟内异症方:

当归 15g,丹皮 15g,白芍 15g,黄芩 10g,山栀 10g,川芎 5g,香附 10g,郁金 10g,红花 10g,桃仁 10g,三棱 10g,莪术 10g,川楝子 10g,白芥子 10g,延胡索 10g,石见穿 10g,徐长卿 15g。水煎服,每日 1 剂,连服 15 剂。

四诊　2009 年 11 月 18 日。

末次月经 2009 年 11 月 13 日,量中等,腹痛 2 天,较前明显减轻。舌质淡红,苔薄白,脉细滑。治宜活血化瘀,行气止痛。继服内异症方,水煎服,每日 1 剂,连服 15 剂。

按　患者初诊"月经紊乱 2 年,阴道流血 10 天",辨病为崩漏。辨证要点为:阴道流血量多,夹血块,伴下腹隐痛,偶有头晕、乏力。结合患者既往痛经史,及舌淡红稍暗,尖有瘀点,苔薄白,脉细涩,可辨证为气虚血瘀型。病机是瘀阻冲任、子宫,血不归经而妄行,且病久脾气虚弱不能统摄血液,遂成崩漏。徐老选方固冲汤,意为澄源复旧,侧重调补脾胃,也是李东垣强调的"下血证须用四君子补气药收功"的发挥。方中党参、黄芪、白术补气培元,固中摄血;白芍、山萸肉补肝肾,益冲任;茜草、荆芥、地榆、樗白皮育阴收涩,固冲敛血;乌贼骨一药,收涩活血兼备,涩血而不致瘀;当归、生地滋阴养血;仙鹤草凉血止血,共奏健脾益气、固冲止血之效,以恢复月经之正常周期。二诊时月经 8 天净,胃脘部不适,腿肿、手肿伴腰酸痛。此为脾气虚弱,运化无力且气虚血瘀所致,继续固冲汤巩固治疗。三诊时经期已恢复正常,主要矛盾转为痛经。徐老选用经验方内异症方以活血调经,行气止痛。四诊时治疗已收效,痛经好转,然瘀血散去非一时之功,故继续原方巩固治疗,以期痊愈。

(二)先兆流产脾肾两虚证的思辨特点

先兆流产是妇科常见的病证,对于该病证,徐老进行了数十年的

研究与探索,形成了自己独特的诊疗体系,现介绍如下:

(1)诊病特点 习惯运用望诊、问诊。望诊主要看患者阴道流血量、色、质,面色,患者精神状态、形体胖瘦、舌苔;问诊主要包括问患者腹痛性质、过去的月经情况、伴随症状、妊娠史及妇科检查、饮食、二便情况等,同时还要结合现代医学检查如基础体温、B超以及有无流产史等情况。

(2)辨证思路 徐老认为胎漏、胎动不安与脾肾两脏及气血不足关系尤为密切。孕妇体质柔弱,气血亏虚,脾肾不足,导致冲任不固,不能摄血养胎,而为先兆流产。其辨证思路为妊娠期阴道少量出血,色淡暗或质稀薄,腰酸,腹痛,下坠,或曾屡孕屡堕为局部辨证;全身辨证是在局部辨证的基础上,结合患者病史、发病诱因、全身证候如头晕耳鸣,夜尿多,眼眶黯黑或有面部暗斑,或神疲、乏力、心悸心慌,失眠多梦等;舌脉如舌淡或淡暗,苔白,脉沉细滑、尺脉弱等进行辨证。

(3)治则治法 补气益血,固肾安胎。

(4)处方用药 自拟安胎饮:菟丝子10 g,桑寄生10 g,当归10 g,白芍10 g,川断10 g,苎麻根12 g,杜仲10 g,阿胶10 g,炒艾叶3 g,甘草6 g,生地12 g,黄芪12 g,党参12 g。此方大有巧思,所拟安胎饮系《医学衷中参西录》寿胎丸(菟丝子、川断、桑寄生、阿胶)、《金匮》胶艾汤(当归、川芎、地黄、白芍、艾叶、阿胶、甘草)与《兰室秘藏》圣愈汤(当归、川芎、熟地、白芍、党参、黄芪)之合方。徐老遵《巢氏病源》"妇人肾以系胞"、《临证指南》"胎气系于脾"及朱丹溪"血气虚损,不足营养其胎则自堕"等论述而组方。全方配伍严谨,恰中病机,施于临床,疗效卓然。方中寿胎丸与参、芪相伍,意在培补脾肾,使胎有所载;圣愈汤双培气血,胎元得以涵养;胶艾汤乃仲景治妇人流产、漏下之主方,功能安胎止漏。而且,方中白芍、甘草相伍,即芍药甘草汤,又能缓急止痛;苎麻根清热止血,养阴安胎。徐老所用安胎饮对气血亏虚、脾肾不足,以致冲任不固,不能摄血安胎引起的先兆流产甚宜。

【引用医案】

张某,女,27岁。初诊日期:2009年6月20日。

停经 42 天,阴道流血 3 天伴腰酸。

初诊　患者既往月经规则,15 岁初潮,6/29 天,量中等,色红,无痛经。0—0—2—0,两胎均为自然流产(发生在停经 40～50 天),末孕 2007 年 8 月,未予正规诊治。末次月经 2007 年 5 月 10 日,期、量如常。停经 31 天时自测尿 HCG(+)。近 3 天出现少量阴道流血,色红,有小血块,无腹痛,有轻微腰酸。刻下少量阴道流血,色红、质稠、夹小血块、腰酸、口干、便结,舌质红,苔薄黄,脉滑数、尺弱。诊其为胎动不安,证属肾虚血热。肾主系胎,肾虚则冲任不固、胎失所系,因而腰酸、胎动下坠,或有阴道流血;热伤冲任,迫血妄行,损伤胎气,而致胎动下坠,阴道流血色红;肾虚冲任不固,无力系胎,故屡有堕胎;热伤津液,故口干、便结。舌质红,苔薄黄,脉滑数、尺弱,为肾虚血热之征。治宜补肾健脾,凉血安胎。拟方安胎饮加减:

党参 10 g,黄芪 10 g,当归 10 g,白芍 10 g,生地 10 g,白术 10 g,黄芩 10 g,桑寄生 10 g,菟丝子 10 g,川断 10 g,苎麻根 10 g,杜仲 10 g,旱莲草 10 g,炒地榆 10 g。水煎服,每日 1 剂,连服 20 剂。

二诊　2009 年 7 月 21 日。

孕 2 月余,无腹痛,轻微腰酸,无阴道流血,睡眠欠佳,无口干便结,舌淡红苔薄白,脉细滑尺弱。去旱莲草、炒地榆,加狗脊壮腰膝、茯神安神助睡眠。

党参 10 g,黄芪 10 g,当归 10 g,白芍 10 g,生地 10 g,白术 10 g,黄芩 10 g,桑寄生 10 g,狗脊 10 g,菟丝子 10 g,川断 10 g,苎麻根 10 g,杜仲 10 g,茯神 10 g。水煎服,每日 1 剂,连服 20 剂。

三诊　2009 年 8 月 10 日。

孕 3 个月余,无腹痛、腰酸,无阴道流血,睡眠、饮食可,二便调。上方去茯神,续服:

党参 10 g,黄芪 10 g,当归 10 g,白芍 10 g,生地 10 g,白术 10 g,黄芩 10 g,桑寄生 10 g,狗脊 10 g,菟丝子 10 g,川断 10 g,苎麻根 10 g,杜仲 10 g。水煎服,每日 1 剂,连服 20 剂。

按　"胎漏""胎动不安"相当于现代医学的先兆流产,其区分要点,正如李梴《医学入门》中所说:"有腹痛而下血者为胎动,不痛而下血者为胎漏。"但两者之临床表现确实难以截然划分。论其病因,多数学者均认为与脾肾两脏及气血不足关系尤为密切。孕妇体质柔弱,气血亏虚,脾肾不足,导致冲任不固,不能摄血养胎,而为先兆流产。有鉴于此,徐老应用安胎饮治疗恰合病机。本方特点在于脾肾、气血兼顾,又能清热固摄,养血安胎,对脾肾不足、气血亏虚之先兆流产最为适宜。关于药物选择,徐老认为:圣愈胶艾汤中之川芎,辛温香窜,走而不守,对于先兆流产阴道流血者应尽量避免使用;而杜仲、川断、桑寄生、菟丝子为固肾强腰安胎的佳品,苎麻根取自民间安胎验方,功能清热止血安胎,参、芪补气升阳,有举载胎元免于下坠之功;胶艾养血止血,暖宫安胎。全方配伍合理,气血脾肾兼顾,又能安胎止血,是治疗先兆流产取得满意疗效的保证。

关于本病配合使用黄体酮这个问题。徐老认为:在中药保胎的病例中,大部分患者在就诊前或保胎期间,都习惯性地用过黄体酮,流血未能控制,有的患者以前用黄体酮保胎亦无效。徐老从数十年临床实际治疗中得出这样一个结论:不用黄体酮,单独应用中药保胎,能达到足月分娩目的,且对胚胎发育无不良影响。随访经中药保胎足月分娩的儿童,不仅身体健壮,而且智力发育良好。

(三)湿热瘀结证不孕症的思辨特点

不孕症不是一个独立的疾病,而是许多妇科疾病或者全身性疾病所表现的一个症状。就中医来说其证型多样,目前,越来越多的患者表现为中医的"湿热瘀结证"。徐老对此进行了数十年的研究与探索,形成了自己独特的诊疗体系,现介绍如下:

(1)诊病特点 习惯运用望诊、问诊。望诊主要看患者面色、精神状态、形体胖瘦、舌苔;问诊主要包括问患者过去的月经情况、伴随症状、妊娠史及妇科检查、饮食、二便情况等,同时还要结合现代医学检查如基础体温、B超、血常规以及有无刮宫史等情况。

(2)辨证思路 徐老认为患者经期前后,房事不节,湿热之邪乘虚而入,上犯胞宫、胞络,与血搏结,日久成瘀,瘀滞胞宫不能摄精成孕。临证以"日久不孕,带多、色黄,阴痒"为局部辨证。全身辨证是在局部辨证的基础上,结合患者病史、全身证候、舌象、脉象进行辨证分型,并随证加减。临床常结合子宫输卵管碘油造影等现代医学检测手段中西医结合诊治。

(3)治则治法　清热解毒,化瘀调经。

(4)处方用药　自拟墓头回方、双阻汤、二丹红藤败酱汤、血府逐瘀汤。

墓头回方:当归10 g,白芍10 g,川芎5 g,红藤10 g,败酱草10 g,三棱10 g,莪术10 g,鱼腥草10 g,延胡索10 g,土茯苓15 g,墓头回10 g,白花蛇舌草10 g,蜀羊泉10 g,椿白皮10 g。

双阻汤:银花10 g,连翘10 g,红花10 g,红藤10 g,当归10 g,白芍10 g,紫花地丁10 g,三棱10 g,莪术10 g,丹皮10 g,石见穿10 g,蜀羊泉10 g,落得打10 g,甘草10 g。

二丹红藤败酱汤:丹皮10 g,丹参10 g,当归10 g,赤芍10 g,红藤10 g,败酱草10 g,三棱10 g,莪术10 g,薏苡仁10 g,黄芩10 g,延胡索10 g,甘草5 g。

血府逐瘀汤:当归10 g,白芍10 g,川芎5 g,红花10 g,桃仁10 g,生地10 g,柴胡10 g,桔梗10 g,枳壳10 g,川牛膝10 g,甘草5 g。

首以清热利湿,活血化瘀,自拟墓头回方。复诊待湿渐去,瘀热为主,治宜清热解毒,化瘀通络,自拟经验方"双阻汤",方中银花、连翘、紫花地丁、红藤、蜀羊泉清热解毒;当归、白芍养血调经;丹皮、三棱、莪术活血化瘀,调经散结;落得打、石见穿清热利湿,散结止痛;甘草调和诸药。诸药合用,共奏清热化瘀通络之功。湿热去,气血调和,则受孕可待。

【引用医案】

谢某,女,28岁。初诊日期:2009年7月11日。

结婚3年未孕。

初诊　患者诉结婚3年未避孕一直未孕,配偶生殖功能正常,一直未治疗。平素月经规则,16 岁初潮,5/17～28 天,量中等,色红,无痛经。末次月经 2009 年 7 月 10 日,期量如常。近 2 个月带多且时有阴痒。刻下正值经期,经量尚可,色暗有血块,无痛经,睡眠、饮食可,二便调,舌质暗红有瘀点,脉细涩。诊为不孕症,证属湿热瘀结。患者经期前后,房事不节,湿热之邪乘虚而入,上犯胞宫、胞络,与血搏结,日久成瘀,瘀滞胞宫不能摄精成孕。湿热蕴结于下,损伤冲任,故带下量多,时伴阴痒。舌质暗红有瘀点、脉细涩均为血瘀之征。治宜清热解毒,化瘀调经。方用墓头回方加减:

当归 10 g,白芍 10 g,川芎 5 g,红藤 10 g,败酱草 10 g,三棱 10 g,莪术 10 g,鱼腥草 10 g,延胡索 10 g,土茯苓 15 g,墓头回 10 g,白花蛇舌草 10 g,蜀羊泉 10 g,椿白皮 10 g。水煎服,每日 1 剂,连服 15 剂。

二诊　2009 年 8 月 12 日。

服药后经来 1 次,末次月经 2009 年 8 月 2 日,月经量多,有血块,经行腹部胀满不适,饮食、睡眠可,舌质暗红,舌尖有瘀点,苔薄黄,脉细涩。治宜活血化瘀,清热解毒,养血调经。方用双阻汤加减:

银花 10 g,连翘 10 g,红花 10 g,红藤 10 g,当归 10 g,白芍 10 g,紫花地丁 10 g,三棱 10 g,莪术 10 g,丹皮 10 g,石见穿 10 g,蜀羊泉 10 g,落得打 10 g,甘草 10 g。水煎服,每日 1 剂,连服 15 剂。

三诊　2009 年 9 月 12 日。

服药后经来 1 次,末次月经 2009 年 8 月 27 日,量中等,色红,有血块,腹部坠胀不适,舌质暗红,苔薄白,脉细。治宜清热解毒,活血调经。方用二丹红藤败酱汤加减:

丹皮 10 g,丹参 10 g,当归 10 g,赤芍 10 g,红藤 10 g,败酱草 10 g,三棱 10 g,莪术 10 g,薏苡仁 10 g,黄芩 10 g,延胡索 10 g,甘草 5 g,水煎服,每日 1 剂,连服 15 剂。

四诊　2009 年 10 月 6 日。

服药后经来 1 次,末次月经 2009 年 9 月 28 日,量中等,色红,血块少,腹部坠胀不适明显减轻,舌质淡红稍暗,苔薄黄,脉细。治宜活血化瘀,调经助孕。方用血府逐瘀汤加减:

当归10g,白芍10g,川芎5g,红花10g,桃仁10g,生地10g,柴胡10g,桔梗10g,枳壳10g,川牛膝10g,甘草5g。水煎服,每日1剂,连服15剂。

五诊 2009年11月7日。

末次月经2009年9月28日,停经39天,无腹痛、腰酸及阴道流血。当地医院测尿HCG(+),舌质淡红,苔薄白,脉细滑。治宜补气养血,固肾安胎。方用安胎饮:

党参10g,黄芪10g,当归10g,白芍10g,生地10g,白术10g,黄芩10g,桑寄生10g,狗脊10g,菟丝子10g,川断10g,苎麻根10g,杜仲10g。水煎服,每日1剂,连服15剂。

按 全不产,即原发性不孕症,中医多从肾虚、肝郁、痰湿、血瘀等论治。徐老从患者病史、舌脉证出发,以"日久不孕,经来腹部不适,白带量多,舌质暗红有瘀点,苔腻,脉细涩"为辨证要点,从"湿热瘀"着手,治疗首以清热利湿、活血化瘀为法,自拟墓头回方。复诊待湿渐去,瘀热为主,治宜清热解毒,化瘀通络,自拟经验方"双阻汤",方中银花、连翘、地丁、红藤、蜀羊泉清热解毒;当归、白芍养血调经;丹皮、三棱、莪术活血化瘀,调经散结;落得打、石见穿清热利湿,散结止痛;甘草调和诸药。诸药合用,共奏清热化瘀通络之功。湿热去,气血调和,则受孕可待。"瘀"乃顽邪,在坚持活血化瘀过程中须兼顾正气,力求做到活血化瘀而不伤正、疏肝理气而不耗气,达到运气活血、调经助孕的功效。

（李伟莉 储继军）

四、徐志华先生治疗痛经经验

痛经为妇科常见疾病之一,给妇女带来很大痛苦,并且影响其工作和日常生活。据全国妇女月经生理常数协作组调查,痛经在我国女性中的发病率约为 33.19%。徐志华教授从事中医妇科 60 余载,对该病的治疗有独到之处,自拟痛经散方治疗痛经,取得较好的疗效。现将徐老治疗痛经的经验总结如下:

1. 痛经要首辨虚实

徐老认为,痛经的主要症状是个"痛"字,因此辨痛的虚实是重要环节。历代医家对本病的辨证有很多方法,如从疼痛发作时间、疼痛的性质和部位、脉象的变化以及相关症状来分析寒热虚实。但痛经是患者的自我感觉的一个症状,疼痛程度因人而异,标准很难统一,其疼痛的轻重迄今尚无科学的仪器来测定,临床医生是根据患者的诉说并结合临床表现来判定。传统的"腹痛喜按属虚,拒按属实"的辨证方法不能适用痛经虚实的辨证,因为绝大多数的痛经都喜温喜按。徐老认为,痛经首先重点应从痛的程度来衡量,即一般疼痛不甚,虽影响工作和学习,但能坚持的属轻度,多为虚证;不能坚持工作和学习,须卧床休息,甚至呕哕晕厥的属重度,多为实证。徐老认为,在临床上,痛经以实证为多见,实证中又以气滞血瘀型为多见,即所谓"不通则痛"。故徐老自拟痛经散方就是为治疗气滞血瘀型的痛经所设,是理气活血、化瘀止痛的基本方,因临床疗效显著,已作为院内制剂生产。痛经松方不仅对痛经治疗疗效肯定,而且对消除或减轻伴随症状、调整月经周期有明显疗效。

2. 治疗原则以通调冲任气血为主

徐老认为,妇女以血为本,以气为用,但血赖气生,又赖气行,所以胞腑气血失调是本病的主要病机,故通调冲任气血为本病的治疗原则。此即"通则不痛"的原理。临床上根据痛经的分类,徐老把通调法分为温、补、攻、调四大法则,如寒者温而调之、热者清而调之、虚者补而调之、实者攻而调之,四法之中以调气血为主。痛经的治则虽以通调冲任气血为主,但急则治标,缓则治本,在月经期应首重调血止痛以治其标,平时应辨证求因以治其本。而痛经在临床上,实证多,虚证少,处方用药又宜兼顾标本虚实。

3. 服药方法和疗程

徐老认为,治疗痛经不仅要重视辨证分型,而且掌握服药时间和疗程与疗效有密切联系。大多数痛经患者都在月经来潮前1~3小时开始下腹剧痛,因此,服药时间应该在疼痛前一天开始服药,否则影响疗效,而且要连服3个月来巩固疗效。

4. 自拟"痛经散方"

痛经,亦称"经行腹痛",最早见于中医经典《金匮要略》,是妇科常见疾病之一。徐老总结前人的经验,结合自己几十年的妇科临床实践,自拟痛经散方治疗气滞血瘀引起的痛经,屡有效验。徐老运用本方治疗痛经有记录的50例中,治愈39例,好转8例,无效3例,治愈率为78.0%,有效率达94.0%。安徽中医学院第一附属医院将该方作为院内颗粒制剂应用于临床,亦取得满意疗效。

(1)药物组成　当归,丹皮,白芍,延胡索,香附,乌药,郁金,莪术,红花,川芎,白芥子,徐长卿,制乳香,制没药。服药方法:汤剂,每日1剂,水煎服;颗粒剂,每次1袋,每日2次,冲服。于经前1天始服,连服5剂,3个月为1个疗程。

(2)方药分析　本方重用当归、白芍、丹皮3味,当归味甘而润,辛香善于行血,活血调经止痛,"为血家必用之药"(《本草经百种录》);肝喜条达,必以水涵之,故用白芍滋阴养血,调经止痛,一则柔肝涵木,二则防诸多辛温香窜之味耗散阴血之虞,又可止痛;丹皮清热凉血,活血祛瘀,使瘀滞散而气血流畅,为瘀血阻滞证之要药。延胡索性温,主入气分,为血中气药,善于止痛。重用丹皮、当归活血化瘀,配白芍、延胡索理气止痛,标本兼治,为方中君药。气行血则行,方中辅以香附味辛能散,气香走窜,调经止痛,主入气分,行气之中兼行血滞,为气中血药;郁金辛苦性寒,主入血分,行血之中兼行气滞,为血中气药;乌药辛散温通,散寒行气以止痛。用莪术、红花、川芎、制乳香、制没药行气活血祛瘀,增强主药活血化瘀之功,其中莪术辛温偏于破气;血得温则行,欲其通也,必须温之,故用红花辛散温通,专入血分,活血行瘀,调经止痛,为妇科常用活血化瘀药;川芎辛散温通,既能活血,又能行气;乳香、没药二药并用,宣通脏腑,流通经络,为活血止痛要药。以上诸药直遏其势,增强君药活血祛瘀、理气止痛作用,为臣药。一味徐长卿祛风止痛,与当归相配可祛瘀血,与香附相伍可行气滞,为佐药。少许白芥子辛散温通而利气,《本草纲目》中云"利气豁痰,除寒温中,散肿止痛",可防丹皮苦寒留瘀助邪之虞,又助莪术加强搜剔积滞之力,使瘀滞得消,通则不痛,为使药。综观全方,选药精当,标本兼顾,配伍合理,不仅行血分瘀滞,而且解气分之郁结,使气血通畅,"通则不痛"。

病例1 黄某,女,21 岁,工人,未婚。初诊日期:1978 年 9 月15 日。

经行腹痛 5 年。

初诊 既往月经规则,周期 5～6/32 天,量中等,色紫红,有血块,下腹剧痛,持续 2 天,块下痛减,有时排出膜样组织,伴恶心呕哕,甚至昏厥。末次月经:1978 年 9 月 15 日。月经刚潮,心烦易怒,舌尖有瘀点,脉沉弦,为气滞血瘀,胞脉瘀阻。治法:理气活血,逐瘀止痛。方用痛经散(方见前)5 剂,经期水煎服,每日 1 剂。

二诊 1978 年 9 月 30 日。

服药后,本月痛经不甚,血量略多,嘱调情志,下次经前 1 天开始再服本方 5 剂,连服 2 个月。

三诊 1978 年 12 月 20 日。

观察 3 个月,痛经消失。

病例2 张某,女,29 岁,教师,已婚。初诊时间:1979 年 3 月15 日。

经行腹痛 10 年,结婚 2 年余未孕。

初诊　患者近 10 年经期下腹坠胀痛,伴恶心呕吐,面色苍白,四肢厥冷,腰腹酸楚,持续 2 天后缓解,服去痛片效果不显。月经周期 4～5/30～32 天。经量少、色暗红,质黏稠、末次月经 1979 年 3 月 14 日。西医妇检:外阴婚式;宫颈轻度糜烂;宫体后位,正常大小,质中;附件未见异常。舌质暗红,苔薄白,脉弦紧,为气滞血瘀,冲任虚损。治宜理气活血,化瘀调冲。方用痛经散加甘草,当归,丹皮,白芍,乌药,香附,郁金,延胡索,甘草,川芎,莪术,红花,延胡索,白芥子,制乳香,制没药。5 剂,水煎服。

二诊　1979 年 3 月 20 日。

服上方后,痛经较前减轻,无呕吐恶心、四肢厥冷,唯腰酸如故,四肢欠温,给补肾养冲汤(熟地、山药、菟丝子、枸杞子、关沙苑、覆盆子、补骨脂、仙茅、仙灵脾、肉苁蓉、锁阳、巴戟天)5 剂,以滋补冲任;下次经潮再服痛经散方 5 剂,经后服补肾养冲汤 5 剂,调理元气。

三诊　1979 年 6 月 30 日。

上法调理 3 个月,痛经消失,腰酸亦除,后怀孕生子。

(徐经凤　徐云霞)

五、徐志华先生经验方总结

（一）安胎饮

组成　川断10g,桑寄生10g,菟丝子10g,杜仲10g,太子参10g,黄芪10g,当归10g,白芍10g,生地10g,白术10g,黄芩10g,苎麻根10g。

功用　补肾益气,养血安胎。

主治　脾肾亏虚,气血不足。证见妊娠期腰酸腹痛、胎动下坠,阴道下血,屡孕屡堕,腰膝酸软,神疲倦怠,舌淡苔白,脉沉细而滑者。

方解　本方菟丝子、桑寄生、川断、杜仲为君药,菟丝子补肾益精,固摄冲任,肾旺自能荫胎。桑寄生、川断、杜仲固肾壮腰以系胎,太子参、黄芪、白术健脾益气,是以后天养先天,化生气血以生精为臣药,当归、白芍、生地养血和营为佐药,君臣佐合用,健脾补肾,养血益气,使肾旺可以荫胎,气旺可以载胎,血旺可以养胎,而无堕胎之虞,黄芩、苎麻根为使药,清热凉血、止血安胎。古人以黄芩、白术为安胎圣药,因其产前孕妇阴血相对不足,阳气偏旺,气有余便是火,黄芩清热泻火,令血循于常道而不妄行,配白术健脾资源,气血充盛则母子无恙,所以安胎也。苎麻根凉血止血而安胎,古人常用一味苎麻根止血安胎治胎漏。全方共奏补肾益气、养血安胎之功。《女科经纶》中曰:"女之肾脉系于胎,是母之真气,子之所赖也。若肾气亏损,便不能固摄胎元。"本方既遵《巢氏病源》妇人肾以系胎,《临证指南》胎气系于脾,及朱丹溪"血气虚损,不足营养其胎则自堕"之理论,又受丹溪白术、黄芩安胎圣药的影响,组成安胎饮。此方即是补肾健脾,益气养血之剂,又是养阴清热止血安胎之方,且药物平和,故临床应用广泛,可用于肾虚、气血不足、血热所导致的胎漏、胎动不安。

临床应用 "安胎饮"既可用于脾肾亏虚引起的胎漏、胎动不安，也可用于肾气亏虚，气血两虚之滑胎，可收到脾肾气血同治的效果。临床上常用于先兆流产、习惯性流产以及辅助生殖助孕后的保胎治疗。

加减 有外伤诱因者，加砂仁 3 g，理气行滞安胎；阴道流血者，加旱莲草 10 g、地榆 10 g，养阴清热安胎；腹痛明显者，加大白芍用量至 15～20 g。

病例

刘某，女，25 岁，停经 46 天，阴道流血 4 天，量少、色暗红，伴腰酸，舌淡红，苔薄白，脉细滑。有 3 胎自然流产史，均为妊娠 50～60 天。妇科检查：宫颈口闭，宫体前位，孕 50 天大小，质软，附件（一），尿妊娠试验（＋）。诊断为先兆流产，习惯性流产。患者在院外用黄体酮治疗 3 天无效而入院。辨证属脾肾亏虚，冲任受损，胎元不固。治宜补益气血，固肾安胎。方用安胎饮加旱莲草、地榆各 10 g。服 2 剂阴道流血减少，色转淡，服 4 剂血止。继服安胎饮至妊娠 4 个月，检查宫底在耻骨联合上 4 横指可触及。出院后随访至分娩，母子健康。

（二）固经汤

组成 白芍 10 g，生地 10 g，生卷柏 10 g，紫珠草 10 g，红茜草 10 g，红蚤休 10 g，贯众 10 g，生地榆 10 g，旱莲草 10 g，仙鹤草 10 g，玫瑰花 10 g，炒蒲黄 10 g。

功用 清热凉血，养血止血。

方解 经来量多，色深红，质黏稠，夹小血块，当为血热内盛营血未亏。徐氏治此症，以止血而不固涩，清热而不苦泄为组方原则。方中地榆味苦微寒，能清血热，性沉入下焦善止血，炒之意在去其苦燥，而强其止血之力；旱莲草酸寒入肝，凉血止血，甘寒汁黑，能益肾阴，两药合用，清热凉血止血，而无泄火伤阴之弊，为徐氏所必用，为君。仙鹤草寒凉清营止血，紫珠草苦甘寒凉，清热凉血止血，可谓清热力专，直遏其势。蒲黄甘平行血，消瘀止血。本症起因于血热，血去阴伤，热泄伤津,终致阴血受损。故方中用生地养血生津,凉血止血;白芍苦酸微寒,柔肝敛阴以为佐。全方共达清热凉血、调经止血之效。固经汤清热而不伤阴,止血而不留瘀,成为标本兼治、气血双调的方剂,在临床上广泛应用于热盛于内的妇科血证。

主治　热伏冲任,迫血妄行。证见月经量多,经期延长,崩中漏下,血色鲜红,口渴烦热,便秘溺黄,舌红苔黄,脉滑数者。

临床应用　固经汤既可用于热伏冲任,迫血妄行所致的月经过多者,也可用于血热和湿热内蕴所致的崩漏。临床上常用于功能失调性子宫出血、盆腔炎、子宫肌瘤等所引起的子宫出血。

加减　兼有气虚者,加用黄芪15g,党参10g健脾益气;兼有瘀滞者,加用益母草10g,川牛膝10g,三七粉等化瘀止血;出血量多者,可加乌梅肉10g,炒山栀10g,大蓟、小蓟各10g,清热凉血,固冲止血。

病例1

孙某,女,48岁,职工。初诊日期:1981年3月27日。

初诊　月经量多两年,周期正常,末次月经1981年3月26日,初诊时经行第2日,量多夹血块,经前、经期下腹胀痛,伴心烦、恶心,腰酸乏力,眠差纳少;舌红,苔薄黄,脉弦滑。诊为月经过多(功能失调性子宫出血),证属瘀热内阻。瘀热阻滞冲任、胞宫,经血妄行,故见经来量多夹血块,瘀血阻滞,气血失调,经前、经期下腹胀痛,舌红,苔薄黄,脉弦滑,均为瘀热内阻之证。治宜清热凉血,化瘀止血。方用固经汤加减:

当归10g,生地10g,赤芍10g,丹皮10g,丹参10g,川牛膝10g,益母草10g,炒地榆10g,茜草10g,侧柏叶10g,炒蒲黄10g,大蓟10g,小蓟10g,乌梅肉10g,山栀子10g。水煎服,每日1剂,连服5剂。

二诊　1981年4月3日。

出血已止,舌淡,苔薄白,脉细缓。辨证要点为:①按月经周期辨证,经后宜补;②结合首诊恶心,腰酸乏力,眠差纳少当有三阴不足之候;③舌淡,苔白腻,脉弦滑。故辨证为肝脾不和,冲任不足证。当调肝和脾。方用金匮当归芍药散加味。方中当归芍药散调和肝脾以养肝血,醒脾胃;百合、知母甘润养阴,丹皮、蔓荆子凉血行滞以清营调血;杜仲、川牛膝益肾固冲。全方清肝理营,益肾调冲以固脏腑。处方:

当归10g,白芍10g,茯苓10g,泽泻10g,川芎10g,白术10g,丹皮10g,蔓荆子10g,杜仲10g,川牛膝10g,百合10g,知母10g。水煎服,每日1剂,连服3剂。

三诊　1981年4月10日。

经后9天,带下量多、色白,右胁痛,腰酸,舌淡红边有齿痕,苔薄白,脉滑。辨证为肝脾不调,治宜调和肝脾。拟归芍散加减:

当归10g,白芍10g,茯苓10g,泽泻10g,川芎10g,丹皮10g,白术10g,杜仲10g,百合10g,知母10g,樗白皮10g,桑寄生10g。水煎服,每日1剂,连服5剂。

四诊　1981年4月16日。

无特殊不适主诉,妇检正常。

病例2

程某,女,24岁,农民。初诊日期:1985年4月27日。

初诊　既往月经尚规则,19岁初潮,3/24～36天,半年后月经周期紊乱,量多,夹血块。末次月经1985年3月17日,至今未净,阴道出血已50余日,色红,无块,伴低热,少腹疼痛,乏力,舌质淡舌尖略红,苔薄白,脉细数。妇检无异常。诊刮:子宫内膜轻度增生。诊为崩漏(无排卵型功血),证属气虚血热。阴虚内热,热扰冲任血海,故经来无期,出血50余日未净,量多,出血日久,致冲任虚损,气虚血弱,故见头晕乏力,面色无华,血热煎熬日久成瘀,故见低热、腹隐痛,舌质淡、舌尖略红,苔薄白、脉细数,均为冲任虚损,虚热内扰之征象。治宜清热凉血,固冲止血。拟方固经汤加减:

炒党参15g,炙黄芪15g,炒白术15g,茯苓10g,大、小蓟各10g,生地15g,熟地15g,仙鹤草10g,炒地榆10g,煅牡蛎(先煎)30g,炙甘草 6g,乌贼骨 10g,红茜草 10g,贯众 10g,旱莲草 10g,红蚤休 10g,山茱萸 10g。水煎服,每日 1 剂,连服 5 剂。

二诊 1985 年 5 月 8 日。

阴道流血减少,伴神疲懒言,药后即呕。考虑山茱萸味酸可能导致服药后呕吐,故去之。同时配合功血宁糖浆以增强止血之效。拟方如下:

炒党参 15g,炙黄芪 15g,炒白术 15g,茯苓 10g,大、小蓟各10g,生地 15g,熟地 15g,仙鹤草 10g,炒地榆 10g,煅牡蛎(先煎)30g,炙甘草 6g,乌贼骨 10g,红茜草 10g,贯众 10g,旱莲草 10g,红蚤休10g。水煎服,每日 1 剂,连服 3 剂。

三诊 1985 年 5 月 15 日。

阴道流血已止 6 天,然气血已伤,故伴头晕、乏力。拟八珍汤补益气血,巩固治疗。出血已止,痊愈。拟方如下:

炒党参 10g,炒白术 10g,茯苓 10g,山药 10g,全当归 10g,炒白芍 10g,川芎 6g,陈皮 6g,砂仁(后下)3g,生地 10g,炙甘草 6g。水煎服,每日 1 剂,连服 3 剂。

(三)桃红二丹四物汤

组成 桃仁、红花、丹皮、丹参、当归、白芍、生地、益母草、炒蒲黄、各 10g,川芎、血余炭各 5g。

功用 活血化瘀止血。

方解 本方以桃红四物汤加味而成。四物汤为调经和血之祖方,加上桃仁、红花以活血化瘀见长。月经乃妇人之生理,经血乃离经之血,离经之血俱为瘀血。今量少紫暗、黏稠,更当断为瘀滞无疑,如纯以温化,恐有温助血行或助瘀化热之弊,或纯以固涩,又必有留滞助邪之虞。徐氏以活血化瘀、寒温之药并行,方中桃仁、红花为君药,活血化瘀;以甘温之熟地、当归滋阴补肝、养血调经;芍药养血和营,以增补血之力;川芎活血行气,调畅气血,以助活血之功,共为臣药;丹皮、益母草凉血去瘀,为佐药,丹参降而行血,蒲黄、血余炭化瘀调经、炒炭后去瘀止血,共为使药。全方意在通瘀,瘀去新血生,气血流畅,出血自止。徐氏持桃红四物汤化裁,避开见血止血常规,不施权宜之计。亦即《内经》"通因通用"之法。如瘀血不去,阻于脉中,出血难止。新出之血复成瘀血,如此因果互干,必将导致病程迁延,阴伤邪留,变生他症或病趋加重。

主治 瘀血内阻,证见经期延长,漏下淋漓不净,色暗红、有块,小腹疼痛,舌暗红或边有瘀点,舌苔薄白,脉弦涩。

临床应用 徐氏施用此方要点有三:①经期延长,量时多时少或淋漓不净,色紫暗;②宫内放置节育环或经期淋浴、房事不洁而致经期延长,量中或少;③小腹隐痛,舌质紫暗或有瘀点。"桃红二丹四物汤"既可用于冲任瘀阻,血不归经之漏下不止,又可用于瘀滞阻络而致经期延长。临床常用于黄体萎缩不全、经间期出血、上环后出血、药流后出血等。

从徐氏治疗经验中可以看出,投桃红二丹四物汤后,病虽趋愈,然有形之血已去,营阴已虚,倘若不予还旧,多致化源匮乏,阴血亦虚。所以徐氏以八珍汤加味,调理善后,首重健脾养胃,以裕生化之源。化源丰盛,则营阴自能充盈,气血调和,冲任调达而月经正常。

加减 淋漓不止常在本方基础上,加用乌梅肉 10 g,红蚤休 10 g。徐氏认为,经期延长无论何因所致,均致气血伤耗,阴分不足,乌梅止血生津收敛,红蚤休凉血止血收敛,两药合用为辅,使主方化瘀而不伤正,温化而不助热,故常收桴鼓之效。如下腹痛加延胡索 6 g,腰酸痛加川牛膝 9 g。

病例 1

纪某某,女,30 岁,教师,已婚。初诊日期:1995 年 6 月 7 日。

初诊 经行延期不净两年。周期 14～17/25～28 天。经量先多后少,色紫红有血块,末次月经 1995 年 5 月 23 日,周期 27 天。现经行 15 天淋漓不绝,伴腰膝酸楚,下腹隐痛,尿 HCG(一),舌质淡红,苔薄白,脉沉弦。足月分娩一胎,现已 5 岁。为胞脉瘀阻,血不归经。治宜活血化瘀止血。方用桃红二丹四物汤加川牛膝:

桃仁 10 g，红花 10 g，炒丹皮 6 g，丹参 9 g，当归 10 g，赤芍 10 g，川芎 5 g，生地 12 g，炒蒲黄(另包)9 g，益母草 9 g，川牛膝 9 g，延胡索 6 g。3 剂。

复诊　1995 年 6 月 11 日。

服药后月经干净。刻下白带偏多，质稀无异味。妇科检查：右侧附件条索状增粗，压痛(±)。舌、苔同前，脉沉细。给以八珍汤加山药 12 g，枸杞子 9 g，关沙苑 9 g，菟丝子 9 g。以调补三阴(太、少、厥)。嘱下次月经期再服桃红二丹四物汤以巩固疗效。观察 3 个月，行经期 7 天，已属正常。

病例 2

张某某，女，40 岁，工人，已婚。初诊日期：1993 年 7 月 16 日。

初诊　经行 12 天未净。末次月经 1993 年 7 月 4 日。开始 5 天量多，后量少淋漓，时有时无，色紫暗，质黏稠，有时夹小血块。曾在他院肌内注射丙酸睾酮，口服乳酸钙及维生素 E，同时口服中药胶艾四物汤等止血未效。刻诊头晕心悸，腰酸，小腹隐痛，舌质淡红，尖有瘀点，脉沉涩。为瘀血阻滞，新血不守。治宜活血化瘀止血。方用桃红二丹四物汤加减：

桃仁 10 g，红花 10 g，炒丹皮 6 g，丹参 9 g，当归 10 g，赤芍 10 g，川芎 5 g，生地 12 g，炒蒲黄(另包)9 g，益母草 9 g，川牛膝 9 g，延胡索 6 g。3 剂。

复诊　1993 年 7 月 21 日。

上方服二剂血止。现带下不多，倦急乏力，舌质红脉沉细。治以调补三阴。处方：八珍汤加炒枣仁 10 g，制首乌 10 g，枸杞子 10 g，山药 12 g。5 剂。

病例 3

王某某，女，35 岁，干部，已婚。初诊日期：1996 年 12 月 3 日。

初诊　经潮淋漓不净近半年，周期 8～13/28～30 天，末次月经

1996 年 11 月 24 日,至今 9 天未净。量时多时少,色紫暗。曾用四环素、诺氟沙星、益母草膏等无效。现头晕目眩,心悸乏力,腰酸腹坠。生育史:1—0—2—1(现次自然流产后清宫＋上环 6 个月),舌质淡红,脉浮缓。此因胎元自堕,复加刀圭所伐,冲任受损。环为异物,置于胞宫,胞脉阻滞,虚实夹杂。然瘀滞不去,血不循经,外溢而血愈虚,瘀愈甚。故当活血化瘀以除标急。方用桃红二丹四物汤加川断肉:

桃仁 10 g,红花 10 g,炒丹皮 6 g,丹参 9 g,当归 6 g,赤芍 9 g,川芎 5 g,生地 12 g,炒蒲黄(另包)9 g,益母草 9 g,血余炭 9 g,川断肉 9 g。5 剂。

二诊　1996 年 12 月 5 日。

诉服药 2 剂后,流血量增加,色紫暗,夹小血块,头晕心悸,眠少多梦。此乃瘀滞已通,瘀随血去。佐以乌梅肉 9 g,炮姜炭 3 g,加入剩余 3 剂中以温经固摄。

三诊　1996 年 12 月 9 日。

继服 3 剂后,阴道流血止。舌质淡,苔薄白,头晕,心悸乏力,眠差纳少,大便干燥。治法调补三阴。处方:

八珍汤加山药 12 g,枸杞子、菟丝子、无花果各 9 g,5 剂。佐服归脾丸。

(四)二丹红藤败酱汤

组成　丹皮 10 g,丹参 10 g,红藤 10 g,败酱草 10 g,当归 10 g,赤芍 10 g,三棱 10 g,莪术 10 g,延胡索 10 g,黄芩 5 g,薏苡仁 5 g,甘草 5 g。

功用　活血消瘀,清热解毒。

方解　血瘀气滞兼有湿热是本病的病因病机。《景岳全书·妇人规·癥瘕类》中曰:"瘀血留滞作癥,唯妇人有之,其证则或由经期,或由产后,凡内伤生冷,或外受风寒,或恚怒伤肝,气逆而血留……总由血动之时,余血未净,而一有所逆,则留滞日积,而渐以成癥矣。"

方中丹皮、丹参除血中之热,活血消痈止痛为君药;三棱、莪术相须为用行血中之气,善治一切有形之积。红藤、败酱草历代视为内痈首选药,取其清热解毒、通络消肿以清除壅结于下焦之热邪共为臣药;再以赤芍、黄芩助其清热化瘀止痛,薏苡仁利湿排脓、延胡索不仅能理气止痛还能活血消癥积,共为佐药;甘草调和诸药为使药。全方意在活血清热,化瘀止痛。

主治　湿热内蕴,瘀血阻滞。证见下腹疼痛,腰骶痛,白带增多,色黄质稠,月经失调,盆腔可扪及包块,舌红,苔黄腻,脉弦数或滑数。

临床应用　"二丹红藤败酱汤"既可用于湿热内蕴,气滞血瘀之妇人腹痛,又可用于湿热瘀结所致的带下增多、色黄质稠,月经过多,崩漏,癥瘕积聚,不孕症。临床常用于慢性盆腔炎、附件炎、子宫内膜炎、盆腔结缔组织炎、盆腔炎性包块、宫颈炎、阴道炎所致的不孕症。

加减　大便秘结加大黄5g,低热者加地骨皮10g,腹胀加陈皮9g,输卵管积水加车前子12g。

病例1

赵某,女,28岁,已婚,工人。初诊日期:1987年1月15日。

初诊　下腹疼痛加剧4天,带下量多色黄质稠。1年前曾行人流术,术后下腹疼痛、阴道流血20余天未尽,曾用青霉素等西药治疗3天,腹痛减轻。自此以后经常下腹痛,腰酸,经期前后不定,带下量多,大便干燥。生育一胎,人流一次。妇科检查:阴道分泌物增多,子宫压痛,附件右侧可触及鸡蛋大小包块,表面光滑,有轻度压痛,左侧(一),脉沉弦。此乃热毒蕴结下焦致气滞血瘀。治宜活血化瘀,清热解毒。拟方如下:

丹皮10g,丹参10g,红藤10g,败酱10g,当归10g,赤芍10g,三棱10g,莪术10g,延胡索10g,黄芩5g,薏苡仁5g,甘草5g,大黄5g。5剂,水煎服,每日1剂。

复诊　1987年1月20日。

服药后腹痛减轻,带下量减少,大便偏稀。上方去大黄,再服5剂。

共服二丹败酱红藤汤15剂,诸证消失。妇科检查左侧包块消失。

病例 2

吴某,30 岁,已婚,干部。初诊日期:1992 年 10 月 28 日。

初诊　两年前产后阴道流血拖延近 50 天方止,时感小腹疼痛、腰酸,虽经治疗仍有发作。近 3 日腹痛加剧,带下色黄,舌淡,苔白,脉弦细。妇科检查:阴道分泌物增多,黄白相兼,质稠,子宫压痛,右侧附件可触及包块,压痛明显。B 超检查提示右侧附件包块。证属癥瘕。治宜活血化瘀,清热解毒。处方:

丹皮、丹参、败酱、红藤、当归、赤芍、三棱、莪术、延胡索各10 g,黄芩、薏苡仁、甘草各 5 g。5 剂,水煎服,每日 1 剂。

复诊　1992 年 11 月 4 日。

服药后腹痛等症减轻,带下量减,药已中病,效不更方,继服 10剂。12 月 23 日 B 超复查见子宫附件正常。追访半年,疗效巩固。

病例 3

张某,26 岁,已婚,干部。初诊日期:1991 年 10 月 6 日。

初诊　结婚 1 年多未孕,常觉下腹坠痛,月经前后不定期,色暗红,间有血块,带下量多,头晕乏力,纳呆,失眠多梦,腰骶酸痛,身体消瘦,面色无华,舌质淡红边有瘀点,苔薄黄,脉沉细弦。妇科检查:子宫左侧可触及一鸡蛋样大小的包块,其表面光滑,活动尚可,压痛明显,右侧附件(一),B 超检查子宫左侧可见一 4.1 cm×3.2 cm 混合性包块,边界清,内部分布不均匀,右侧附件(一),提示:左侧卵巢囊肿。证属气滞血瘀,恶血内积。治宜活血消瘀,清热解毒。处方:

丹皮、丹参、败酱草、红藤、当归、赤芍、三棱、莪术、延胡索各 10 g,黄芩、薏苡仁、甘草各 5 g,山楂 10 g。5 剂,水煎服,每日 1 剂。

复诊　1991 年 10 月 12 日。

服药后诸证减轻,继服上方 10 剂。1992 年元月 B 超复查,右侧包块消失。以归脾丸善后。

(五)痛经散

组成　当归 10 g,白芍 10 g,丹皮 10 g,香附 10 g,郁金 10 g,乌药

10g,川芎5g,莪术10g,延胡索10g,红花10g,川楝子10g。

功用　理气活血,逐瘀止痛。

主治　气滞血瘀所致经行腹痛、拒按,经血紫黯有块,块下痛减,胸胁乳房胀痛,舌紫黯,脉弦。

方解　气滞血瘀证痛经常因郁怒伤肝、情志不遂,气滞则血运不畅,"不通则痛"。《景岳全书·妇人规》中指出:"行经腹痛,证有虚实。实者,或因寒滞,或因血滞,或因气滞,或因热滞……然实痛者,多痛于未行之前,经通而痛自减。"方中当归、川芎调经活血,开郁行气;丹皮、红花活血通经,去瘀血积滞以止腹痛为主药;延胡索、乌药均性温,善于行气止痛,乌药偏入肾经,延胡索主入血分,为血中气药;香附、郁金行气解郁,活血止痛,共为臣药;香附其性宣畅,能主一切气,现代研究证实,香附能抑制子宫肌收缩,并对肌紧张有弛缓作用。白芍养血柔肝,缓急止痛,莪术辛温,主入肝经,以行气破血为主,川楝子味苦性寒,既能舒肝理气,又能反佐延胡索、乌药之温共为佐使。全方共奏理气活血、化瘀止痛之效。

临床应用　"痛经散"主要用于气滞血瘀导致的痛经,也可用于气血不畅所致的各种痛证,具有行气活血,化瘀止痛之功效。本方辨证要点:①多痛于经前的胀痛为主;②疼痛剧烈,块下痛减;③伴肝郁气滞症状;④舌暗有瘀点,脉弦。临床上常用于原发性痛经、子宫内膜异位症以及腺肌症之痛经。

加减　如痛剧难忍,加制乳香、没药各5g,以去瘀止痛,一偏于气,一偏于血,两药合用,相得益彰。

病例1

黄某某,女,21岁,工人,未婚。初诊日期:1979年9月15日。

初诊　既往月经规则,5～6/32天,经量中等,色紫红,有血块,下腹剧痛,持续2天,块下痛减,有时排出膜样组织,伴恶心呕哕,甚至昏厥。末次月经1979年9月15日。月经刚潮,心烦易怒,舌尖有瘀点,脉沉弦,为气滞血瘀,胞脉瘀阻。治宜理气活血,逐瘀止痛。方用痛经散加制没药:

当归 10 g,白芍 10 g,丹皮 10 g,香附 10 g,郁金 10 g,乌药 10 g,川芎 5 g,莪术 10 g,延胡索 10 g,红花 10 g,川楝子 10 g,制没药 5 g。5剂,经期服。

二诊　1979 年 9 月 30 日。

服药后,本月痛经不甚,血量略多,嘱调情志,下次经前 1 天开始再服本方 3 剂。

三诊　1979 年 12 月 20 日。

观察 3 个月,痛经消失。

病例 2

王某某,女,28 岁,干部,已婚。初诊日期:1982 年 12 月 1 日。

初诊　平时月经规则,量略少,色紫暗有血块,经期下腹持续性胀痛,伴呕吐肢厥,血块下后坠痛缓解,伴经前乳胀,胸胁胀满。西医妇检:宫颈光;宫体后位,略小于正常;附件(一)。末次月经 1982 年 11 月 3 日。现正值经前,舌质暗红,苔薄白,脉沉弦,为气血阻滞,运行不畅。治宜疏肝理气,活血逐瘀。处方用痛经散:

当归 10 g,白芍 10 g,丹皮 10 g,香附 10 g,郁金 10 g,乌药 10 g,川芎 5 g,莪术 10 g,延胡索 10 g,红花 10 g,川楝子 10 g。5 剂。

二诊　1982 年 12 月 8 日。

末次月经 12 月 2 日来潮,服药后痛经明显缓解,仍胸胁胀满,乳胀不舒,嘱下次经前 5 天开始服疏肝散。处方:

柴胡 10 g,白芍 10 g,佛手 10 g,香橼皮 10 g,玫瑰花 15 g,绿萼梅 5 g,刺蒺藜 10 g,无花果 10 g,青皮 10 g,木贼草 10 g,木蝴蝶 3 g,甘草 5 g。5 剂。

经期服痛经散 5 剂,连用 3 个月。

三诊　1983 年 3 月 10 日。

痛经已消失。

病例 3

张某某,女,29 岁,教师,已婚。初诊日期:1979 年 3 月 15 日。

初诊　患者近 10 年经期下腹坠胀痛,伴恶心呕吐,面色苍白,四肢厥冷,腰腹酸楚,持续 2 天后缓解,服去痛片效果不显。月经周期 4～5/30～32 天。经量少,色暗红,质黏稠,末次月经 1979 年 3 月 14 日。妇科检查:宫颈轻度糜烂;宫体后位,正常大小,质中;附件(一)。舌质暗红,苔薄白,脉弦紧,为气滞血瘀,冲任虚损。治宜理气活血,化瘀调冲。方用痛经散加甘草:

当归 15 g,丹皮 15 g,白芍 5 g,乌药 10 g,香附 10 g,郁金 10 g,延胡索 10 g,川楝子 10 g,甘草 5 g,川芎 5 g,莪术 10 g,红花 10 g。5 剂。

复诊　1979 年 3 月 20 日。

服上方后,痛经较前减轻,无呕吐恶心、四肢厥冷,唯腰酸如故,四肢欠温,给补肾养冲汤(熟地、山药、菟丝子、枸杞子、关沙苑、覆盆子、补骨脂、仙茅、仙灵脾、肉苁蓉、锁阳、巴戟天)5 剂,以滋补冲任。下次经潮再服痛经散 5 剂,经后服补肾养冲汤 5 剂,调理元气。

病例 4

刘某,女,31 岁,已婚,教师。

第一胎自动流产加清宫,至今 5 年未孕。流产后继发痛经,且进行性加重。妇检:阴道后穹隆有黄豆大小结节两枚,触痛(＋)。印象:子宫内膜异位症。月经量多有紫血块,经期下腹剧痛,伴恶心呕吐,肢厥面青,持续 5～7 天,逐渐缓解。每月经前 3 天即开始腹痛,至经净后才消失,严重影响健康。经中西医药治疗 3 年余,效果不显。诊脉沉弦,舌尖有紫点。为瘀热蕴结,阻滞胞脉,不通则痛。治宜化瘀清热,通经散结。处方:

痛经散加黄芩、山栀、制乳香、制没药各 10 g。每月经期服药 7 剂,连治 3 个月,痛经基本消失,经量亦减少。于 1986 年足月分娩 1 男婴。

(六)双阻汤

组成　银花 10 g,连翘 9 g,红花 10 g,红藤 10 g,当归 10 g,白芍

10 g,莪术 10 g,三棱 10 g,紫花地丁 10 g,落得打 10 g,丹皮 10 g,石见穿 10 g,蜀羊泉 10 g,甘草 5 g。

功用　活血化瘀,清热解毒,养血调经。

主治　经期或产褥期摄生不慎,湿热邪毒侵入胞宫、胞脉,或创伤后胞宫胞络瘀浊内阻,致气血运行不畅,冲任失畅,胞宫失养,致月经不调、痛经、带下黄而气秽、不孕诸症。

方解　"输卵管"属于祖国医学"胞脉"范畴,为摄精成孕必由之路。输卵管炎症、结核、盆腔炎、盆腔手术后附件粘连或子宫内膜异位等皆能造成输卵管阻塞。从患者临诊表现看,常以湿、热交结瘀阻为多见。湿性重浊腻滞而阻塞气机,热邪蒸灼而损络脉,湿热下行交蒸于冲任胞宫,使气血失畅、胞脉瘀阻,故难以摄精受孕。本方中,徐老以清利湿热、活血化瘀、行气通络之品为主,达"分清浊,荡涤胞络"之目的,使湿热瘀阻郁滞之邪速泻,气血得畅,胞脉疏通。方中银花、连翘、紫花地丁、蜀羊泉清热解毒,为君药。落得打、石见穿清利湿热,散瘀止痛;红藤、三棱、莪术行气血之滞;牡丹皮性寒,可通血脉中之结热,下行力速,共为臣药。白芍、当归养血敛阴,活血补血调经为佐药。甘草补脾和胃缓急,为使药。全方合用,标本兼顾,祛邪而不伤正,构思周全。

临床应用　"双阻汤"主要用于湿热瘀阻、胞脉不畅的不孕症,即可清热解毒利湿,又有化瘀通络之效。也可用于由于湿热蕴结,气血失调所致的月经失调、痛经、带下病。临床常用于输卵管性不孕症、痛经、盆腔炎、宫颈炎等炎症所致的月经失调。

加减　月经血块多者加土鳖虫 10 g。

病例 1

董某,女,32 岁,已婚。初诊日期:1982 年元月 25 日。

初诊　5 年前因左侧输卵管妊娠手术,术中发现右侧输卵管呈条索状增粗。做通液试验示输卵管不通,至今未再怀孕,末次月经 1982 年元月 10 日,丈夫身体健康,精液检查正常。右下腹抽痛,腰骶酸楚,经前尤甚,月经周期不调,经期 2～3 天,经量少,色紫暗有血块,近年来带下频频,色黄有腥秽气。患者营养中等,舌苔薄黄根腻,舌质红,舌尖有紫点,脉弦。妇科检查:宫颈中度糜烂,子宫正常大小,中位,活动差,右后穹隆有条索状物,抬举痛,诊断为:①继发性不孕;②慢性宫颈炎、慢性盆腔炎。测基础体温呈双相曲线。辨证:湿热下注,胞脉瘀阻。治宜清利湿毒,活血化瘀。拟双阻汤加味治之:

银花 10g,连翘 9g,红花 10g,红藤 10g,当归 10g,白芍 10g,莪术 10g,三棱 10g,紫花地丁 10g,落得打 10g,丹皮 10g,石见穿 10g,蜀羊泉 10g,甘草 5g,椿白皮 10g。10 剂,水煎服,每日 1 剂。

二诊　1982 年 2 月 10 日。

药后带下减少,腥秽气轻。昨夜月经来潮,量较前增多,色转红,小腹胀满,拟行气化瘀,以二丹四物汤治之:

丹参 10g,当归 10g,白芍 10g,川芎 5g,生地 10g,玫瑰花 5g,月季花 5g,茺蔚子 10g,延胡索 10g,怀牛膝 10g,郁金 10g,制香附 10g,丹皮 10g。3 剂,水煎服,每日 1 剂,经期服用。经净后继续服用双阻汤 10 天。

经治半年,共服用双阻汤 65 剂,二丹四物汤 25 剂,月经、带下恢复正常,腰酸、腹痛痊愈。停药观察。

三诊　1982 年 10 月 17 日。

月经逾期未至,纳差挑食,查小便妊娠试验阳性,后足月分娩一健康男婴。

病例 2

宣某,女,31 岁,干部,已婚。初诊日期:1984 年 6 月 20 日。

2 年前曾行人工流产术,术后曾腹痛、低热 1 周。至今未再怀孕。经期后延,量中等,色紫暗有血块,常淋漓难净,腰酸楚,小腹胀痛拒按,月经血块排出后疼痛可缓解,带下频,色淡黄微有腥气,末次月经 1984 年 6 月 10 日。舌苔薄黄,舌质淡红,脉细数。X 线碘油造影示:①宫腔粘连;②双侧输卵管欠通畅。测基础体温双相。观其面色正常,营养中等,辨证:湿热瘀滞,胞脉受阻。治宜清热利湿,活血化瘀,疏通胞络。拟双阻汤去白芍加土鳖虫治之：

银花 10g，连翘 9g，红花 10g，红藤 10g，当归 10g，莪术 10g，三棱 10g，紫花地丁 10g，落得打 10g，丹皮 10g，石见穿 10g，蜀羊泉 10g，甘草 5g，土鳖虫 10g。10 剂，水煎服，每日 1 剂。

治疗经过：服药后月经于 7 月 11 日来潮，色紫红，血块较以往减少，腰酸及腰胀痛诸症减轻。嘱经期服用二丹四物汤，处方：

丹参 10g，当归 10g，白芍 10g，川芎 5g，生地 10g，玫瑰花 5g，月季花 5g，茺蔚子 10g，延胡索 10g，怀牛膝 10g，郁金 10g，制香附 10g，丹皮 10g。3 剂，水煎服，每日 1 剂，经期服用。经净后继续服用双阻汤，共治疗 5 个月。11 月 20 日来诊告知已孕，次年产一健康女婴。

病例 3

蒋孟某，女，35 岁，美籍华人。初诊日期：1995 年 3 月 5 日。

初诊　结婚 7 年未孕，曾在国外多家医院治疗未果。经腹腔镜和"通水"检查示双侧输卵管通而不畅，配偶精液常规检查正常。腰酸楚，小腹常感胀痛，经前两乳胀，月经后延，常 40～45 天一潮，带经期 3 天，经量少色紫暗，有少量血块，带下色黄黏稠，有腥秽气，脉弦略数，舌质淡红，舌尖有紫点，末次月经 1995 年 3 月 5 日。妇科检查：宫颈中度糜烂，子宫正常大小，质硬，活动度差。附件：左侧增厚，右侧有轻度压痛。辨证：气结血滞，胞脉瘀阻，通行不畅。治宜活血化瘀，行气散结。方用双阻汤加味治之：

银花 10g，连翘 9g，红花 10g，红藤 10g，当归 10g，白芍 10g，莪术 10g，三棱 10g，紫花地丁 10g，落得打 10g，丹皮 10g，石见穿 10g，蜀羊泉 10g，甘草 5g，椿白皮 10g，郁金 10g。10 剂，水煎服，每日 1 剂。

复诊　1995 年 4 月 7 日。

月经来潮，量极少，腰酸乏力，拟化瘀八珍汤加益母草治之：

党参 10g，白术 10g，茯苓 10g，当归 10g，白芍 10g，生地 10g，桃仁 10g，红花 10g，三棱 10g，莪术 10g，益母草 10g，川芎 5g，甘草 5g。

上方 5 剂水煎服，每日 1 剂。并嘱经净后继续服用双阻汤，经治

5 个月来信告知已怀孕,后足月分娩一男婴。

(七)疏经散

组成 佛手 6 g,香橼皮 6 g,柴胡 6 g,白芍 10 g,绿萼梅 5 g,刺蒺藜 6 g,木贼草 10 g,木蝴蝶 3 g,无花果 10 g,玫瑰花 5 g,甘草 6 g,青皮 6 g。

功用 疏肝理气。

主治 肝郁气滞引起的经前乳房胀痛或胸胁胀满等症。

方解 柴胡疏肝解郁,白芍养血柔肝,玫瑰花、绿萼梅、香橼皮、佛手疏肝解郁,理气止痛;木蝴蝶润肺、舒肝、和胃;无花果疏肝和脾,养阴润燥;刺蒺藜平肝散风,行瘀破滞;青皮泄肝行气,破积消坚,甘草调和诸药。全方具有疏肝解郁,理气行滞的功能。

加减 乳房痛甚加苏噜子 6 g,路路通 6 g;乳中有结块去甘草,加昆布 10 g,海藻 10 g。

(八)退黄止痒汤

组成 茵陈 12 g,柴胡 6 g,白芍 12 g,天花粉 10 g,炒枳实 6 g,山栀 10 g,大黄(后下)6 g,黄柏 6 g,黄连 6 g,黄芩 10 g,甘草 6 g。

功用 清热利湿,疏肝利胆,退黄止痒。

主治 妊娠期黄疸、身痒。

方解 本方乃茵陈蒿汤合四逆散加黄连、黄柏、黄芩、天花粉而成。茵陈蒿汤出自《伤寒论》,主治湿热黄疸,方中茵陈清湿热,利肝胆;栀子清泄三焦湿热;大黄荡涤肠胃瘀热。三药均味苦性寒,清热利湿,使湿从二便排泄,故为治疗肝胆湿热的常用方剂,具有清热利湿退黄之功。四逆散功在疏肝解郁,利胆和脾;加黄连、黄柏、黄芩三味苦寒之品,取其寒能清热,苦能燥湿,三味配合具有清热燥湿止痒之功,且黄芩能清热安胎,"主诸热黄疸"(《本经》)。天花粉甘寒,清热养阴生津,以制三黄之燥,《别录》中曰:"除肠胃中痼热,八疸、身面黄。"全方具有清热利湿,疏肝利胆,退黄止痒之功。

加减　若瘙痒难忍加地肤子、苦参各 10 g，土茯苓 15 g，防风6 g，以祛风利湿止痒；纳差、恶心呕吐加陈皮、制半夏各 10 g，砂仁 6 g，理脾和胃。

（九）苏杏楼贝二陈汤

组成　苏子 10 g，炒杏仁 10 g，栝楼皮 6 g，川贝母 6 g，制半夏10 g，化橘红 6 g，云茯苓 10 g，桔梗 10 g，前胡 6 g，紫菀 10 g，款冬花10 g，甘草 6 g。

功用　益肺降气，止咳化痰。

主治　妊娠咳嗽。

方解　子嗽以妊娠期咳嗽不已为主证。徐氏经验方苏杏楼贝二陈汤针对孕妇素体脾虚、复感寒邪，侵袭肺系，导致久嗽不已，痰涎壅盛而设。"脾为生痰之源，肺为储痰之器"。方中二陈汤健脾燥湿化痰，理气降逆和中；苏子、杏仁宣肺润燥，降气化痰，止咳平喘；栝楼皮宽胸理气，润燥解郁而消痰浊；川贝母润肺止咳化痰，又能清热安胎除烦热；桔梗味苦、辛，性平，归肺经，宣肺、利咽、祛痰；桔梗伍甘草名甘桔汤，苦泄肺气，降气下痰定喘；款冬花、紫菀润肺止咳化痰。全方共奏健脾燥湿、宣肺化痰之功。本方对外感风寒所致的妊娠咳嗽，证见痰多色白，胸闷气短者，疗效显著。

加减　如证见阴虚干咳，加南沙参 12 g；痰中夹有血丝，加白及6 g；咽痛声嘶，加木蝴蝶 3 g。

（十）联珠饮

组成　当归 10 g，白芍 10 g，熟地 10 g，川芎 5 g，白术 10 g，茯苓10 g，泽泻 10 g，桂枝 10 g，黄芪 10 g，猪苓 10 g，甘草 5 g。

功用　健脾利湿，养血调经。

主治　脾虚引起的经期水肿。

方解　本方由四物汤合苓桂术甘汤加黄芪、泽泻、猪苓而成。《济阴纲目》中引《妇人大全良方》云："经水不通，而化为水，流走四肢，悉皆肿满,亦名血分,其证与水证相类,实非水也。"可见本证与经血不调有关。因而徐老用四物汤调经,取方中当归、熟地补血;白芍养血柔肝;川芎行血中之气;桂枝温阳助阳,化气行水;黄芪、白术、茯苓健脾渗湿;甘草益气和中;猪苓、泽泻利水消肿。全方共奏养血调经、健脾除湿之功效。

　　加减　若兼气滞血瘀,月经量少者加泽兰 6 g,益母草 10 g,川楝子 10 g;兼见肾阳不足者加仙灵脾 10 g,仙茅 10 g;湿重带下量多者加车前子 15 g,薏苡仁 15 g。

(十一)止痒消风散

　　组成　炒苍术 10 g,苦参 10 g,知母 10 g,荆芥 10 g,防风 10 g,当归 10 g,牛蒡子 10 g,蝉衣 3 g,大胡麻 10 g,白鲜皮 10 g,地肤子 10 g,生地 10 g,木通 5 g。

　　功用　清热燥湿,杀虫止痒,养血祛风。

　　主治　外阴或阴道瘙痒,灼热疼痛伴带下异常。

　　方解　徐老认为阴痒的原因虽然很多,归总起来多因脾虚肝郁,湿热内蕴,注于下焦,伤及任带作痒,或因阴部虫蚀作痒,或阴虚血燥致痒。本方在苦参、地肤子、白鲜皮清热祛湿、杀虫止痒基础上,用荆芥、防风、蝉衣、牛蒡子祛风散热,苍术健脾化湿,木通利水泄热,加以当归、大胡麻、知母养血祛风润燥。全方共奏清热燥湿、杀虫止痒、养血祛风之效,可用于各种阴道炎造成的阴痒灼痛,带下异常。

　　加减　如年老体弱,精血亏耗,血虚生风化燥而致外阴干涩作痒者,加生首乌 10 g,生地 10 g 以养血润燥。

(十二)苦参汤

　　组成　苦参 30 g,百部 15 g,花椒 15 g,蛇床子 15 g,土槿皮 15 g,地肤子 15 g。

　　功用　燥湿杀虫,祛风止痒。

　　主治　外阴及阴道瘙痒伴带下异常。

方解 苦参清热燥湿，杀虫止痒；蛇床子味辛苦，性温，温肾壮阳，燥湿杀虫；百部、土槿皮杀虫止痒；花椒除湿杀虫止痒；地肤子清热利湿，祛风止痒。以此方煎汤先熏后洗，药力直中病位，具有燥湿杀虫止痒之效。

加减 如外阴灼热肿痛，去花椒加千里光，以清热解毒消肿。

(十三)子宫内膜异位症方

组成 当归15g，丹皮15g，白芍15g，黄芩10g，山栀子10g，白芥子10g，香附10g，郁金10g，红花10g，莪术10g，三棱10g，延胡索10g，川楝子10g，制没药10g，八月札10g，徐长卿10g。

功用 疏肝清热，行滞止痛，化瘀消癥。

主治 子宫内膜异位症引起的痛经。

方解 本方为《傅青主女科》宣郁通经汤化裁而成，方取香附、郁金舒肝解郁；丹皮、黄芩、栀子清泄肝热；当归、白芍养血柔肝，缓急止痛。延胡索、八月札、川楝子均归肝经，理气行滞，化瘀止痛；红花、制没药活血散瘀，通滞定痛；三棱、莪术合用，可散一切血瘀气结，莪术行气破血，散瘀消积之功优于三棱，三棱软坚散结，消除老块坚积之力优于莪术，两者配用治疗异位结节效果较好；白芥子通络止痛，反佐川楝子之寒性；徐长卿祛风止痛，与当归相配可祛血瘀，与香附相配，可行气滞。全方合用，共奏疏肝清热、行滞止痛、化瘀消癥之功，和血调冲，以达"通则不痛"之效。

加减 痛甚加生蒲黄，经量多加红蚤休。

(十四)加味生化汤

组成 当归10g，川芎5g，红花10g，桃仁10g，肉桂3g，炮姜3g，丹皮10g，益母草10g，山楂15g，炒蒲黄10g，乌梅10g，甘草5g。

功用 温经散寒，化瘀止血。

主治 血瘀所致产后恶露不绝。

方解 本方为《傅青主女科·产后篇》生化汤加味组成。当归、川芎补血活血;桃仁、红花、丹皮活血化瘀;炙甘草补气缓急止痛;炮姜温经止痛;益母草祛瘀生新,通经利水;焦山楂破气消积,散瘀消癥;桂枝散寒,温经通络;乌梅收敛,止血固冲;炒蒲黄行血祛瘀,和营止血。本方针对新产妇失血体虚、恶露排出的特点,以化旧生新为主,既生新补虚,又化恶露去瘀滞,达到行中有补、化中有生、补虚消瘀。

加减　发热者加银花、连翘各 10 g;下腹痛者加赤、白芍各10 g;腰膝酸痛者加川牛膝 10 g;水肿者加泽兰叶、刘寄奴各 10 g。

(十五)通经散

组成　当归 10 g,赤芍 10 g,川芎 5 g,红花 10 g,桃仁 10 g,炮山甲 10 g,乌药 10 g,刘寄奴 10 g,川牛膝 10 g,肉桂 3 g,三棱 10 g,莪术 10 g,丹参 12 g。

功用　行气活血,逐瘀通经。

主治　因气滞血瘀所致月经后期、量少、闭经等症。

方解　本方由桃红四物汤(《医宗金鉴》)化裁而成,方中桃仁、红花、丹参、川芎、当归、赤芍活血化瘀通经;刘寄奴、三棱、莪术、穿山甲、川牛膝破血祛瘀,消癥散结;乌药疏肝理气;肉桂温经散寒,活血通经。以上诸药共奏活血祛瘀调经的功效。专治气滞血瘀所致闭经,月经过少、月经后期及瘀血积聚而成癥瘕等症。

加减　有热象去肉桂加丹皮 10 g;久瘀加地鳖虫 10 g。

(十六)苓药芡苡汤

组成　土茯苓 15 g,山药 10 g,芡实 10 g,薏苡仁 10 g,莲须 10 g,稆豆衣 10 g,樗白皮 10 g。

功用　健脾化湿,清热止带。

主治　湿热带下。

方解　土茯苓、山药、芡实、薏苡仁性味甘淡,健脾胜湿,化浊解毒,为治疗带下主药。莲须、稆豆衣、樗白皮甘苦性涩,固脱止带,且樗白皮味苦涩,性寒燥,功专固下,治痢疗崩愈带浊,为带下常用药。全方共奏健脾化湿、清热止带之功。

加减　白带加党参 10 g,白术 10 g,鸡冠花 10 g,银杏仁10 枚;黄带加黄柏10 g,苍术 10 g,萆薢 10 g,木通 10 g;水肿加泽泻10 g;腰痛加川牛膝 10 g;带下质稠,气味腥臭,外阴瘙痒加蜀羊泉10 g,黄药子10 g,白花蛇舌草 10 g。

(十七)化癥汤

组成　桂枝 10 g,茯苓 10 g,赤芍 10 g,桃仁 10 g,丹皮 10 g,三棱 10 g,莪术 10 g,橘核 10 g,槟榔 10 g,鸡内金 5 g,焦山楂 15 g。

功用　行气活血,化瘀消癥。

主治　子宫肌瘤、子宫内膜异位症等所致经期延长、月经量多,小腹胀痛等症。

方解　徐老在《金匮要略》桂枝茯苓丸基础上易丸为汤加味而成化癥汤。方中桂枝走经络达营卫,温通血脉;赤芍行血中之滞以开郁结,茯苓淡渗以利行血,与桂枝同用能入阴通阳;丹皮、桃仁破瘀散结消癥,加三棱、莪术行气破瘀消癥。《医学衷中参西录》中云:"三棱、莪术性近和平,而以治女子瘀血,虽坚如铁石亦能徐徐消散,而猛烈开破之品不能建此奇功,此三棱、莪术独具之良能也。"槟榔、橘核行气散结;鸡内金,鸡之脾胃也,其善化瘀积;焦山楂化饮食,消肉积,癥瘕,化瘀血而不伤新血,开郁气而不伤正气,三棱、莪术同山楂合用善攻积聚,共奏活血化瘀、消癥散结之功。

加减　月经过多有血块加炒蒲黄 10 g,增加止血之力;下腹痛剧加延胡索 10 g,制乳香、没药各 6 g 以活血止痛;月经先后无定期加紫丹参 12 g;形体壮实者可酌加昆布、炮山甲各 10 g,增加软坚散结消癥的作用;白带多加樗白皮 10 g。

(李伟莉　徐经凤　徐云霞)

七、徐志华先生应用归芍散论治妇科疾病

归芍散原名当归芍药散,是妇科较常用的一张有效古方,适应范围广泛,治疗病证较多,临床应用,在"辨证求因,审因论治"的基础上,掌握其适用范围,常能收到预期疗效。徐老在长期的临床实践中,灵活应用归芍散于妇科临床并取得较好疗效。

(一)月经病

经前期紧张症

主证　头晕目眩,心悸失眠,水肿,胸闷乳胀,纳少欲吐哕,情绪易激动。

治法　调经和肝健脾。

方药　归芍散加味。

加减　眩晕加滁菊花 10 g,枸杞子 10 g;心烦加丹皮 10 g,栀子 10 g;欲呕哕加制半夏 10 g,麦冬 10 g;胸闷纳少加绿萼梅 10 g,无花果 10 g;心悸失眠加酸枣仁 10 g,合欢皮 10 g;头痛加蔓荆子 10 g;身痛加秦艽 10 g;腰痛加川牛膝 10 g;月经周期紊乱加月季花 10 g;情绪易激动加木贼草 10 g;水肿加猪苓 10 g;大便溏泻加煨肉果 10 g;小便频数加石韦 10 g;四肢欠温加吴茱萸 3 g。

(二)带下病

主证　肝郁脾虚,湿热下注,带下色黄,有腥臭味,伴有阴痒。

治法　调和肝脾,清热利湿化浊。

方药　归芍散加丹皮 10 g,樗白皮 10 g,白果仁 10 g,蜀羊泉 10 g,白花蛇舌草 10 g。

加减　湿热重者合二妙散(苍术、黄柏),加土茯苓 15 g;阴痒加用

苦参洗剂(苦参 30 g,紫荆皮 15 g,蛇床子 15 g,百部 15 g,花椒 15 g,地肤子 15 g),外用熏洗患处。

(三)慢性盆腔炎

主证　肝郁脾虚、湿热蕴积盆腔,证见下腹坠胀疼痛,腰骶酸楚,经期前后加剧,带下频繁,月经失调、不孕。

治法　调和肝脾,清湿热,散瘀结。

方药　归芍散加丹皮 10 g,川牛膝 10 g,延胡索 10 g,莪术 10 g,三棱 10 g,樗白皮 10 g。

(四)郁证

主证　诸多妇科疾病,因病情顽固,患者思想负担较重,证见头晕耳鸣,心悸失眠,纳少神疲,健忘,注意力不能集中等。

治法　调和肝脾,解郁安神。

方药　归芍散加丹皮 10 g,丹参 10 g,合欢皮 10 g,无花果 10 g,鹿御草 10 g。体虚脉弱者加党参、太子参、北沙参,名三参归芍散。

临床体会　用本方代替逍遥散,其疗效远超过逍遥散。心烦胁痛加柴胡 10 g,木贼草 10 g,绿萼梅 10 g;肝郁火旺加丹皮 10 g,栀子 10 g;胸闷乳房胀满加青皮 10 g,枳壳 10 g。

(五)妊娠病

对妊娠病的治疗,常用归芍散加黄芩。即归芍散、当归散合方,称之为复方当归芍药散。(《金匮要略》中有"妇人妊娠,宜常服当归散:当归,白芍,川芎,白术,黄芩。妊娠常服即易产,胎无疾苦,产后百病悉主之"的记载。)

1. 先兆流产、习惯性流产、早产

主证　妊娠阴道流血,腰酸楚,下腹隐痛,或妊娠后期,腰酸下腹痛,宫缩强烈,或有习惯性流产、早产史,本次妊娠需保胎者。

治法　调肝养血,健脾益气,固肾安胎。

方药　归芍散加黄芩 10g,苎麻根 10g,杜仲 10g,川断 10g,桑寄生 10g,菟丝子 10g。

2. 妊娠恶阻

主证　妊娠早期,恶心呕哕,食后即吐,头晕消瘦。

治法　调和肝脾,降逆止呕。

方药　归芍散加黄芩 10g,制半夏 10g,竹茹 10g,枇杷叶 10g。热加川连 3g,寒加砂仁 5g。

3. 妊娠中毒症

主证　妊娠后期,伴高血压、水肿、蛋白尿。如出现头晕痛、胸闷欲呕哕、尿少,为先兆子痫先驱症状,应及时防治。

治法　调和肝脾,利水熄风。

方药　归芍散加太子参 10g,黄芪 10g。水肿加猪苓 10g,大腹皮 10g;胀满加萆薢 10g,乌药 10g;高血压加黄芩 10g,钩藤 10g;蛋白尿加杜仲 10g,白茅根 10g;眩晕加滁菊 10g,刺蒺藜 10g。

4. 妊娠泌尿系统感染

主证　妊娠期间,尿频、尿急、尿痛,伴腰酸痛,或出现菌尿。

治法　调和肝脾,清利湿热。

方药　归芍散加黄芩 10g,黄柏 10g,连翘 10g,石韦 10g,海金砂 10g,知母 10g。

5. 妊娠胆汁淤积症

主证　晚期妊娠,出现黄疸、皮肤瘙痒,至分娩后两周消退。

治法　调和肝脾,清热利湿安胎。

方药　复方归芍散(当归,白芍,川芎,白术,茯苓,泽泻,黄芩)加茵陈 15g,黄柏 10g,生山栀 10g,千里光 10g。

6. 妊娠心烦

主证　妊娠期内,心惊胆怯,烦闷不安,郁郁不乐,或烦躁易怒。

治法　调肝健脾,清热除烦。

方药　归芍散加黄芩、麦冬、竹茹。胸中懊憹加山栀;痰多加竹沥(冲服);低热加知母。

(六)不孕症

主证　原发或继发不孕症,属肝郁,痰湿型或免疫性不孕症。

治法　调和肝脾,解郁化浊。

方药　归芍散。

肝郁型加柴胡 10g,合欢皮 10g,无花果 10g,绿萼梅 10g;痰湿型加苍术 10g,香附 10g,樗白皮 10g,制半夏 10g;免疫性不孕加太子参 10g,黄芪 10g,菟蔚子 10g,杜仲 10g,川断 10g。

(徐志华　徐经凤　徐云霞)

八、徐志华先生治疗多囊卵巢综合征的经验

(一)对多囊卵巢综合征的认识

徐志华教授认为多囊卵巢综合征(PCOS)是妇科疑难杂症,与现代社会精神压力的增加、饮食不节制、生活习惯不健康、缺少运动等有关,中医可见于月经后期、闭经、崩漏、不孕等症。《内经》中记载:"女子七岁肾气盛,齿更发长;二七而天癸至,任脉通,太冲脉盛,月事以时下,故有子。"故肾为月经及生育之本;肝藏血,主疏泄,脾为后天之本,气血生化之源,也是女性生殖的重要脏腑。PCOS表现的月经稀发、不排卵,徐志华教授认为多责之于肝、脾、肾三脏。肾阳不足无力推动气血运行,"阳虚生内寒","寒则血凝",瘀血内生,形成肾虚血瘀;脾阳运化不足则痰湿内生,肾虚不能蒸腾下焦津液,水湿积聚成痰;肝气郁结,血行不畅,或肝郁化火,肝木克土则痰湿内盛,临床表现为肥胖、多毛、卵巢增大、黑棘皮症等。因此,肝脾肾功能失调是PCOS的发病根本,气郁、痰湿、瘀血为病理产物,但有时也为主要的致病因素。元代朱丹溪云:"若是肥盛妇人,禀受甚厚,恣于酒食之人,经血不调,不能成胎,谓之躯脂满溢,闭塞子宫,宜行湿燥痰。"徐老认为PCOS是由脏腑功能失调而导致了错综复杂的病机变化,发生虚实错杂,多种病机集于一体,治疗有一定难度。必须全面而细致地辨证,才能掌握病变的主要实质。

(二)辨证分型

徐志华教授根据PCOS的常见临床证候将其分为如下类型辨治。

1. 肾虚型

症见月经后期量少,甚至经闭不行。婚久不孕,腰背酸痛,白带清

稀,畏寒,困倦乏力,舌淡,苔薄白,脉沉细。治宜温阳益肾,养血调经。代表方剂补肾养冲汤(见经验方总结)。若肾阳虚甚者加鹿角胶;兼有气虚者加黄芪、党参。

2. 痰湿型

症见神疲乏力,嗜睡,月经量少或无,色淡,体形肥胖,多毛,婚久不孕,舌淡胖,脉沉滑。治宜健脾燥湿化痰,活血调经。代表方剂桃红四物二陈汤(桃仁 10 g,红花 10 g,当归 10 g,白芍 10 g,川芎 5 g,生地 10 g,制半夏 10 g,茯苓 10 g,陈皮 10 g,甘草 5 g)。若痰湿重者加苍术、南星;腹胀痛者加枳壳、香附、延胡索;白带多者加车前子、薏苡仁、樗白皮;肾虚者加菟丝子、川续断。

3. 气滞血瘀型

症见经闭不孕,毛发浓密,颜面痤疮,胸闷,便结,乳房作胀,带下量多、黏稠,舌暗红有瘀点、瘀斑,苔薄或厚腻,脉沉涩。治宜行气活血,化瘀通络。代表方剂通经散(见经验方总结)加减。如小腹冷痛,得热痛减,为寒凝血瘀,可加肉桂以温通血脉。

4. 肝经郁火型

症见月经稀发、量少,甚则经闭不行,不孕,或月经紊乱,毛发浓密,面部痤疮,经前乳胀,大便秘结,小便黄,带下量多,舌红,苔黄,脉沉弦。治宜疏肝清热,活血调经。代表方剂丹栀逍遥散加减。

(三)用药特点

目前 PCOS 的治疗较棘手,徐老在治疗过程中充分将"辨病"与"辨证"相结合,不墨守一方,而是辨证施治,根据疾病在当前阶段的突出特点,选方遣药。

瘀血学说及活血化瘀法是祖国医学的重要组成部分,广泛应用于临床各科,而对妇科方面尤为重要。唐代医家孙思邈在《备急千金要方》中表明,"癖血内停,恶血内漏",能使妇人无子。发展到明代《万氏妇人科》中就有"忧愁思虑,恼怒怨恨,气郁血滞而经不行"的记载。徐老认为血瘀亦是 PCOS 发生的重要病机。引起瘀血的原因有很多,气虚、气滞、寒凝、热结及脏腑的功能失常均可以导致血瘀证的产生。瘀血阻滞,冲任失畅,血海不能如期满溢,月经后期而来;瘀阻冲任,气血阻隔,则见月经停闭;瘀血内阻,血不归经而妄行,可见崩漏;瘀滞冲任、胞宫、胞脉阻滞不通则不孕。妇女以血为本,举凡经、带、胎、产诸病,不论虚实寒热,最后均可导致气血瘀结,同样,瘀血阻滞广泛存在于 PCOS 的各个阶段,故徐老在 PCOS 的治疗中善用活血化瘀法,灵活施用桃红四物汤,总结出理气化瘀、活血化瘀、清热化瘀、温经化瘀和破血化瘀五大类。且认为本为病之源,标为病之变,采用"补肾养血治其本,审因用药治其标"的寓攻于补,攻补兼施之法,自创方剂多首,广泛用于 PCOS 的治疗中。

病例1 王娟,女,33 岁,职员。2011 年 8 月 3 初诊。

主诉:未避孕未孕 3 年。

病史:结婚 5 年,未避孕未孕 3 年,丈夫精液检查正常。自 14 岁月经初潮后,周期错后,2～3 个月一行,经来量多,经行日久,8～15 天,甚则出血不止,需口服止血药止血。去年在外院诊断为多囊卵巢综合征,口服达因-35 近 6 个月,现停药 6 个月,月经量少,1/30,末次月经 2011 年 7 月 20 日,月经量少,色暗,夹血块,舌质暗红,尖有瘀点,苔薄白,脉细涩。既往无流产史。辅助检查:2010 年省立医院输卵管造影示输卵管通而不畅;超声提示多囊卵巢;性六项示 FSH:6.75 mIU/ml、LH:9.54 mIU/ml、PRL:17.81 ng/ml、E2:47 pg/ml、P:0.74 ng/ml、T:1.04 ng/ml。

中医诊断:全不产。

西医诊断:多囊卵巢综合征。

辨证:气滞血瘀,阻滞冲任。

治法:活血化瘀通络。

方药:通经散加减。

处方:当归 10 g,白芍 10 g,川芎 5 g,丹参 10 g,红花 10 g,桃仁 10 g,川牛膝 10 g,香附 10 g,郁金 10 g,三棱 10 g,莪术 10 g,泽兰 10 g,刘寄奴 10 g,坤草 10 g,15 剂。

二诊:2011 年 8 月 30 日。

末次月经 7 月 20 日,自测尿 HCG(一),脉象平和,继予益气养血调经方药 15 剂。

处方:丹皮 10 g,丹参 10 g,香附 10 g,茺蔚子 10 g,党参 10 g,白术 10 g,茯苓 10 g,甘草 5 g,当归 10 g,白芍 10 g,川芎 5 g,生地 10 g。

三诊:2011 年 9 月 15 日。

末次月经 9 月 5 日,经量较前增多,方中加用墓头回、落得打各 10 g,石见穿 10 g,加强其活血通络之功,连服 5 剂。

四诊:2011 年 10 月 18 日。

末次月经 10 月 12 日,经量中等,色红,少许血块。时值经后,继予活血化瘀通络治疗,方用双阻汤(经验方)15 剂。

处方:银花 10 g,连翘 10 g,红花 10 g,红藤 10 g,当归 10 g,白芍 10 g,莪术 10 g,三棱 10 g,紫花地丁 10 g,落得打 10 g,丹皮 10 g,石见穿 10 g,蜀羊泉 10 g,甘草 5 g。治疗两个月经周期,同时监测排卵,于 12 月 13 日自然受孕,孕后予寿胎丸加减保胎治疗,2012 年 5 月顺产 1 子。

按　该患者中医诊断为全不产。孙思邈在《备急千金要方》中明确提出"全不产"和"断绪"的病名。陈修园在《妇科要旨·种子篇》中云:"妇人无子,皆由经水不调,经水所以不调者,皆由内有七情之伤,外有六淫之感,或气血偏盛,阴阳相乘所致。血瘀所致月经后期临床较为常见,气血失调,瘀阻胞脉,血海不能按时满溢,以致月经后期。徐老根据"寒者温之、热者清之、虚者补之、瘀者消之"的原则,治疗初期主要以活血化瘀为主,使用活血通络,理气调经之法,使气血调畅,经至如期。后期徐老考虑患者妇科手术后易感受病邪,证型以瘀热阻滞胞宫为主,并自拟双阻汤清热解毒,化瘀通络,患者自然受孕,孕后徐老考虑多囊卵巢综合征患者妊娠后自然流产的风险高,以寿胎丸加味补肾健脾,固冲安胎。

病例 2　方菊,女,25 岁,未婚。2008 年 3 月 10 日初诊。

主诉:停经 2 个月。

病史:该患者 14 岁月经初潮,月经初潮后即不规律。月经周期 2 月至半年,经期 7～10 天,曾用西药做周期治疗 6 个月,效果不显,末次月经 2008 年 1 月 2 日—1 月 5 日,量中,伴腰酸腹痛,偶有月经中期不规则出血,现停经 2 个月,转求中医治疗。症见形体消瘦,神疲乏力,腰酸带多。苔白薄,脉沉细。

辅助检查:盆腔彩超:内膜 5 mm,双侧卵巢多囊样改变。性六项: LH/FSH2.5;E2:22.9 pg/ml;T:43.5 nmol/L。

中医诊断:月经后期。

西医诊断:多囊卵巢综合征。

辨证:肾虚型。

治则:补肾填精。

方药:补肾养冲汤。

处方:菟丝子 10 g,熟地 10 g,山药 10 g,枸杞子 10 g,关沙苑 10 g,仙茅 10 g,仙灵脾 10 g,补骨脂 10 g,肉苁蓉 10 g,巴戟天 10 g,黄芪 15 g,白术 10 g。

二诊:2008 年 4 月 5 日。

按方连服 20 剂,自觉精神好转,纳食觉香,白带已不多。守原方加党参 10g 再进。

三诊:2008 年 5 月 6 日。

每日 1 剂,服药 1 个月,诸症明显好转,时有腰酸腹胀,脉沉细有力,似有行经之兆,前方加行气活血之品,以促月经来潮。

处方:当归 10 g,川芎 6 g,仙茅 10 g,仙灵脾 10 g,关沙苑 10 g,菟丝子 10 g,肉苁蓉 10 g,巴戟天 10 g,黄芪 10 g,香附 10 g,泽兰 10 g,茺蔚子 10 g。

四诊:2008 年 5 月 19 日。

药进 8 剂时月经来潮,量少,色紫红,3 天净。后按补肾养冲汤随证加减,调治 8 个月,诸症消失,月事如常。

按 《素问·上古天真论》中云:女子"二七而天癸至,任脉通,太冲脉盛,月事以时下。"妇女天癸的发生,冲任的通盛,皆以肾气的盛衰为前题,肾气不足,天癸难至,地道也失于通调。徐老治疗肾阳不足,子宫虚寒型闭经亦以此为依据,且制方遣药力戒辛燥,以防补阳而耗阴精,对于肉桂、附片刚燥之属,用之恒慎,习用仙茅、仙灵脾、肉苁蓉、锁阳、巴戟天等药,这类药物温而不燥,配以菟丝子、枸杞子、关沙苑等辛润之品,既可助阳,又可益阴,诸药合用,阴阳俱顾,这是徐老补肾用药特点之一。对于肾阳不足这类患者,徐老指出,一般病程长,恢复慢,因此治疗时不能操之过急,只要辨证无误,应该坚持守法守方。诚如《景岳全书》中谓:"但使雪消而春水自来,血盈则经脉自至,源泉混混,又孰有能阻之者奈何。"可见,只要通过治疗,肾气旺盛,精充血足,冲任得养,月经自然按时而下。临症应用补肾养冲汤时,若气虚明显者加黄芪、白术;兼有血虚者加当归、制首乌。服药过程中,如症状基本消失,或少腹出现隐隐坠胀痛感时,方中应加丹参、香附、桃仁、益母草行气活血通经,以促经血下行。子宫发育不良患者,临床多见肾阳虚证候,亦有临床毫无症状者,徐老皆以补肾养冲汤加丹参、红花等药治疗,活血药有加强血液循环、促进子宫发育作用,效果亦较为满意。

病例3 杨萍,女,37 岁。2009 年 5 月 17 日初诊。

主诉:停经 6 月余。

病史:3 年前足月分娩 1 胎,产后身体逐渐发胖,月经稀发,经量亦减少,以至渐渐闭经。末经月经 2008 年 11 月,停经 6 月余,形体肥胖,少腹胀满,带下量多,色白质稠。苔白滑,脉沉弦。

辅助检查:2009 年 5 月 1 日超声示双侧卵巢呈多囊改变,子宫内膜厚 4 mm。

中医诊断:闭经。

西医诊断:多囊卵巢综合征。

辨证:痰湿瘀阻。

治则:活血调经,燥湿化痰。

方药:桃红四物二陈汤。

处方:桃仁 10 g,红花 10 g,当归 10 g,白芍 10 g,川芎 5 g,生地 10 g,制半夏 10 g,茯苓 10 g,陈皮 10 g,甘草 5 g,樗白皮 10 g,车前子 10 g,苍术 10 g。

二诊:2009 年 6 月 18 日。

上方随证加减先后服用 1 月余,胸闷好转,白带不多,但少腹仍感胀满,时有隐痛,腰酸,苔薄白,脉沉弦。原方去樗白皮、车前子、苍术,加泽兰 10 g,丹参 10 g,山楂 15 g 以活血调经,因势利导,15 剂。

处方:桃仁 10 g,红花 10 g,当归 10 g,白芍 10 g,川芎 5 g,生地 10 g,制半夏 10 g,茯苓 10 g,陈皮 10 g,甘草 5 g,泽兰 10 g,丹参 10 g,山楂 15 g。

三诊:2009 年 6 月 30 日。

服药 11 剂时,月经来潮,量偏少,色红,经期感到神疲乏力,腰酸,脉沉弦。经后宜补,以益气健脾为主,养血调经为辅,佐以补肾。

处方:丹皮 10 g,丹参 10 g,香附 10 g,茺蔚子 10 g,党参 10 g,白术 10 g,茯苓 10 g,甘草 5 g,当归 10 g,白芍 10 g,川芎 5 g,生地 10 g。

四诊:2009 年 8 月 1 日。

末次月经 6 月 29 日,至今月经未潮,腰酸明显,继予补肾健脾调经为治。

处方:党参 10 g,白术 10 g,茯苓 10 g,甘草 5 g,当归 10 g,白芍 10 g,川芎 5 g,生地 10 g,菟丝子 10 g,枸杞子 10 g,关沙苑 10 g,山药 10 g。

上方为基本方,调治 3 个月,月经基本恢复正常。

按 痰浊是致病因素作用于机体形成的病理产物,又能直接或间接地影响脏腑、经络、气血,引起疾病的发生和发展,成为致病因素,也能导致许多妇科病变,其中闭经与痰邪关系十分密切,如《万性妇人科》中指出"妇人女子,闭经不行,其候有三:……一则躯肢迫寒,痰涎壅滞,而经不行者,法当行气导痰,使经得行"。《女科切要》中亦云:"肥人经闭必是湿痰与脂膜壅塞之故。"《丹溪心法》中指出:"若是肥盛妇人,享受甚厚,态于酒食之人,经水不调,不能成胎,谓之躯脂漫溢,闭塞子宫。"月经能正常来潮,最基本的条件是血海满溢,冲任二脉通调。若痰多湿盛,痰湿聚于胞宫,冲任阻滞,则导致气血运行不畅而出现肥胖、胸闷脘胀、水肿、带多、闭经等一组复杂症候群。徐老认为治疗本症应从祛痰健脾燥湿入手,但临床上纯属痰阻者较少,多与血瘀并见,亦有合并肾虚、气滞者,故将二陈汤与桃红四物汤合用,以二陈汤健脾燥湿祛痰治其本,用桃红四物活血化瘀畅其流,务使任脉通畅。胞宫通畅后,旋以健脾补肾法调理,一般多能达到治愈目的。

(李伟莉　徐云霞)

九、徐志华先生养生经验总结

21 世纪,人类进入了"健康世纪""养生年代",20 世纪末做的"转世纪思考"已确定大健康思想,即新世纪将实现人类千百年来梦寐以求的人生最佳境界——健、寿、智、乐、美、德。新的理念、养生方法,亦即"绿色养生"方兴未艾。古往今来,增进健康,延年益寿,是人类永恒的话题。在中华民族的历史长河中,历代劳动人民和医家,在养生方面积累了丰富的实践经验,对防病、防衰、祛病延年,形成了一整套理论和方法,为中华民族的繁衍昌盛做出了不可磨灭的贡献。随着时代的进步,科技日新月异,生存竞争日益严峻,要求人们必须有健全的体魄,以实现个体和社会的可持续发展;而另一方面,环境的污染,生活节奏的加快,又严重威胁着人类的健康,迫使人们不得不将健身、养生提上日程。世界卫生组织早就提出了 2000 年人人享有卫生保健的10 项目标和 12 项指标,我国政府也提出了全民健身的倡议,这又为全民性的健身、养生运动营造了良好的大环境。那么,如何养生? 养生达何境界? 随着"回归自然"观念的深入人心,中医养生方法受到了各国人士的广泛欢迎。针灸、按摩、气功、保健体操、药膳、保健茶等已走进人们的生活之中。

中医养生学,早在殷周时期已有文字记载,至春秋战国时期,诸子百家的作品中有关养生的记载更多。《内经》中有关养生的论述,可谓是集百家之说,扬众家之长,做了十分重要的总结。如《素问·上古天真论》中说:"上古之人,其知道者,法于阴阳,和于术数,食饮有节,起居有常,不妄作劳,故能形与神俱,而尽终其天年,度百岁乃去。""嗜欲不能劳其目,淫邪不能惑其心,愚智贤不肖,不惧于物,故合于道,所以能年皆百岁,而动作不衰者,以其得全不危也。"这些都说明,如果人能够顺应自然气候的变化,生活和工作有规律,又有高尚的思想品德,不胡思乱想,就能够达到健康长寿的目的。《素问·上古天真论》中还提及到:"提挈天地,把握阴阳,呼吸精气,独立守神,肌肉若一,故能寿敝天地,无有终时……和于阴阳,调于四时,去世离俗,积精全神,游行天地之间,视听八达之外,此盖益其寿命而强者也……适嗜欲于世俗之间,无恚嗔之心,行不欲离于世,被服章,举不欲观于俗,外不劳形于事,内无思想之患,以恬愉为务,以自得为功,形体不敝,精神不散,亦可以百数。"意思是说,只要人们能把握天地造化之机,掌握阴阳变化的规律,呼吸天地的精气,吐故纳新,精神内守,与身体保持协调一致,就能长寿延年。如果人们能够适应世俗的变化,不产生过高的欲望,更没有愤恨和恼怒,与人团结,妻贤子孝,穿着一般的衣服,形体上不过于劳累,精神上无思想负担,只求安神定志,心情愉快,处处都感到满足,形体不受损伤,精神不耗散,也能够百岁。《素问·四气调神大论》中指出:"春三月,此谓发陈,天地俱生,万物以荣,夜卧早起,广步于庭,被发缓形,以使志生,生而勿杀,予而勿夺,赏而勿罚,此春气之应,养生之道也。"用来说明春天是万物生发的季节,草木萌芽,天地复苏,万象更新,到处是一片生机勃勃的景象。在此时期,人们应当顺从春天生命的规律,早起床,到院子里去呼吸新鲜空气,活动筋骨,像对待万物一样,让其生长,不要限制和扼杀。之后又提到"夏三月,此为蕃秀……夜卧早起,无厌于日……秋三月,此为容平……早卧早起,与鸡俱兴……冬三月,此为闭藏……早卧晚起,必待日光……"等。在生活规律上适应四时气候的变化,起居有常,按照不同季节,提出不同的方法,都是从实践中总结出的养生经验。《素问·上古天真论》中还提出:"虚邪贼风,避之有时;恬淡虚无,真气从之;精神内守,病安从来。"说明要防止疾病的发生,必须做到内外都要注意。从内来说,时刻注意风邪乘虚而入,要慎避"虚邪贼风"。《内经》的作者,特别在《素问·上古天真论》中告诫人们:"是故圣人不治已病治未病,不治已乱治未乱……"至汉晋六朝时期,中医养生学日臻完善。东汉张仲景在他著的《金匮要略·脏腑经络先后病脉证第一》中指出:"若人能养慎,不令邪风干忤经络。适中经络,未流传脏腑,即医治之。四肢才觉重滞,即导引、吐纳、针灸、膏摩,勿令九窍闭塞。更能无犯王法,禽兽灾伤,房室勿令竭乏,服食节其冷热苦酸辛甘,不遗形体有衰,病则无由入其腠理。"张仲景的这段话,说出了他对养生的看法。作为被人们誉为"医圣"的经方大师,在养生方面,他的第一个主张就是注意起居,避其风邪,也就是说防止外因致病;第二个主张就是有病早治,在适中经络未传脏腑之前,先医治之;第三个主张,也是养生方面的重要内容,就是当人们四肢刚觉重滞的时候,即用气功、针灸、膏摩,这是很值得我们深思的。气功疗法用于养生保健由来已久,不但道家、儒家、佛家都推崇,连张仲景也提倡,可见气功确系行之有效的保健方法。另外,其中提到的膏摩,现在值得挖掘、继承,因目前临床使用已少,很需要总结、推广。《千金要方》中有不少膏摩方,如神明白膏方、神明青膏方、太一神膏方、曲鱼膏等,皆可敷之、摩之。不单纯用手按摩,还根据病情及疼痛部位,应用不同的药膏。这是值得很好效法的。三国时代的华佗,提倡体育锻炼,模仿虎、鹿、熊、猿、鸟五种动物的动作,创制了"五禽戏",成为古代行之有效的医疗体操。六朝时代的陶弘景撰写了《养生延命录》。隋、唐时期,中国的养生学更趋完善。巢元方所著《诸病源候论》,共五十卷,对1720个证候都做了较为详尽的论述,在诸证治疗之后,多附有"养生方、导引法"。以上这些,为我国传统的养生保健事业,积累了丰富的资料。

中医养生的方法有很多,可根据各自的体质,因人而异。采用不同的养生方法,性命双修,养命必先养性,养性必先养德,一个人的品德如何,常与能否健康长寿有关。正如孙思邈所强调的那样,要常存善心,常修善事,要情志稳定,志闲心安。孙思邈总结出"十二少"与"十二多"的养性宜忌,很有针对性。他说:"故善摄生者,常少思,少念,少欲,少事,少语,少笑,少愁,少乐,少喜,少怒,少好,少恶,行此十二者,养性之都契也。"他强调"忍怒以全阴,抑喜以养阳",对养生学提出了以强调调节阴阳为主的性命双修理论。在这一理论的指导下,中医养生学的内容不外乎养神、养精、养气三个方面。

1. 养神法

神是人体生命活动和精神活动的总称。它包括神、魂、魄、意、志、智和思虑等内容。神为心之主(心藏神),心者,人之主,养神必先养心,神安则心安,心安则人安。《内经》中也说:"得神者昌,失神者亡。"故养生必须要做到精神内守,内守就是使神不离心舍,不驰于外。也就是我们常说的,要做到"心平气和",或者"平心静气",要加强道德修养,不急不躁,遇事冷静对待。大文学家司马迁也说过:"凡人所生者,神也;所托着,形也。神大用则竭,形大劳则敝,形神离则死。死者不可复生,离者不可复合。""精神不用则废,多用则疲,疲则不足,用之则振,振则生,生则足。"(《后汉书〈刘渝传第四十七〉》)。可见历代医家、文人皆有体验,养神为养生的第一大要。

2. 养精法

精有广义和狭义之分,广义的精指一切精微物质,狭义的精称为生殖之精。就人体而言,精是生命的原始物质,也是人体生长、发育、生育、繁殖的物质基础。人体内的精藏于肾,肾精是生命之根、生身之本、人体寿夭的关键。《素问·金匮真言论》中说:"夫精者,生之本也。"精字从米,从青,除受之于父母之精外,精也是五谷杂粮化生的精微物质,来源于水谷,化生于脾胃。故养精要调节饮食,饮食调则生精有源。藏精要节房事。性生活过度频繁则耗精,多欲则伤身损寿,贪色是损精之大害,故善养生者,当节欲,慎房劳。

3. 养气法

中医学把人体看成自然界的一部分,就形成了中医学"气"的概念。人身之气包括精气、真气、宗气、营气、卫气、脏气、经气等多种,但以真气(元气、肾气)尤为重要。历代养生家都十分重视真气与人体寿夭的关系,认为调养真气,使之充盈不竭,可以延年益寿。养气者当先调饮食,使气有源,"劳则伤气,久卧伤气"。另外还要注意精神不可过偏,如《内经》中所说"怒则气上,喜则气缓,悲则气消,恐则气下……惊则气乱……思则气结",都是伤气的重要方面,当慎之又慎。养神、养精、养气,是中医学的保健之要。

如何才算是"善养生"呢？人是自然界的一个生命体，必须顺应自然界的变化而生存，适应四时的变化要从起居、饮食、劳逸及精神各方面去注意与天地保持统一的法则，即《内经》中所说的知其道者，法于阴阳，和于术数，才能健康长寿。"逆其道者，半而衰也"。历代长寿者，都学习和运用这些法则，而达到了健康长寿的目的。

中医学认为，女子约 35 岁开始，男子约 40 岁开始，体内的气血阴阳便逐渐消减，各脏腑的功能活动也随之而衰退；现代医学认为，人到中年，生长发育已经停止，新陈代谢速度缓慢，免疫功能衰退，抗病能力下降。《素问·上古天真论》中认为，人的自然寿限即天年应为百岁，现代医学研究也表明，人类的平均寿命应当为 120 岁。国际上有个标准，寿命等于成熟期的 5～7 倍，这么说人类的寿命应该是 100～175 岁。但是，终其天年者，百中能见其几？究其原因，生理性衰老是个重要的方面，可是多数人是病死的，而不是老死的。平日不注意养生保健，调摄身心，也是导致寿命缩短的不容忽视的因素。所以随着人类社会的发展，物质文化水平的不断提高，人们对健康长寿的愿望以及对延缓衰老的追求，已变得越来越迫切。如何使年轻人保持活力，如何使中年人焕发青春，如何使老年人健康长寿已成为当今人们普遍关注的问题。要解决这些问题必须继承中国传统的养生方法，使人人都能防病于未然，树立"不治已病治未病"的思想。"古为今用"，把中国的养生保健术发扬光大，使人人都能掌握，以期共登寿域。

关于具体的养生经验，宜从精神养生、食疗、起居、劳逸结合和季节养生几方面加以关注。

中医养生法历来都非常强调精神养生法，并列为诸法之首。因为人为"万物之灵"，具有很高的思维能力。人的精神状态如何，决定人体整个机体的平衡与失调。在精神养生方面，宜做到：①豁达开朗，乐以忘忧；②淡泊宁静，清心寡欲；③喜怒有节，不妄劳作；④尊老爱幼，共享天年。

在食疗方面，宜根据各人不同的体质或不同的病情，选取具有一定保健作用或治疗作用的食物，通过合理的烹调加工，成为具有一定的色、香、味、形的美味食品。

在起居方面,宜做到"起居有常",系指生活作息有规律,符合人体的生理规律和自然环境的变化规律。生活起居包含的内容相当广泛,包括如下几方面:①顺应自然,四时调摄;②养神内守,病安从来;③安卧床榻,早起有时;④注意衣着、居处环境以及个人卫生。

劳逸结合,是传统养生的一个原则。作为中医养生学的源头和总纲的巨著《内经》中有一段对于过劳、过逸之害的经典言论:"久视伤血,久卧伤气,久坐伤肉,久立伤骨,久行伤筋。"此方面宜做到:①劳动(运动)有节;②房事有节;③科学用脑;④情志有节。

季节养生就是按照一年四季气候阴阳变化的规律和特点,调节人体,健身防病,从而达到健康长寿的目的,这是祖国医学中顺应自然的养生方法,是养生保健的重要环节。

(李伟莉　徐云霞)

十、徐志华凉血化瘀法治疗
功能失调性子宫出血方案

(一)病证名

(1)中医病证名　崩漏。

(2)西医病名(国际 ICD—10 编码)　功能失调性子宫出血(N93.801)。

(二)辨证分型

1. 证候规律

根据 300 例功血患者临床流行病学调查结果与古今文献调研结合,功血的病机在出血早期以血热证(65.7%)为主、出血晚期则以气虚血瘀证(79.3%)为主。表明功血在出血早期的病机以血热为核心,出血晚期则形成瘀滞病理产物和气虚之兼证,验证徐志华教授对功血病人出血期瘀热为主的辨证认识。

2. 证候诊断特征

结合功血临床流行病学调研、多元统计分析,形成功血"血热证""血瘀证""气虚证"的诊断特征。

(1)血热证诊断条件

主症　经血非时暴下,或淋漓不净又时有增多;

次症　血色深红或鲜红,质稠或有血块,烦热口渴,或大便干结,小便黄;

舌苔脉象　舌红苔黄,脉滑数。

(2)气虚证诊断条件

主症　经血非时而至,崩中暴下继而淋漓;

次症　血色淡而质稀薄,气短神疲,面色㿠白,面浮肢肿,手足不温；

舌苔脉象　舌淡、苔薄白,脉弱或沉细。

（3）血瘀证诊断条件

主症　经血非时而下,时下时止或淋漓不净；

次症　色紫暗有块,或有小腹疼痛；

舌苔脉象　舌质紫暗、苔薄白,脉涩或细弦。

以上调研与多元统计分析形成的辨证标准经由徐老审阅,最终形成瘀热证诊断规范:

主症　经血非时暴下,或淋漓不净；

次症　血色鲜红、深红或紫暗,质稠或有血块,或小腹疼痛,烦热口渴。

舌苔脉象　舌红苔黄,脉滑数；舌质紫暗,脉涩或细弦。

（三）治则治法

功血"瘀热证"治法——"凉血化瘀法"。

徐老对数百例功血患者的调查发现,大多数患者都有经血非时暴下,或淋漓不净,血色深红,质稠或有血块,烦热口渴,大便干结,小便黄,舌红苔黄,脉滑数等血热的证候；或有经血非时而下,经色紫暗有块,小腹疼痛拒按,舌质紫暗或有瘀点,脉涩或细弦等血瘀的证候。从病因来看,《女科撮要》中明确是"肝火"所致:"因肝经有火,血得热而下行,血热崩漏,或因怒动肝火,血热而沸腾。"《医学入门》中认为:"有因膏粱厚味以致脾湿下流于肾,与相火合为湿热,迫经下漏。"患者多因素体阳盛或阴虚,或感受邪热太甚,或过食辛辣助阳之品,或七情内伤致肝郁化热,或内蕴湿热之邪,热扰血海,迫血妄行,发为崩漏。正如《素问·离合真邪论》中曰:"天暑地热,则经水沸溢。"《傅青主女科》中认为:"血崩之为病,正冲脉之太热也。然既由冲脉之热,则应常崩而无有止时……"两者均认为热伤冲任是崩漏的病因。崩漏日久,离经之血为瘀,此外,血热蕴积,可煎熬津液,使血液浓稠黏聚,而致瘀热互结。诚如王清任所说:"血受热则煎熬成块。"《妇人大全良方》中引张声道的观点认为："血崩乃经脉错乱,不循故道……一二日不止,便有结瘀之血,凝成巢臼……"可见功血之"血液妄行",不单是血热为患,血瘀也是其主要发病因素。故此,徐老提出"热、瘀相关"论,认为热是瘀的初期阶段,瘀是热的进一步发展。这就从另一角度提示我们治瘀热可通过清化之法加以解决,寓通瘀于清热之中。

针对功血的核心病机,徐志华教授制订了基本治法——"凉血化瘀法"。着眼于功血从血热→血瘀的发生、发展过程,从凉血化瘀着手,突出了病机之本。薛己在《女科撮要》中提出:"崩漏病因因肝经有火,血得热而下行;或因肝经有风,血得风而妄行;或因怒动肝火,血热而沸腾;或因脾经郁结,血伤而不归经;或因悲哀太过……胞络伤而下崩。"而叶天士《临证指南医案》中认为:"其致病之由,有因冲、任不能摄血者,有因肝不藏血者,有因脾不统血者,有因热在下焦,迫血妄行者;有因元气大虚,不能收敛其血者;又有瘀血内阻,新血不能归经而下者。"功血之病,祖国医学中早有塞流、澄源、复旧三步治法。徐老认为塞流不是上策,最忌见血止血,龙、牡、胶、炭之属酸涩敛腻,用之不当,则有滞邪留瘀之弊。因此,止血必须澄源。若只塞流而不澄其源,则炎上之火不可遏;只澄源而不复其旧,则孤独之阳无以主。《济阴纲目·崩漏门》眉批云:"止涩之中,须寓清凉;而清凉之中,又须破瘀解结。"说明清热凉血、化瘀止血为治疗崩漏的基本法则之一,不止之中寓有止意。徐老于临证中掌握好补与清的主次,通与涩的适应证,立方遣药,标本兼治,灵活配伍。血止"塞流"之后,还要"澄源"巩固,促使病员早日康复,防止崩漏再发。其清化固经汤,便是清热养阴,以治血热有瘀,阴伤"堤决"的经验方。寓清凉以止血,这是治疗崩漏一个十分重要的环节。

(四)方药组成与加减原则

功血"瘀热"证处方与加减如下:

1. 基本处方 1：固经汤

生地 15 g,白芍 10 g,丹皮 10 g,生卷柏 10 g,紫珠草 10 g,红茜草

10 g,红蚤休 10 g,地榆 10 g,炒蒲黄 10 g,黄芩 10 g,黄柏 10 g,益母草10 g。

方解　本方主治瘀热崩中。《内经》中谓天暑地热,则经血沸溢,或平素喜食辛辣,而使胃中积热。胃为足阳明经,冲脉隶属阳明,冲为血海,阳明热盛,则血海不宁,故血妄行。热伤冲任,迫血妄行,故经血非时而下,量多如崩,或淋漓不断;血为热灼,故血色深红,质稠;邪热内炽,津液耗损,故口渴喜饮;热扰心神,故心烦少寐;邪热上扰,故头晕面赤。舌红,苔黄,脉滑数,为血热之象。血热蕴积,可煎熬津液,使血液浓稠黏聚,血涩不畅,形成瘀血。瘀滞冲任,血不循经,故经血非时而下,量多或少,淋漓不断;冲任阻滞,经血运行不畅,故血色紫暗有块,"不通则痛",故小腹疼痛拒按。舌紫暗或有瘀点,脉涩或细弦,亦为血瘀之征。

方中生地性甘、苦,味寒,既可清热凉血清血中之热,又可养阴壮水以制火;丹皮性苦,味微寒,善能清血分实热,功能清热凉血,活血散瘀,两者并用为君,清血中之瘀热,止妄行之经血。蒲黄性甘,味平,可行血祛瘀,炒炭更善收涩止血,止血而兼能行血,有止血不留瘀之特点;益母草性辛、苦,味微寒,本品辛开苦泄,能活血祛瘀以调经,为妇科经产之要药;地榆性苦、酸,味寒,清热凉血止血,既能清降,又能收涩,清不虑其过泄,涩亦不虑其过滞;茜草,性苦,味寒,既可活血祛瘀,又可凉血止血,四药共助君药清冲任之瘀热,使妄行之血归经。黄柏,性苦,味寒,功善清热燥湿,泻火解毒,有泻火补阴之功,为清热之要药;红蚤休,具有清热解毒,收敛止血之效;黄芩性苦,味寒,可清热泻火凉血,使血不妄行;卷柏,性辛,味平,活血通经;紫珠草,性辛、苦,味平,散瘀止血。此 5 药为佐药,辅助君药及臣药加强其凉血散瘀之功。白芍性苦、酸,微寒,养血柔肝而无生热之弊,用为使药,以免活血太过而伤血,且可缓急以止腹痛。

全方组成特点为活血而不破血,止血且不留瘀。不仅能清血分之热,且可散血中之瘀,平冲任之热扰,而止妄行之经血,具有清热、凉血、祛瘀、止血等多方面的作用,体现了凉血化瘀的基本思想,从而取得明显的临床疗效。

随症加减　若兼见胸胁乳房胀痛,心烦易怒,时欲叹息,口干苦,脉弦数等症,为肝郁化火或肝经火盛,治宜清肝泄热止血,可酌加柴胡疏肝,龙胆草清泄肝热。

若有少腹或小腹疼痛灼热,苔黄腻者,为湿热阻滞冲任,加连翘、茵陈清利湿热。

阴虚有热者,可兼见面颊潮红,烦热少寐,舌红少苔,脉细数,酌加麦冬、地骨皮养阴清热。

若阴虚阳亢,症见烘热汗出,可加大白芍用量以柔肝,或酌加龟甲、珍珠母育阴潜阳。

出血淋漓日久,久漏留瘀,可加用益母草用量,或酌加三七之类化瘀止血中药。

肾虚者,症见腰膝酸软,小腹空坠,可酌加菟丝子补阳益阴,熟地滋肾益阴,阴阳双补,使肾气充盛,封藏密固以止崩。

若见神疲气短,小腹下坠,为气虚不能摄血,可酌加黄芪、升麻补气摄血,固冲止崩。

2. 基本处方 2:桃红二丹四物汤

当归 10g,白芍 10g,生地 10g,川芎 5g,桃仁 10g,红花 10g,丹皮 10g,丹参 10g,炒蒲黄 10g,益母草 10g,血余炭 3g,甘草 5g。

方解　本方以桃红四物汤加味而成。四物汤为调经和血之祖方,加之桃红功善活血化瘀。月经乃妇人之生理,经血乃离经之血,离经之血俱为瘀血。今量少紫暗、黏稠,更当断为瘀滞无疑,如纯以温化,恐有温助血行或助瘀化热之弊,或纯以固涩,又必有留滞助邪之虞,徐氏治以活血化瘀,拟药寒温并行,方中桃仁、红花为君药,活血化瘀;以甘温之熟地、当归滋阴补肝,养血调经;芍药养血和营,以增补血之力;川芎活血行气,调畅气血,以助活血之功,共为臣药;丹皮、益母草凉血去瘀,为佐药;丹参降而行血,蒲黄、血余炭化瘀调经,炒炭后去瘀止血共为使药,全方意在通瘀,瘀去新血生,气血流畅,出血自止。徐氏持桃红二丹四物汤化裁,避开见血止血常规,不施权宜之计。亦即《内经》中"通因通用"之法。如瘀血不去,阻于脉中,出血难止。新出之血复成瘀血,如此因果互干,必将导致病程迁延,阴伤邪留,变生他证或病趋加重。

徐氏施用此方要点有三:①经期延长,量时多时少或淋漓不净,色紫暗;②宫内放置节育环或经期淋浴房事不洁而致经期延长,量中或少;③小腹隐痛,舌质紫暗或有瘀点。桃红二丹四物汤既可用于冲任瘀阻,血不归经之漏下不止,又可用于瘀滞阻络而致行经期延长。临床常用于黄体萎缩不全、经间期出血、上环后出血、药流后出血等。

随症加减　淋漓不止常在本方基础上,加用乌梅肉 10 g,红蚤休10 g。徐氏认为,经期延长无论何因所致,均致气血伤耗,阴分不足,乌梅止血生津收敛,红蚤休凉血止血收敛,两药合用为辅,使主方化瘀而不伤正,温化而不助热,故常收桴鼓之效。如下腹痛加延胡索 6 g,腰酸痛加川牛膝 9 g。

从徐氏治疗经验中可以看出,上述两方为功血出血期治疗所设,寓"澄源"于"塞流"之中,血止之后,病虽趋愈,然有形之血已去,营阴已虚,脏腑功能未复,倘若不予复旧,多致疾病复燃。所以徐氏以补肾八珍汤、养血八珍汤、补肾养冲汤加味,调理善后,首重健脾补肾,以裕生化之源。化源丰盛,则营阴自能充盈,气血调和,冲任调达而月经正常。

(五)疗程

3 个月为 1 个疗程。

(六)疗效评价的指标体系

1. 有效性的评价

(1)病的疗效评价指标　月经周期、月经量、持续时间。

(2)证候的疗效评价指标　中医证候评分表。

(3)生活质量评价　QOL-BREF 生存质量表。

2. 安全性的评价

治疗前后进行三大常规、肝肾功能检查,并如实记录所有不良事件及严重不良事件。

实验室检查包括：

血常规：红细胞计数、白细胞计数及分类、血红蛋白、血小板计数；

尿常规：pH、蛋白质、尿糖、红细胞、白细胞；

大便常规：性状、潜血试验；

血生化检查：肝功能 4 项及肾功能 4 项。

3. 疗效评价标准

1）功能失调性子宫出血疗效判定标准：参照国家中医药管理局 1994 年颁布的《中医病证诊断疗效标准》（ZY/T001.3－94）判定疗效：

（1）痊愈　经量、经期、周期恢复正常，青春期、育龄期有连续 2 次排卵，黄体期 12～14 天，停药后仍维持 3 个月经周期以上者；更年期患者经期、经量维持 3 次以上正常者，或稀发至闭经、子宫切除或其他治疗后，症状消失。

（2）有效　经量减少 1/3～1/2，经期 10 天以内，有 1～2 个月经周期正常。育龄期排卵 1 次，黄体不足者有改善；无排卵者，出现黄体期变化；更年期经期缩短，经量有所减少。

（3）无效　经量、经期、周期均无好转。

2）中医证候总疗效判定：根据疗效指数（n）判定中医证候总疗效。①显效：n＞70％；②有效：70％＞n＞30％；③无效：n＜30％。疗效指数（n）＝（治疗前积分—治疗后积分）/治疗前积分×100。

附　制订本方案的依据

（一）徐志华教授对崩漏病因病机的认识及治疗

徐志华教授对崩漏的病因病机及治疗具有独特的认识及经验。早在 1989 年詹文涛主编的《长江医话》"凉血化瘀治崩漏"篇中就提出崩中、漏下有轻重、缓急之分，而两者的发病机制亦同中有异：崩中以血热者居多;漏下以瘀热阻滞居多。其治法古有塞流、澄源、复旧三步法。但塞流不是上策,最忌见血止血,酸、涩、敛、腻之品,用之不当,则有滞邪留瘀之弊。因此,止血必须澄源。《济阴纲目·崩漏门》中眉批方:"止涩之中,须寓清凉,而清凉之中,又须破瘀解结。"提出清热凉血,化瘀止血为治疗崩漏的基本法则之一,是"不止之中寓有止意"的重要论点。在此基础上,选择具有清热凉血、化瘀止血的药物组成清化固经汤和桃红二丹四物汤,在临床运用已50余年,对崩漏各型均具有良好疗效,提示瘀热是造成崩漏的主要因素。

通过综合徐志华教授的辨证经验、文献调研及临床病例调查三方面的研究,我们确定崩漏瘀热证的诊断条件如下:①主症:经血非时暴下,或淋漓不净,血色深红,质稠或有血块。②次症:烦热口渴,或大便干结,小便黄。或有小腹疼痛。③舌苔脉象:舌红苔黄,脉滑数或舌质紫暗,脉涩或细弦。

凉血化瘀法治疗崩漏在临床运用中取得了较好的疗效,能有效调整月经周期,减少阴道流血量,恢复月经周期,对于年轻患者能有效改善性激素水平,诱发排卵。同时明显改善了瘀热型患者的中医综合证候及患者的生活质量。

(二)古代医家关于瘀热的认识

瘀热属中医学的病机概念,首见于张仲景《伤寒论·太阳病篇》128条:"太阳病六七日是,表证仍在,脉微而沉,反不结胸,其人发狂者,以热在下焦,少腹当硬满,小便自利者,下血乃愈,所以然者,以太阳随经,瘀热在里故也,抵当汤主之。"文中提出"瘀热"一词,并明确瘀热为病,其病位在里而不在表。外邪随经入里,瘀热搏结,可致"下焦蓄血",治法以抵当汤活血逐瘀,荡涤瘀热。后世医家对瘀热亦有阐述,如巢元方《诸病源候论》中载有"诸阳受邪热,初在表,应发汗而不发,致使热毒深结五脏,内生瘀积,故吐血。"提出热毒内侵五脏,可致瘀热搏结发为"血证"。唐代孙思邈认为:伤寒及温病,邪在卫表,应发汗而不汗之,邪热失于外散,内迫营血,可导致鼻衄、吐血,热与血结可形成"蓄血""瘀血",主张以犀角地黄汤治之,开凉血化瘀治法之先河。朱丹溪在《丹溪心法》中提出"血受湿热,久必凝浊",又为热性病湿热致瘀的理论奠定了基础。吴又可在《温疫论·蓄血》篇中云:"邪热久羁,无由以泄,血为热搏,留于经络,败为紫血","热不更泄,搏血为瘀……"明确提出了"热搏血瘀"的论点,可谓对温疫病瘀血的形成机制作出了精辟的论述。叶天士对温病热入血分提出了"入血就恐耗血动血,直须凉血散血"的治疗大法。其凉血与散血的复法应用,为瘀热证的治疗提供了明确的思路。

综上所述,古代医家对瘀热为病的形成原因、病理机制、所致病症、治疗原则及用药已有初步的认识,但论述多见于外感病证的描述之中,而对内伤因素所致瘀热较少论及,这正是值得探讨的重要方面。

(三)瘀热的形成与病理机制

1. 瘀热的含义

瘀热是指瘀和热两种病理因素互相搏结、胶结合和,所形成的具有新的特质的病理因素。它除了具有瘀和热两种病理因素的致病特点外,尚具有自身的特性。据临床观察,"瘀热"为病,范围广,且多属急重、疑难之类,在中医学理论中虽有零星的阐述,但缺乏系统专论。依据临床实际分析,瘀热当属于病理因素,在其致病过程中,不仅有瘀和热的共同参与,而且瘀和热之间胶结合和,有内在的因果关系。也就是说,在病变过程中,即便有瘀、热两种病理因素共存,但若瘀和热不相关联,瘀者自瘀,热者自热,亦不能称为瘀热。

临床实践中发现,作为一种特殊的病理因素,瘀热普遍存在于多种外感和内伤杂病过程中,尤其是急难重症的病程中。因此,有必要在总结历代医家有关认识的基础上进行探讨,在临床实践中分析、归纳、总结,形成系统的瘀热理论。

2. 瘀热的形成

瘀热这一复合性病理因素是构成许多外感内伤疾病的共同病理基础,多种从西医学观点来看属于不同系统、不同性质、不同病因、不同机制的外感内伤疾病,从中医学的观点分析,疾病过程中可能存在着瘀热的共性。瘀热的形成是瘀血和火热两种病理因素共同参与、相互搏结而成的结果,各种导致热或瘀的病因,都可能成为瘀热形成的始动因素。一般而言,瘀血多从内生;火热可自外来,亦可内生。因此,瘀热的形成途径有外感和内伤两类。

(1)外感

①外感六淫化火:六淫之中,风、暑、火三者为阳邪,侵入人体之后,既可直接为火化毒,壅遏血分;又可耗伤阴津,炼血为瘀;寒、燥、湿虽为阴邪,但若久羁不去,亦可郁久生热。因此,刘河间力倡六气皆能化火,王秉衡在《重订广温热论》中也说:"风寒燥湿,悉能化火。"火热一旦形成,一方面可以波及营血,致使气血壅郁,血流不畅;另一方面,也可以劫灼营阴,耗伤血液,致使血液稠浊,停滞为瘀。最终,热与瘀壅滞在血分,相互搏结,难舍难分,而成瘀热。

②温邪疫毒入侵:外感温热火毒疫疠之邪,既可以直入经脉,侵及营血;也可以由表而里,随经内传,波及血分。因温热疫邪火热之性尤为酷烈,热愈炽则毒愈盛,热毒化火,火热炽盛,热蕴营血,熏蒸煎熬,而致血液稠浊,血涩不畅,形成瘀血,同时热入血分壅遏不散,与有形之血相搏,留滞于脉络之中,遂致瘀热互结。此即所谓"邪热久羁,无由以泄,血为热搏,留于经络,败为紫血是也"。

以感受外邪为始动因素所形成的瘀热,其瘀与热的关系多为因热致瘀。故而热重瘀亦重,热轻瘀亦轻。但若体内素有瘀滞,则更易与外来之热相搏结。

(2)内伤　在多种内伤杂病的病程中,诸多因素可先导致瘀血或内热的产生,瘀或热形成之后,既能因瘀致热,亦能因热致瘀,呈现瘀热并存,最终都可导致瘀热相搏,胶结为患。具体而言,内伤瘀热的产生有以下几种途径:

①阴虚阳盛,气火偏亢:素体阴虚或火热之体,阳气偏盛,阳盛则易内生火热;热耗营阴,津血亏耗,可致血涩不畅,滞而为瘀;瘀热相搏,胶结难化。

②五志过极,气郁化火:长期情志不遂,忧思郁怒不解,或骤然遭遇剧烈的情志刺激,均可扰乱气机,发生情志病变。一方面,肝失疏泄,气机不畅,气滞不能推动血行,而致血瘀;另一方面,气郁日久,亦可化火;热与瘀相结,进一步阻塞气机,壅滞血络,终成瘀热相搏之证。如王秉衡所言:"血气郁蒸,无不生火。"(《重订广温热论》)

③有形之邪,积久化热:素体气虚痰盛,或嗜食油腻肥甘,致使痰湿留滞体内;或饮食不节,食积肠胃,未能及时消散;或虫邪入侵,积结体内;或三焦疏泄失职,水湿泛溢;或跌仆损伤,致使瘀血停滞……凡此种种实邪,久积不去,皆可化热,进一步阻滞气机,壅塞血脉,终使瘀热相搏,合而为病。

④病久入络,络瘀生热:大病久病不愈,一方面可导致气血阴津的慢性耗损,气虚则行血无力,津伤则无以载血周流,血虚则滞涩难行,于是络脉瘀滞,积久化热,瘀热易生;另一方面,病久缠绵不愈,残毒余邪弥散经脉络窍,致使气血流行失畅,郁久生热,与瘀血搏结,形成瘀热。

总之,瘀热在内伤杂病中的表现因血热与血瘀的因果先后和主次轻重而异。但无论血热与血瘀何者为先,其在疾病的发展过程中是互为因果的,即所谓"热附血而愈觉缠绵,血得热而愈行胶固",终使瘀热互相影响,导致病情复杂多变。

3. 瘀热的病理机制

瘀热为患多见于外感热病或内伤杂病病程中的严重阶段。此时,无形之热毒以有形之瘀血为依附,并相互搏结,使邪热稽留不退,瘀血久踞不散,两者互为因果,可致血液稠浊,血涩不畅,加重血瘀;血瘀又可蕴积化热,而致血热炽盛,促使病势不断演变恶化。瘀热相搏于血分,引起的主要病理变化有以下两个方面:

(1)瘀热相搏,阻于脉络,络伤血溢,可致出血、发斑 瘀热相搏,阻于脉络,血热则迫血妄行,血阻则血不循经,血热和血瘀均可导致出血性病变,瘀热相搏则更易致络伤血溢,可见部位各异的瘀热出血证候。

①外感瘀热证:外感温热毒邪,热毒内蕴营血,搏血为瘀,瘀热相搏,可致脉络广泛损伤。表现为多脏腑、多个部位的出血,势急量多,血色深紫或暗红,甚或九窍齐出。瘀热外郁肌肤孙络,则伴肌肤瘀斑成片。

②内伤瘀热证:内伤杂病,脏腑蓄热,热蕴血分,瘀热互结,亦可致络伤血溢。如嗜食肥厚辛辣,湿热蕴结,邪郁化火,灼伤胃络,搏血为瘀,瘀热阻络,逼血妄行,血上溢则为吐血,血下溢则为便血;瘀热夹痰,伏肺损络,则反复咯血;素体阳旺,血分伏热,搏血为瘀,瘀热壅盛,血不循经,溢于皮下肌肤,可致瘀斑、肌衄等。

(2)瘀热相搏,阻于脏腑经络,可致功能障碍,形质损害,易生他变

脏腑功能失调,是形成瘀热相搏的病理基础,而瘀热形成后,又可阻滞脏腑经络,进一步加重脏腑功能失调,导致脏腑的形质损害,或变生他证,甚则引起全身多脏器损害。

如瘀热互结,可致气机阻遏,阴阳气不相顺接,而现厥脱;瘀热相搏,上犯清窍,扰乱神明,可致谵狂;瘀热阻于下焦,肾与膀胱蓄血,可致尿少、尿闭、尿夹血块;血蓄肠腑,可致便血伴发热、腹痛;湿热瘀毒相搏,熏蒸于肝胆,胆汁外溢,则骤发为身目如金之急黄。

从长期的临床实践中观察到:外感瘀热证起病急,病势重,传变快;原发病多有卫气营血的传变规律,常发生于外感温病的热入营血阶段。可见于现代医学急性传染性、感染性疾病或发热性疾病的危重阶段。内伤瘀热证以脏腑功能失调,火热内生,因热致瘀或瘀郁化热为主要病机,且多兼夹湿热痰浊;其病程较长或久病急变,病情复杂而容易反复;多发生于内伤杂病热郁血分,久病入络阶段。可见于现代医学月经不调、多种自身免疫性疾病、肿瘤以及心脑血管疾病等。

(四)功血"热、瘀相关论"的理论内涵

(1)瘀热形成因素　　瘀热是由瘀血和火热两种病理因素相互搏结而成,而这两种病理因素可以广泛存在于多种疾病之中。百病之中,火热居多,火热为患,常见于诸病,如《内经》所论十九条病机中,属火

者五条,属热者九条,将近一半;河间更广其说,力倡"火热",认为"六气皆从火化","五志过极,皆为热甚"。火热炽盛,可煎熬津液,使血液浓稠黏聚,血瘀又可郁酿化热,血热愈炽,而致瘀热互结。

(2)瘀热导致功血发生 因外感或内伤导致热盛于内,热扰冲任血海,迫血妄行,子宫藏泻无度,遂致崩漏。血热蕴积,可煎熬津液,而致血液浓稠黏聚,血涩不畅,形成瘀血;崩漏日久,离经之血亦可为瘀,冲任、子宫瘀血阻滞,新血不安,又可加重功血之"血液妄行"。可见功血的发生,不单是血热为患,血瘀也是其主要因素,瘀热相互搏结,胶结于冲任胞宫,冲任血海受扰,故而经血非时或淋漓不尽,发为崩漏。

徐志华教授临证所见,功血患者多有经血非时暴下,或淋漓不净,血色深红,质稠或有血块,唇红目赤,烦热口渴,大便干结,小便黄,舌红苔黄,脉滑数等血热表现。或有小腹疼痛拒按,舌质紫暗,脉涩等血瘀之外象。因此在前人瘀热理论的基础上,徐老提出功血"热、瘀相关"论,认为热是瘀的初期阶段,瘀是热的进一步发展,对于功血的认识,强调热、瘀胶结,冲任血海藏泻无度。将瘀热理论引入功血的诊疗,基于临床实际,从广义相关角度创新性提出功血"热、瘀相关"理论。

该理论认为功血的发病以"血热"为始动环节,热扰冲任,迫血妄行,经血非时而下或淋漓不净;因热生瘀、因病生瘀,瘀热互结,瘀阻冲任胞宫,新血不得归经,亦成崩漏。瘀热互结表现的病机和证候即是"瘀热证"。理论阐述了功血从血热→血瘀的发生发展过程,强调从热、瘀角度进行功血的诊治。

功血无论干预手段或发病缓急分型的不同,终要回到月经规律的常态,其共性核心病机为瘀热互结。随崩漏的发生发展,证治重点从"血热"到"血瘀",同时强调"瘀热互结,以热为先"。功血患者之血热往往出现较早,其后或因热灼津液,或因崩漏日久,而成血瘀,热入血分壅遏不散,与有形之血相搏,留滞于脉络之中,方成痰瘀互结之局。从两者的因果关系来看,常常血热在前,为因;而瘀血在后,为果。针对功血共性核心病机"瘀热互结",制订相应的干预治则——凉血化瘀法。

与功血气虚论、血热论、肾虚论等学说及治法比较，"热、瘀相关"论重视功血发展过程中病机的动态变化，立足于血热证到血瘀证的传变，从瘀热互结着手，以凉血化瘀法进行组方治疗，揭示血热和血瘀在功血发病中的相互影响。

（李伟莉　余欣慧）

十一、徐志华清热利湿化瘀法
治疗输卵管阻塞性不孕症方案

(一)病证名

(1)中医病证名　断绪。

(2)西医病名(国际 ICD－10 编码)　继发性不孕症(N97.902)。

(二)辨证分型

1. 证候规律

根据 200 例输卵管阻塞性不孕症患者临床流行病学调查结果与古今文献调研结合,输卵管阻塞性不孕症患者中湿热型占 58%,血瘀型占 34%,痰湿型占 8%。表明输卵管阻塞性不孕症中以湿热型、血瘀型为主。湿热型患者病程日久者常因热灼津液,血行迟滞而留着成瘀,与湿热之邪搏结胶合成湿热瘀阻;或因素有瘀滞,复感湿热之邪,亦致湿热瘀结,验证了徐志华教授对输卵管阻塞性不孕症患者"湿、热、瘀"为主的辨证认识。

2. 证候诊断特征

结合不孕症临床流行病学调研、多元统计分析,形成输卵管阻塞性不孕症"湿热证""血瘀证""痰湿证"的诊断特征。

(1)湿热证诊断条件

主症　婚久不孕,腰骶胀痛;带下量多,色黄质稠或气臭,经期腹痛加重;经期延长或月经量多;口腻或纳呆;小便黄;大便溏而不爽或干结。

舌苔脉象　舌质红或暗红,苔黄腻或白腻,脉弦滑或弦数。

(2)血瘀证诊断条件

主症　婚久不孕,下腹胀痛或刺痛;带下量多,色黄或白质稠;月经先后不定,量多或少;经色紫暗有块或经血排出不畅。

舌苔脉象　舌质暗红,或有瘀斑、瘀点,苔白或黄,脉弦或弦涩。

(3)痰湿证诊断条件

主症　婚久不孕,形体较胖,胸闷痰多,纳呆呕恶;带下量多,色白质稀,月经量少或月经错后;大便溏。

舌苔脉象　舌胖大或有齿痕,苔白腻,脉滑。

以上调研与多元统计分析形成的辨证标准经由徐老审阅,最终形成湿热瘀阻证诊断规范如下:

主症　婚久不孕,下腹胀痛或刺痛,痛处固定;腰骶胀痛;带下量多,色黄质稠或气臭,经期腹痛加重;经期延长或月经量多;口腻或纳呆;小便黄;大便溏而不爽或大便干结。

次症　小腹隐痛,腰骶酸楚,经前尤甚。

舌苔脉象　舌质红或暗红,或见边尖瘀点或瘀斑,苔黄腻或白腻,脉弦滑或弦数或细涩。

(三)治则治法

不孕症"湿热瘀阻证"治法——"清热利湿,化瘀通络"。

徐老对数百例输卵管阻塞性不孕症患者的调查发现,大多数患者都有婚久不孕,月经多推后或周期正常,经来腹痛,甚或呈进行性加剧,经量多少不一,经色紫暗,或有血块,块下痛减,或经行不畅、淋沥难净,或经间期出血,或肛门坠胀不适,性交痛,或下腹部、腰骶部隐隐作痛,舌质紫暗或舌边有瘀点,苔薄白,脉弦或弦细涩等症候。从病因来看,祖国医学中并无输卵管阻塞性不孕症的病名,根据现代医学对其病理表现及临床体征的诊断可属于祖国医学的"全不产""断绪""痛经""带下病"等范畴。《医宗金鉴·妇科心法要诀》中曰:"因宿血积于胞中,新血不得成孕,或因胞寒胞热不能摄精成孕,或因体盛痰多,脂膜壅塞胞中而不孕,皆当细审其因,按证调治,自能有子也。"指出血瘀、寒邪、热邪和痰湿是导致不孕的主要病邪。现代中医大多认为,本病主要由于湿热、湿毒、寒湿之邪内侵,邪气与胞脉气血搏结成瘀,日久导致胞脉闭塞,不能摄精着床而不孕。故此,徐老提出"湿、热、瘀相关论",认为湿热是血瘀的初期阶段,血瘀是湿热和疾病的进一步发展,这就从另一角度提示我们治疗湿热瘀阻病证可通过清化之法加以解决,寓通瘀于清利湿热之中。

针对输卵管阻塞性不孕症共性核心病机,徐志华教授制订基本治法——"清热利湿,化瘀通络"法。着眼于输卵管阻塞性不孕症从湿热→血瘀的发生发展过程,从清热利湿、化瘀通络着手,突出了病机之本。徐老认为,患者经期前后房事不节,湿热之邪乘虚而入,上犯胞宫、胞络,与血搏结,日久成瘀,瘀滞胞宫不能摄精成孕。产后摄生不当,或人流直接损伤胞脉,湿热邪毒乘虚而入,蕴结胞宫胞脉,发为不孕。治疗首以清热利湿,活血化瘀为主,待湿渐去,瘀热为主,治宜清热解毒,化瘀通络,达"分清浊,荡涤胞络"之目的,使湿热瘀阻郁滞之邪速泻。待湿热已去,独留瘀血之时,则以活血化瘀通络为主,使气血得畅,胞脉疏通,则受孕可待。治疗中徐老坚持认为"瘀"乃顽邪,在活血化瘀过程中兼顾正气,力求做到活血化瘀而不伤正、疏肝理气而不耗气,达到运气活血、调经助孕的功效。

(四)方药组成与加减原则

不孕症"湿热瘀阻"证处方与加减如下:

1.基本处方1:双阻汤(见前)

方解　本方中徐老以清利湿热,活血化瘀,行气通络之品为主,达"分清浊,荡涤胞络"之目的,使湿热瘀阻、郁滞之邪速泻,气血得畅,胞脉疏通。方中银花、连翘、紫花地丁、蜀羊泉清热解毒为君药;落得打、石见穿清利湿热,散瘀止痛;红藤、三棱、莪术行气血之滞;牡丹皮性寒,可通血脉中之结热,下行力速共为臣药;白芍、当归养血敛阴,活血补血调经为佐药;甘草补脾和胃缓急,调和脾胃为使药;全方合用标本兼顾,祛邪而不伤正,构思周全。

随症加减　月经血块多者加土鳖虫破血逐瘀;少腹痛重者加延胡索、川楝子、生蒲黄理气祛瘀止痛。若有少腹或小腹疼痛灼热,苔黄腻者,为湿热阻滞冲任,加连翘、茵陈清利湿热。

2. 基本处方 2：墓头回方

当归 10 g，白芍 10 g，川芎 5 g，红藤 10 g，败酱草 10 g，三棱 10 g，莪术 10 g，鱼腥草 10 g，延胡索 10 g，土茯苓 15 g，墓头回 10 g，白花蛇舌草 10 g，蜀羊泉 10 g，椿白皮 10 g。

方解　全方共奏清热解毒、化瘀通络之效。方中鱼腥草、白花蛇舌草、蜀羊泉、红藤、败酱草清热解毒，利湿祛瘀；土茯苓除湿解毒，墓头回、椿白皮清热燥湿，当归专能补血，其气轻而辛，故又能行血，补中有动，行中有补，为血中之要药；川芎辛散温通，功善活血祛瘀，为血中之气药；延胡索活血散瘀，理气止痛；三棱、莪术功善活血破瘀，为化瘀血之要药；白芍养血柔肝而无生热之弊，以免活血太过而伤血，且可缓急以止腹痛。

随症加减　有肿块形成者，加贝母、桃仁化瘀散结。下腹痛甚者，加延胡索、香附理气活血以止痛。

3. 基本处方 3：血府逐瘀汤

当归 10 g，赤芍 10 g，川芎 5 g，红花 10 g，桃仁 10 g，生地 10 g，柴胡 10 g，桔梗 10 g，枳壳 10 g，川牛膝 10 g，甘草 5 g。

方解　全方共奏活血化瘀、通络散结之效。方中桃仁、红花、赤芍、丹参活血调经，祛瘀止痛；当归活血补血调经；川芎为血中之气药，祛瘀而不伤正，具有活血祛瘀、行气止痛的作用。川牛膝祛瘀血，通血脉，并引瘀血下行；甘草调和诸药。配柴胡、枳壳疏肝理气解郁，桔梗开胸膈之结气。

随症加减　小腹痛甚加延胡索、生蒲黄活血止痛；腰痛加续断或杜仲、枸杞子补肝肾，强筋骨；有包块者加三棱、莪术活血化瘀，破血行气。

从徐氏治疗经验中可以看出，上述三方为输卵管阻塞性不孕症治疗所设。徐老认为导致输卵管阻塞或不通的原因主要是经期产后不洁、妇科手术感受病邪所致，从"湿热瘀阻"着手，治疗首以清热利湿，活血化瘀，自拟墓头回方。待湿渐去，瘀热为主，治宜清热解毒，化瘀通络，自拟经验方"双阻汤"，诸药合用，共奏清热化瘀通络之功。若湿热之象已去，仅表现为血瘀之证，则予血府逐瘀汤，以活血化瘀通络。

湿热去,气血调和,则受孕可待。徐老坚持认为"瘀"乃顽邪,在活血化瘀过程中兼顾正气,力求做到活血化瘀而不伤正、疏肝理气而不耗气,达到运气活血、调经助孕的功效。

(五)疗程

3 个月为 1 个疗程。

(六)疗效评价的指标体系

1. 有效性的评价

(1)病症的疗效评价指标　输卵管通畅率、妊娠率。

(2)证候的疗效评价指标　中医证候评分表。

(3)生活质量评价　QOL-BREF 生存质量表。

2. 安全性的评价

治疗前后进行三大常规、肝肾功能检查,并如实记录所有不良事件及严重不良事件。

实验室检查包括:

血常规:红细胞计数、白细胞计数及分类、血红蛋白、血小板计数;

尿常规:pH、蛋白质、尿糖、红细胞、白细胞;

大便常规:性状、潜血试验;

血生化检查:肝功能 4 项及肾功能 4 项。

3. 疗效评价标准

1)判定标准:参照国家中医药管理局 1994 年颁布的《中医病证诊断疗效标准》判定疗效:

(1)痊愈　经子宫输卵管造影或腹腔镜下通液证实单侧或双侧输卵管通畅,并在 1 年内妊娠;

(2)有效　经子宫输卵管造影或腹腔镜下通液证实单侧或双侧输卵管通畅,但 1 年内未妊娠;

(3)无效　经子宫输卵管造影或腹腔镜下通液证实输卵管阻塞无改善。

2)中医证候总疗效判定:根据疗效指数(n)判定中医证候总疗效。①显效:n>70%;②有效:70%>n>30%;③无效:n<30%。疗效指数(n)=(治疗前积分一治疗后积分)/治疗前积分×100。

附 制订本方案的依据

(一)徐志华教授对不孕症病因病机的认识及治疗

徐志华教授对不孕症的病因病机及治疗具有独特的认识及经验。徐老认为女子不孕症,不外虚、实两端,虚证多与肾虚有关。因为肾藏精、主生殖,对天癸的成熟和冲任二脉的通盛以及胞宫的生理功能,有极重要的作用。肾虚则天癸不能按期而至,导致冲任失调,月事不调而不孕,故治疗女子不孕症应当首重补肾调经。实证主要是湿热内壅、气滞血瘀,或瘀热互结,以致胞宫胞络受阻,冲任失调,两精不能相抟而难以受孕。徐老常说治疗不孕症,只要做到辨证与辨病相结合,坚持守法守方,多能取得满意效果。对于输卵管阻塞性不孕症而言,属于中医"断绪"范畴,其常见病因病机有湿热瘀阻、血瘀、痰湿、肾虚等。目前,由于青少年的性观念越来越趋于开放和随意,年轻人未婚同居现象较多,加上婚外情、一夜情、性服务等因素,由于忽视避孕措施,就很容易导致女性意外怀孕,增加人工流产的概率。徐老认为,人流术后大部分患者气结血瘀,瘀阻不通,冲任损伤,胞脉失养,两精不能相合而致不孕;或患者经期前后,房事不节,湿热之邪乘虚而入,上犯胞宫胞络,与血搏结,日久成瘀,瘀滞胞宫不能摄精成孕。因而,输卵管阻塞性不孕症以实证居多,其中湿热内壅、瘀热互结占大多数。

通过综合徐志华教授的辨证经验、文献调研及临床病例调查三方面的研究,我们确定输卵管阻塞性不孕症湿热瘀阻证诊断条件如下:

主症:久婚不育,下腹胀痛或刺痛,痛处固定;腰骶胀痛;带下量多,色黄质稠或气臭,经期腹痛加重;经期延长或月经量多;口腻或纳呆;小便黄;大便溏而不爽或大便干结。

次症：小腹隐痛，腰骶酸楚，经前尤甚。

舌苔脉象：舌质红或暗红，或见边尖瘀点或瘀斑，苔黄腻或白腻，脉弦滑或弦数或细涩。

清热利湿，化瘀通络法治疗输卵管阻塞性不孕症在临床运用中取得了较好的疗效，有助于子宫内膜的周期性更新与输卵管炎症的消退，能有效提高患者的输卵管通畅率和妊娠率。临床治疗中首以清热利湿，活血化瘀，给予薏头回方；待湿渐去，瘀热为主，治宜清热解毒，化瘀通络，给予双阻汤口服；续以血府逐瘀汤运气活血，调经助孕。诸药合用共奏清热化瘀、养血通络之功。

（二）古代医家关于湿热瘀阻的认识

陈士铎在《石室秘录》中写道："任督之间，倘有疝瘕之证，则精不能施，因外有所障也。"朱丹溪在《丹溪心法》中提出"血受湿热，久必凝浊"，为热性病湿热致瘀的理论奠定了基础。《针灸甲乙经》中云"女子绝子，衃血在内不下"。《神农本草经》中云："无子者多系冲任瘀血，瘀血去自能有子也。"隋代巢元方在《诸病源候论·妇人杂病诸候三》中云："积气结搏于子脏，致阴阳血气不调和，故病结积而无子。"清代张璐在《张氏医通·妇人门》中指出"因瘀积胞门，子宫不净，或经闭不通，或崩中不止，寒热体虚而不孕者"，又云"妇人立身以来全不产……此胞门不净，中有瘀积结滞也"。

综上所述，古代医家已经初步提出了湿热瘀阻导致不孕症的病机。

（三）湿热瘀阻的形成与病理机制

1. 湿热瘀阻的含义

湿热瘀阻是指湿热和血瘀两种病理因素互相搏结、胶结合和，所形成的具有新的特质的病理因素。它除了具有湿热和血瘀两种病理因素的致病特点外，尚具有自身的特性。据临床观察，湿热瘀阻发病范围广，且多属疑难之症，中医学理论中虽有零星的阐述，但缺乏系统的专论。依据临床实际分析,湿热瘀阻当属于病理因素,在其致病过程中,不仅同时具有湿热和血瘀的特点,而且湿热和血瘀之间胶结合和,有内在的因果关系。也就是说,在病变过程中,即便有湿热、血瘀两种病理因素共存,但若两者互不相关联,亦不能称为湿热瘀阻。

临床实践中发现,作为一种特殊的病理因素,湿热瘀阻普遍存在于多种外感和内伤杂病过程中,尤其是疑难杂症的病程中。因此,有必要在总结历代医家有关认识的基础上进行探讨,在临床实践中分析、归纳、总结,形成系统的理论。

2. 湿热瘀阻的形成

湿热瘀阻这一复合性病理因素是构成许多外感内伤疾病的共同病理基础,多种从西医学观点来看属于不同系统、不同性质、不同病因、不同机制的外感内伤疾病,从中医学的观点分析,疾病过程中可能存在着湿热瘀阻的共性。湿热瘀阻的形成,或因湿热之邪留着日久,灼血成瘀,或因素有瘀滞,复感湿热之邪,与血中瘀滞搏结,最终湿热和血瘀两种病理因素共同参与、相互胶合而成,因而,各种导致湿热的病因,都可能成为湿热瘀阻形成的始动因素。一般而言,湿热的形成途径有外感和内伤两类。

(1)外感 经行产后,胞宫空虚,余血浊液停留成瘀,此时机体正气不足,易感外邪,若摄生不当,湿热毒邪趁虚而入胞门,客于胞宫,则与胞宫之瘀滞相互搏结胶合,导致湿热瘀阻;或因阴部手术消毒不严,或经期同房,致湿热之邪内侵,湿、热、毒邪与血相搏,阻滞胞中,胞脉气血运行不畅,气血凝滞,血瘀与湿热相搏而成湿热瘀阻。

夏末秋初,天暑地湿,湿热交蒸。冒雨涉水或久卧湿地,感受湿邪,郁久化热。叶天士在《三时伏气外感篇》中说:"长夏湿令,暑必夹湿。"气候的潮湿,再加上工业废气的排放和全球气候的变暖,使得湿热证的形成增多。湿热一旦形成,湿性黏滞,可使气血壅郁,血流不畅;另一方面,湿热之邪耗伤血液,致使血液稠浊,停滞为瘀;或有久病留瘀,外感湿热之邪者,最终导致湿热与血瘀壅滞胶合,相互搏结,难舍难分,而成湿热瘀阻。

（2）内伤　随着人们生活水平的提高,饮食结构的改变,饮食不节,嗜食膏粱厚味,或酗酒过度,导致脾胃受伤,湿热内生,热蕴营血,熏蒸煎熬,而致血液稠浊,血涩不畅,形成瘀血,同时湿热与有形之血相搏,留滞于脉络之中,遂致湿热瘀阻。

3. 湿热瘀阻的病理机制

湿热瘀阻可见于外感热病或内伤杂病病程中的久病阶段。此时,湿热之邪以有形之瘀血为依附,并相互搏结,使湿热稽留不退,瘀血久踞不散,两者互为因果,可致血液稠浊,血涩不畅,加重血瘀;血瘀又可蕴积化热,而致血热炽盛,促使病势不断演变恶化。湿邪有着独特的致病特点,易趋下焦阴位,氤氲黏滞,缠绵隐匿,且易夹邪浊、热毒等潜伏体内,混处血络之中,伤及脏腑阴阳。湿热瘀血相搏于血分,引起的主要病理变化主要有以下方面:

湿热瘀结于脉络,气血壅滞不通,痹阻脉络,出现关节肿痛、僵硬;湿热瘀阻于冲任,胞脉气血运行不畅,不通则痛,发为腹痛;湿热瘀阻于胞宫,不能摄精成孕,即为不孕;湿热下注,病程日久,耗伤气血,气血瘀滞不通,则小腹胀痛、小便涩痛。从长期临床实践中观察到:湿热瘀阻证可见于现代医学的免疫性疾病、生殖系统疾病,其病程较长、病情复杂且容易反复发作。

（四）输卵管阻塞性不孕症"湿、热、瘀"论的理论内涵

（1）湿热瘀阻形成因素　湿热瘀阻是由湿热和血瘀两种病理因素相互搏结而成,而这两种病理因素可以广泛存在于多种疾病之中。百病之中,湿邪最为缠绵黏滞,常导致诸病久病不愈,湿热互结,可煎熬津液,使血液浓稠黏聚,血瘀又可郁酿化热,而致湿热瘀阻,胶合难解。

（2）湿热瘀阻导致不孕症发生　因外感或内伤导致湿热瘀阻于冲任胞宫。湿热蕴积,胞络不畅,孕卵不能运达胞宫而发不孕;同时湿热可煎熬津液,而致血液浓稠黏聚,血涩不畅,形成瘀血,冲任、子宫瘀血阻滞,不能摄精成孕。可见湿热瘀阻导致不孕症发生,不单是湿热为患,血瘀也是其主要的发病因素,湿热血瘀相互搏结,胶结于冲任胞

宫,冲任血海受扰,不能摄精成孕,而发为不孕症。

徐志华教授临证所见,输卵管阻塞性不孕症多有下腹胀痛或刺痛,痛处固定;腰骶胀痛;带下量多,色黄质稠或气臭,经期腹痛加重;经期延长或月经量多;口腻或纳呆;小便黄;大便溏而不爽或大便干结等湿热瘀阻的表现。因此在前人湿热、血瘀、痰湿理论的基础上,徐老提出输卵管阻塞性不孕症"湿热瘀阻"论,认为湿热是发病的初期阶段,血瘀是湿热的进一步发展,对于输卵管阻塞性不孕症的认识,强调湿热、瘀血胶结,冲任胞宫不能摄精成孕。将"湿热瘀阻"论引入输卵管阻塞性不孕症的诊疗,基于临床实际,从广义相关角度创新性提出输卵管阻塞性不孕症"湿、热、瘀"理论。

该理论认为功血的发病以"湿热"为始动环节,湿热下注冲任胞宫,胞络不畅,孕卵运行受阻,而致不孕,湿性黏滞,病性缠绵,病久可煎熬津液,而致血液浓稠黏聚,血涩不畅,形成瘀血。湿热生瘀、久病生瘀,湿热瘀阻冲任胞宫,冲任、子宫瘀血阻滞,不能摄精成孕。理论阐述了输卵管阻塞性不孕症从湿热→血瘀的发生、发展过程,强调从湿热、血瘀角度进行输卵管阻塞性不孕症的诊治。

输卵管阻塞性不孕症无论干预手段或发病缓急分型的不同,最终目的是促使怀孕,其共性核心病机为湿热瘀阻。随输卵管阻塞性不孕症的发生、发展,证治重点从"湿热"到"血瘀",同时强调"湿热瘀阻"。输卵管阻塞性不孕症患者之湿热往往出现较早,其后或因热灼津液,或因病久成瘀,湿热之邪与有形之血相搏,留滞于冲任胞宫之中,方成湿热瘀阻之局,从两者的因果关系来看,常常湿热在前,为因;而瘀血在后,为果。针对功血共性核心病机"湿热瘀阻",制订相应的干预治则——清热利湿化瘀法。

与输卵管阻塞性不孕症湿热、血瘀、痰湿等学说及治法比较,"湿、热、瘀"论重视功血发展过程中病机的动态变化,立足于湿热证到血瘀证的传变,从湿热瘀阻着手,以清热利湿化瘀法进行组方治疗,揭示湿热和血瘀在输卵管阻塞性不孕症发病中的相互影响。

(李伟莉　余欣慧)

附录　安徽省徐氏中医妇科流派简介

　　徐氏中医妇科为安徽省中医妇科三大学术流派之一,《安徽卫生志》中记载,安徽中医妇科以明清时的新安医家,从明代相传至今的巢县岫山杨氏和庐江徐氏最为驰名。书中记载,安徽徐氏妇科始于清代的徐竹岩。徐竹岩,晚清秀才,江南世传名医,以善疗妇科血证闻名,因避战乱由皖南青阳迁至皖中庐江,传子徐焕章、徐少白(后业儿科),徐焕章继承世传,精通妇科经、带病。徐志华,为焕章之子,自幼聪颖,酷爱读书,倍受家庭熏陶。其父见其心仪济世活人之术,决意授业,教之甚严,先生不仅熟读经典,且从13岁始,跟其父,以习徒之规,临诊见习,并参与中药采集、辨伪、炮制、配方,常挑灯夜读至午夜。习徒六载,已能熟知药性及其配伍技巧。先生19岁习徒期满,尽得家传,并为乡里所誉,徐氏三代皆以妇科医术闻名乡梓。

　　1958年,徐志华先生进入安徽中医学院前身——安徽中医进修学校师资班学习,以深厚的理论功底、丰富的临床经验在师资班170余人中脱颖而出,留校执教,为安徽中医学院妇科的学科奠基人。

　　1963年,先生以国内知名妇科专家身份参加卫生部组织的全国高等中医院校二版教材《中医妇科学讲义》及《长江医话》的编写工作,献出10多个家传秘方和个人经验方,在全国享有声誉。

　　徐志华之女徐经凤,1952年出生,"文革"时期随父学医,1976—1978年在安徽省中医院妇科进修中医,1978年,卫生部在全国招收500名中医学徒,其被招收后在安徽省中医院学习3年,后被分配在安徽省中医院妇科跟随父亲上班,在随父行医、整理父亲医案的过程中,尽得徐氏妇科传承。

　　徐志华之孙女徐云霞,自幼与祖父徐志华生活,耳濡目染祖父的医德和医术,闲暇之余跟其抄方,尽得家传,2004年毕业于安徽医科大学，后被分配在安徽中医学院第一附属医院妇科工作，参与对其祖父的临床经验进行系统整理的工作中，并发表文章数篇。至此，徐氏家传五代。

徐氏妇科除了家族传承以外，不避门户之见，通过师承的方式培养了数代徐氏妇科传人，其第一代传承弟子有全国名老中医梁文珍、赵荣胜等数位中医妇科专家，梁文珍教授和赵荣胜主任，分别为第二、三、四批及第三批全国中医药专家学术经验继承工作指导老师，2001年梁文珍教授成立名老中医工作室。第二代弟子李伟莉等，已成为安徽中医妇科的中坚力量。在梁文珍、李伟莉为代表的徐老亲传弟子的带领下，徐氏中医妇科得到不断的传承，并发扬光大。目前已培养了徐云霞、李赟等一大批具有高学历、高水平、有创新精神的第三代新生力量，使徐氏中医妇科精华继续传承、永葆活力。

徐氏妇科作为安徽省妇科三大流派之一，在明清时期已享有盛誉。新中国成立后，徐志华教授不仅从理论而且从临证上进一步发展和充实了徐氏妇科学术理论体系，将徐氏妇科发扬光大。在长达60余年的中医妇科教学和临床实践中，在继承徐氏妇科的学术思想同时，不断潜心探索，博采众长，提出"妇人多瘀""有余于气，不足于血"的学术观点，形成了调气理血、攻补兼施治疗妇科疾病的徐氏医学理论体系，创新出200余首治疗妇产科疾病的有效方药，5个已研制成院内制剂。因其较高的学术地位、深厚的理论造诣、突出的临床疗效，徐志华先生在全国享有盛名，荣获国务院政府特殊津贴，并入选中国20个世纪100名临床大家之一。《徐志华名老中医临床经验、学术思想传承研究》被列为"十一五"国家科技支撑计划项目，"十二五"期间成立了徐志华名老中医工作室建设项目。

数代徐氏中医妇科的传承人不断继承徐氏妇科的学术精髓，并接受现代医学知识，开展徐志华名老中医学术思想和临床思辨特点研究，总结徐志华经验方，建立徐志华名老中医工作室，制订徐志华中医推广方案，对临床行之有效的验方进行相关研究，在安徽省内外进行学术交流，召开了徐志华全国名老中医学术思想临床经验研讨会，发

下篇　学术经验

245

表学术论文 30 余篇。《徐志华老中医中医妇科临床经验整理与研究》获省级科技进步三等奖,出版专著《中医临床家徐志华》《全国中医妇科流派研究》《中医妇科名家经验心悟》均记载徐志华先生的经验,在国内形成了较大的影响,奠定了徐氏流派在国内中医妇科的学术地位。

传承脉络:第一代徐竹岩;第二代徐焕章;第三代徐志华;第四代:梁文珍、徐经凤;第五代:李伟莉、刘春丽、程红;第六代:徐云霞、李赟。

(李伟莉　徐经凤)